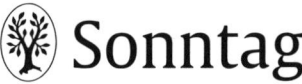

Die erste Auflage wurde mit dem
Professor-Alfons-Stiegele-Forschungspreis für Homöopathie
ausgezeichnet

Methodik der Homöotherapie

Leitfaden für die Ärztekurse
in homöopathischer Medizin

Dr. med. Artur Braun

7., verbesserte Auflage

Sonntag Verlag · Stuttgart

Die Deutsche Bibliothek –
CIP-Einheitsaufnahme

Ein Titeldatensatz für diese Publikation ist
bei Der Deutschen Bibliothek erhältlich

Umschlaggestaltung:
Thieme Verlagsgruppe
Umschlagfoto: Bildmaterial® Copyright
1999 PhotoDisc, Inc.

Wichtiger Hinweis: Wie jede Wissenschaft ist die Medizin ständigen Entwicklungen unterworfen. Forschung und klinische Erfahrung erweitern unsere Erkenntnisse, insbesondere was Behandlung und medikamentöse Therapie anbelangt. Soweit in diesem Werk eine Dosierung oder eine Applikation erwähnt wird, darf der Leser darauf vertrauen, daß Autoren, Herausgeber und Verlag große Sorgfalt darauf verwandt haben, daß diese Angabe dem Wissensstand bei Fertigstellung des Werkes entspricht. Für Angaben über Dosierungsanweisungen und Applikationsformen kann vom Verlag jedoch keine Gewähr übernommen werden. Jeder Benutzer ist angehalten, durch sorgfältige Prüfung der Beipackzettel der verwendeten Präparate und gegebenenfalls nach Konsultation eines Spezialisten, festzustellen, ob die dort gegebene Empfehlung für Dosierungen oder die Beachtung von Kontraindikationen gegenüber der Angabe in diesem Buch abweicht. Eine solche Prüfung ist besonders wichtig bei selten verwendeten Präparaten oder solchen, die neu auf den Markt gebracht worden sind. Jede Dosierung oder Applikation erfolgt auf eigene Gefahr des Benutzers. Autoren und Verlag appellieren an jeden Benutzer, ihm etwa auffallende Ungenauigkeiten dem Verlag mitzuteilen.

© 2002 Sonntag Verlag in
MVS Medizinverlage Stuttgart
GmbH & Co. KG

Printed in Germany 2002

Grundschrift: 9.5/10.5 Times, Linotron
Satz u. Druck: Friedrich Pustet, Regensburg

ISBN 3-8304-9007-0 1 2 3 4 5 6

Inhaltsverzeichnis

Geschichtliche Grundlagen

Einführung in die Methode der Homöopathie Hahnemanns

Vorwort zur 4. Auflage

Ein Kompendium, das in vierter Auflage erscheint, hat einen Reifungsprozeß hinter sich, zumal es einer langjährigen Lehrtätigkeit des Autors entwachsen ist. Die erste Auflage erblickte 1975 das Licht der Öffentlichkeit. Sie verdankte ihr Entstehen einer Lücke des großen »Lehrbuchs der Homöopathie« von OTTO LEESER, meinem ersten homöopathischen Lehrer. Diese Lücke hatte vielleicht darin ihren Grund, daß unsere Generation die eigentliche Lehre HAHNEMANNS, ihre Methodik, wieder neu erarbeiten mußte. Vom naturwissenschaftlichen Denken war zu Unrecht manches verschüttet worden; zum andern bezweifelten nicht wenige Homöopathen die Lehrbarkeit ihres Faches. So unsinnig diese Zweifel auch sein mochten, waren sie in den Reihen des Deutschen Zentralvereins homöopathischer Ärzte damals die vorherrschende Meinung. Der Stoff sei zu schwierig, an naturwissenschaftlich gebildete Ärzte nicht zu vermitteln; es fehle überdies an geeigneten Persönlichkeiten, ihn zu lehren. Dabei hatte jede Generation von Homöopathen ihre Lehrer.

Schon die erste Auflage der »Methodik der Homöotherapie« wurde mit dem Alfons-Stiegele-Forschungspreis für Homöopathie ausgezeichnet und ins Schwedische übersetzt. Im Sommer 1980, dem Erscheinungsjahr der 2. Auflage, begannen meine regelmäßigen Vorlesungen für die Studierenden der Medizin, zuerst im Hörsaal des Münchner Krankenhauses für Naturheilweisen, ab Wintersemester 1981 im Hörsaal der Chirurgischen Klinik Innenstadt der Universität München. Dieser Klinik und ihrem Direktor, PROFESSOR DR. LEONHARD SCHWEIBERER, sei an dieser Stelle nochmals mein Dank für die unbeirrbare Gastfreundschaft bis zu meiner Abschiedsvorlesung am 27. Mai 1991 ausgesprochen.
In die 2. Auflage wurden die Kapitel »Der Gegenstand der Heilkunde«, »Der akute Fall«, »ORTEGAS Anmerkungen zu den Miasmen« und »Der Unizismus in der Homöopathie« aufgenommen. Die 3. Auflage kam im wesentlichen unverändert 1984 zum Druck.
Die vorliegende 4. Auflage wurde weiter verbessert und ergänzt. Das Kapitel über die »Antidotenlehre« wurde aufgenommen. Als zukünftige Leser freue ich mich, die interessierten Ärzte und Leser der neuen Bundesländer, vor allem Sachsens, begrüßen zu dürfen.

Unterhaching, Herbst 1992   Artur Braun

Geschichtliche Grundlagen

Ehe wir unsere Einleitung mit einem Abriß aus der Geschichte beginnen, ist es notwendig, den Gegenstand unserer Betrachtungen zu klären. Kernstück der homöopathischen Medizin ist das Heilen nach der Ähnlichkeitsregel:

Similia similibus curentur.

Demgegenüber besteht unter Laien und Ärzten der weitverbreitete Irrtum, das Hauptkennzeichen der Homöopathie seien die kleinen Dosen, die potenzierten Arzneien. Wohl verzichtet heute kaum mehr ein homöopathischer Arzt auf potenzierte Arzneien, aber prinzipiell ist Homöopathie auch mit nicht potenzierten Arzneien möglich. HAHNEMANN, der Schöpfer der homöopathischen Medizin, hat über einen langen Zeitabschnitt hinweg mit alkoholischen Tinkturen nach der Ähnlichkeitsregel behandelt, ehe er die Entdeckung von der Wirkung potenzierter Arzneien machte.

Frisch gepreßten Pflanzensäften setzte er zu einem Drittel oder zu gleichen Teilen Weingeist zu, um sie vor Zersetzung zu bewahren. Mit diesem Verfahren hat HAHNEMANN die Frischpflanze in ihrer nativen Form in die Pharmazie eingeführt.

Der Ähnlichkeitsgedanke vor Hahnemann

Wenn auch die Homöopathie als wissenschaftliche Methode der Arzneibehandlung erst mit HAHNEMANN beginnt, so hat sie doch ihre Vorgeschichte und HAHNEMANN seine Vorläufer.

TISCHNER[1] beschreibt in einem ausführlichen Kapitel seiner umfangreichen »Geschichte der Homöopathie« den *Ähnlichkeitszauber mit dem »Magischen Simile«.*

Bei primitiven Völkern und in einigen volksheilkundlichen »Sympathie-Mitteln« treffen wir heute noch solche Praktiken an. Auch die sogenannte Signaturenlehre folgt einer Art Ähnlichkeitsbetrachtung.

Aus der Fülle der Beispiele TISCHNERS seien einige herausgegriffen. Die Adlerfeder auf dem Indianerkopf war nicht nur Jagdtrophäe, sondern der Träger wollte damit an Eigenschaften des Adlers, Scharfsichtigkeit und Schnelligkeit des Zupackens, teilhaben. Von einem Eingeborenenstamm berichtete ein Reisender, daß ein Vater seinem stummen Sohn Wasser zu trinken gab, aus dem vorher eine Nachtigall getrunken hatte. Als klassisches Beispiel wollen wir noch die Erzählung von dem vor Troja verwundeten TELEPHOS zuziehen. Die Wunde, die ihm ACHILLES zufügte, heilte nicht, worauf das Orakel befragt wurde. Die Wunde könne nur geheilt werden, lautete der Spruch, durch den, der die Wunde schlug. Nach langen Irrungen gelangte TELEPHOS schließlich zu ACHILLES, der die Wunde mit Rost vom Speer, der die Wunde schlug, heilte.

Die *Signaturenlehre* spielte bis ins letzte Jahrhundert hinein eine angesehene Rolle in der Medizin. Wir brauchen sie heute nicht mehr als Wegweiser zur Auffindung der Arzneien in der Natur. Sie ist in Verruf geraten im Zeitalter der chemischen Analyse und Arzneiversuche an Tieren und am Menschen. Mit welchem Ernst, mit welcher wissenschaftlichen Dignität PARACELSUS[2] *über Signaturen* spricht, zeigt uns die nachfolgende Stelle aus dem Kapitel »Von dem sanct Johanns Kraut« (Von den natürlichen Dingen): »Merkt, als Gott alle Dinge geschaffen hat, schuf er zum allerletzten, aus dem limo terrae den Menschen. Nun ist limus terrae das fünfte Wesen der ganzen Welt, ein Auszug aus aller Natur. Aus dem Auszug ist der Mensch gemacht. Daraus folgt nun, daß da eine Diathesis von allen Geschöpfen gegenüber dem Menschen ist, – so daß, was dem Menschen in natürlicher Beziehung anliegt, man das selbige natürlich mit dem, aus dem er gemacht ist, wenden kann. Denn das selbige, aus dem er gemacht ist, das muß seinen Schaden wenden und muß ihn erhalten. Es folgt nun, daß alle Krankheiten oder was im Menschen aufsteht, durch einen Stärkeren vertrieben werden muß. Nichts vertreibt die Krankheit als die Stärke, drum ist die Arznei eine Stärke und eine Macht, die alle Krankheit vertreibt ... Ich hab an etlichen Orten gemeldet, daß aus dem signato verstanden werden soll, was in einem Dinge sei und was Gott in das selbige gelegt habe, dem Menschen zum guten. Das selbige signatum soll auch hier vorgenommen werden, nämlich die Durchlöcherung, die Form der Blätter und Blumen, und die Äste, auch die Adern in den Blättern. In dieser Hinsicht will ich euch diese Deklaration geben: daß die Löcherungen, die porosisch in seinen Blättern sind, anzeigen, daß dieses Kraut zu aller Öffnung – inwendig der Haut, auch auswendig eine Hilfe ist. Auch zu dem, was durch poros, das ist Poren, getrieben werden soll, das ist ...« Bis hin zur antidepressiven Anwendung von Hypericum perfoliatum werden Signaturen zur Erklärung herangezogen.

Das Ähnlichkeitsprinzip bei den Alten Ärzten

Auf der Suche nach Ärzten, die vor HAHNEMANN eindeutig die Ähnlichkeitsregel als ein dem Heilen zugrunde liegendes Prinzip erkannten und lehrten, reicht unser Blick bis zum Anfang der wissenschaftlichen Medizin zurück. Tatsächlich hat schon HIPPOKRATES, der als Priesterarzt noch Sakramente und Arzneien zu spenden vermochte, ganz klar von den zwei gegensätzlichen Methoden des Heilens gesprochen. In seiner Schrift »Von den Stellen im Menschen« lesen wir den berühmten Lehrsatz:

»Die Schmerzen (Beschwerden) werden durch das ihnen Entgegengesetzte behoben, jede Krankheit nach ihrer Eigenart. So entspricht denen der Konstitution nach Warmen, die durch Kälte erkrankt sind, das Warme, und so entsprechend das andere. Eine andere Art ist folgende: durch das Ähnliche entsteht die Krankheit, und durch die Anwendung des Ähnlichen wird die Krankheit geheilt.«

Der Greifswalder Pharmakologe Hugo SCHULZ[3] wies in seiner Schrift »Similia similibus curantur« darauf hin, daß HIPPOKRATES dem Gegensätzlichen die Behebung von Beschwerden zuweist, die Heilung der Krankheiten in diesem Satz dem Ähnlichen vorbehält. Man möchte aber noch etwas herauslesen: das Contrarium wird von HIPPOKRATES genauer beschrieben und besser beherrscht, während das Simile ganz allgemein erklärt und wohl nur unsicher gehandhabt wurde. Die methodische Beherrschung des Simile-Prinzips war erst HAHNEMANN vorbehalten. TISCHNER führt noch eine Reihe historischer Spuren an, die auf das Vorhandensein des Ähnlichkeits-Prinzips bis herauf zu PARACELSUS hindeuten. Doch erst dieser spricht den Ähnlichkeitssatz wieder deutlicher und an vielen Stellen seines Werkes aus. Eine der klarsten Wendungen finden wir in seinem PARAGRANUM:

> »Nach dem Inhalt und Maß dieser Anatomie sollt ihr die Krankheiten zu nehmen wissen und dieselbigen wissen zu verstehen und zu erkennen, damit ihr dann wißt, warum der Skorpion das skorpionische Gift heile; darum nämlich, weil er des andern Anatomie ist; so ist der äußere Mensch des innern Anatomie, je eins die des andern. Denn also heilt Arsenic den arsenicum, so Realgar realgar, so Herz das Herz, Lunge die Lunge, Milz die Milz; nit die Milz von Kühen, nit das Hirn von Säuen das des Menschen, sondern das Hirn, das des inneren Menschen äußeres Hirn ist . . .«

Hugo SCHULZ zitiert aus dem ersten Traktat des Paragranum noch folgende Stelle, die aus der Februarschrift des Paragranum zu stammen scheint und nicht in allen Paracelsus-Ausgaben enthalten ist:

> »Contraria contrariis curantur, das ist: Heiß vertreibt Kaltes, das ist falsch, in der Arznei nie wahr gewesen. Sondern also: Arcanum und Krankheit ist der Gesundheit widerwärtig. Diese zwei vertreiben einander, jedwedes das andere. Das sind die Widerwärtigkeiten, die einander vertreiben.«

SCHADEWALDT[4] wies jüngst auf die wenig bekannte Tatsache hin, daß bei PARACELSUS schon »der berühmte Satz der homöopathischen Lehre von HAHNEMANN »Similia similibus curantur« vorkommt mit der kleinen

Nuance, daß HAHNEMANN stets von »curentur«, also in Form einer imperativen Verpflichtung und nicht einer Tatsache gesprochen hatte«. Das paracelsische Simile-Prinzip beruhe jedoch, wie der Düsseldorfer Medizinhistoriker ausführte, zum Großteil nicht auf exakten wissenschaftlichen Beobachtungen wie bei HAHNEMANN, sondern auf spekulativen und zum Teil magischen, im Sympathieglauben und in der Signaturenlehre wurzelnden Gedankengängen.

Noch ein Arzt ist in unserer geschichtlichen Einleitung zu nennen: Anton von STÖRCK (1731–1803), der als Schüler van SWIETENs bereits mit 29 Jahren Hofmedicus am Wiener Hof war und eine kleine Zahl von Arzneipflanzen am gesunden Menschen prüfte. Besonders seine letzte Prüfung von Pulsatilla nigricans verdient unser Augenmerk. In dieser Schrift wird von STÖRCK[5] auch das typisch homöopathische Phänomen der *Erstverschlimmerung* beschrieben und richtig gedeutet: »Bei einigen chronischen Augenkrankheiten scheint sie bestens zu passen und nicht nur auf die Augen zu wirken. Ein gutes Zeichen, wenn die Kranken daraufhin Schmerz im Auge fühlen.« Betrachtet man freilich die Ausbeute seiner Prüfungen, so ist sie im Vergleich zu den Hahnemannschen bescheiden. Sicher hängt dies auch damit zusammen, daß ihm als Prüfstoffe keine potenzierten Mittel zur Verfügung standen. In seiner Vorrede zur Pulsatilla-Schrift bedauert STÖRCK, daß die Pflanze bisher als »Giftpflanze« abgetan worden sei. Es sei der Klugheit des Arztes anheimgestellt, daß aus Gift eine Arznei und daß ein Weg gefunden werde, die Giftpflanzen als wirksame Heilmittel sichtbar zu machen. Außerdem müsse der Arzt die Krankheit kennen und die Symptome, die *ähnliche Heilmittel* hervorrufen. Beim Lesen seiner Vorrede spürt man förmlich, wie nahe STÖRCK der Homöopathie HAHNEMANNs bereits war. Zu seiner Rechtfertigung muß man freilich erwähnen, daß er um diese Zeit bereits stark durch Reisen in seinen vielfältigen Ämtern abgehalten war. Im Erscheinungsjahr seiner Pulsatilla-Schrift, der letzten zu unserem Thema, wurde er Direktor der medizinischen Fakultät und Leiter des medizinischen Studienwesens. Er führte große Reformen durch. Bekannt ist sein deutschsprachiges Werk »Unterricht für die Feld- und Wundärzte«, das im Jahr 1775 erschien.

Wir wollen schon an dieser Stelle vorwegnehmen, daß eine wichtige Station in HAHNEMANNs Werdegang das Dreivierteljahr Studienzeit in Wien bei QUARIN im Jahre 1777 war. QUARIN hat sich an einem Teil der STÖRCKschen Arbeiten beteiligt und hat ohne Zweifel HAHNEMANN von diesen Kenntnis vermittelt. So hat HAHNEMANN später in seiner Pulsatilla-Prüfung Beobachtungen aus der STÖRCKschen übernommen. Auch die Arbeiten STÖRCKs über Datura Stramonium waren HAHNEMANN bekannt. Möglicherweise haben sie diesen sogar motiviert, sich auf seine

Art mit der Behandlung Geisteskranker auseinanderzusetzen, worüber noch zu berichten ist.

Hahnemann

Christian Friedrich Samuel HAHNEMANN (1, 6, 7, 8, 9) wurde zur Mitternacht vom 10. auf 11. April 1755 in Meißen als 3. Kind des Porzellanmalers Christian Gottfried HAHNEMANN (1720–1784) und seiner 2. Ehefrau Johanna Christiane SPIESS geboren.

Die wirtschaftlichen Verhältnisse waren zu dieser Zeit in Meißen durch die Wunden, die der Siebenjährige Krieg (1756–1763) der Stadt und seiner Porzellanmanufaktur geschlagen hatte, alles andere als rosig. Außer Samuel waren noch vier weitere Geschwister in der Familie. Trotzdem versuchte man, dem begabten Sohn eine höhere Bildung angedeihen zu lassen. Ab 1767 besuchte er die Meißener lateinische Stadtschule, was der Vater aber nur 3 Jahre durchhielt. Eine kaufmännische Lehre außerhalb der Stadt wurde nun aber vom jungen Samuel gegen den Willen und ohne Wissen des Vaters abgebrochen. Schließlich gelang es, an der berühmten Fürstenschule St. Afra in Meißen im November 1770 einen Freiplatz zu bekommen als »Famulus« des Magister MÜLLER mit freier Kost und Wohnung bei diesem, wofür der Junge kleine häusliche Dienste zu leisten hatte. 5 Jahre brachte er auf St. Afra zu. Seine lateinische Abschiedsrede hatte die menschliche Hand zum Thema.

Im Alter von 20 Jahren verließ HAHNEMANN sein Elternhaus und begann in LEIPZIG sein MEDIZINSTUDIUM. Vom Vater erhielt er 20 Taler mit auf den Weg, das letzte Geld, das er von seinen Eltern erhielt. Brot und Studium mußte er sich durch Stundengeben und Übersetzungen selbst verdienen.

Seine Übersetzungen wichtiger Werke der Medizin und der Chemie waren für HAHNEMANN nicht nur eine Quelle des Verdienstes, sie dienten auch seiner umfassenden Bildung und Sprachschulung. Das erste von ihm übersetzte Werk war eine Schrift des Engländers John STEDMAN »Physiologische Versuche und Beobachtungen« (Leipzig 1777).

Über sein Studium in Leipzig hat uns HAHNEMANN wenig Aufzeichnungen hinterlassen. Es scheint ihn nicht sonderlich beeindruckt zu haben, obwohl die Fakultät als die bedeutendste in Deutschland galt. Für die Studenten stand kein einziges Krankenhaus zur Verfügung, man hielt »Vorlesungen« im wörtlichen Sinn, wobei meist aus einem verstaubten, alten Lehrbuch »vorgelesen« wurde.

Zu Beginn des Jahres 1777 wandte sich HAHNEMANN schließlich nach Wien, wo van SWIETEN nach dem Vorbild der Hochschule von Leiden

den Grundstein für die berühmte Wiener Schule gelegt hatte. HAHNE-
MANNS Aufenthalt war nur kurz, obwohl er hier alles fand, was ihm in
Leipzig gefehlt hatte: die Gunst des begabten Lehrers und Arztes
QUARIN, der ihn als einzigen seiner Schüler auch zu seinen Privatpatien-
ten mitnahm. Schon nach dreiviertel Jahren gingen ihm durch widrige
Umstände die Geldmittel aus und er mußte Wien und seinen Lehrer
verlassen. HAHNEMANN hat ihm bis in sein Alter ein dankbares Anden-
ken bewahrt und schrieb 1791: »QUARIN verdanke ich alles, was an mir
Arzt genannt werden kann«.
HAHNEMANN zog nun von Wien mit einem Freiherrn Samuel von BRUCKEN-
THAL nach Siebenbürgen. Sein neuer Brotherr war dort Gouverneur und
bot dem Studiosus als Hausarzt und Bibliothekar Unterkunft und Kost in
seinem Schloß in Hermannstadt. Auch bei der dortigen Bevölkerung war
er ärztlich tätig.
HAHNEMANN weilte in Hermannstadt 1¾ Jahre. Die Sorge um das
tägliche Brot war erstmals von ihm genommen. Vieles spricht dafür, daß
er freundschaftlich aufgenommen worden war. Doch stand ihm die letzte
Etappe seines Studiums noch bevor. Nach einem Semester legte er am
10. August 1779 sein *Doktorexamen in Erlangen* ab.

Die vorhomöopathische Zeit von 1779–1790

Der junge Arzt begab sich zunächst in seine Heimat, ließ sich aber erst
ein Jahr nach dem Examen im Sommer 1780 in Hettstedt, einem Städt-
chen nördlich von Eisleben nieder. Das Jahr vorher hat er sich wahrscheinlich in Leipzig aufgehalten und bei Professor LEONHARDI chemische Studien getrieben. Bereits im Frühjahr 1781 zog er von Hettstedt
nach Dessau, wo sich sein Interesse wieder nachhaltig der Chemie
zuwandte: »Hier fand ich einen besseren Umgang und eine erleichterte
Kenntnispflege. Die Chemie beschäftigte meine freien Stunden und
kleine Reisen für Berg- und Hüttenkunde füllten noch ansehnliche
Lücken bei mir aus.«
Seine chemischen Studien führten ihn wohl auch ins Haus des Apothekers Häseler, bei dem er dessen Stieftochter Henriette Küchler kennen-
lernte, die am 1. Dezember 1782 in Gommern, der nächsten Station
seiner Wanderjahre, seine Frau wurde. Hier entstand auch seine erste,
auf eigenen Beobachtungen beruhende Schrift »Anleitung alte Schäden
und faule Geschwüre gründlich zu heilen . . .« (Leipzig 1784). Daneben
setzte er seine chemischen Studien fort und übersetzte DEMACHYS Werk
»Laborant im Großen«, das 1785 mit zahlreichen Anmerkungen aus
HAHNEMANNS Feder erschien.
Über seine medizinische Erstlingsarbeit »Anleitung alte Schäden . . .«

schreibt TISCHNER: »aber wenn er auch im Grunde damals noch Anhänger der Humoralpathologie war, so ist er schon mißtrauisch in bezug auf die Behandlung der Humoralpathologen, die im wesentlichen darauf hinauslief, die »bösen Säfte« mittels Schwitzen, Erbrechen, Abführen und Fontanellen auszutreiben. Schon hier sehen wir seinen obersten Grundsatz, der auch sonst oft hervortritt, den Körper nicht zu schwächen.« TISCHNER läßt HAHNEMANN dabei vielfach selbst zu Wort kommen. Wir wollen nur eine Stelle wiedergeben: »Diese Wahl der Mittel und Art der Anwendung ist es, die den wahren Arzt auszeichnet, der keinem Systeme geschworen hat, nichts ununtersucht verwirft, oder aufs Wort für bar annimmt, und der das Herz hat, selbst zu denken und eigenmächtig zu handeln.«

Diese Haltung und der Eifer, selbst nachzuprüfen, wo berechtigte Zweifel am Herkömmlichen bestehen, machen den Wissenschaftler aus. Aus diesem Holz ist bis heute jeder junge Arzt, der sich mit der dogmatischen Einseitigkeit der Universitätsmedizin nicht abfindet, sobald er ihre Lücken gewahrt und erkennt, daß das Heilen nach dem Contrarium höchstens die eine Hälfte der ärztlichen Kunst darstellt.

Auch in Gommern hielt es HAHNEMANN nicht lange. Bereits im Herbst 1784 zog es ihn in die sächsische Landeshauptstadt Dresden, wo er immerhin 4 Jahre, bis 1789 blieb. Der mittlerweile 30jährige fand geselligen Umgang und das Vertrauen des Stadtphysikus WAGNER, der ihm bei seiner Erkrankung dann auch mit Billigung des Stadtrats für ein Jahr sämtliche Krankenhäuser der Stadt überließ. Hier gab sich auch die Gelegenheit, sich in die forensische Arzneikunde einzuarbeiten, die HAHNEMANN bei seinen chemischen Kenntnissen weit mehr anzog als zeitgenössische medizinische Therapie. Als sich die Hoffnung nicht erfüllte, nach dem Tod des Stadtphysikus dessen Amt zu übernehmen, resignierte HAHNEMANN immer mehr und wandte sich fast gänzlich der Chemie zu.

Um so erfolgreicher war er als *Chemiker*. Angeregt von seiner Tätigkeit im Stadtphysikat Dresdens beschäftigte ihn zunächst die Toxikologie. Er machte Versuche an Hunden für seine Arbeit über die Arsenvergiftung, die mit einem verbessertem Giftnachweis abschließt. 1787 erschien in den »Kennzeichen der Güte« seine »Weinprobe«, die es gestattet, besser und sicherer als vordem das im Bleizucker enthaltene Blei nachzuweisen. Die Probe wurde vielfach amtlich zum Nachweis von Weinfälschungen eingeführt. TROMMSDORFF nennt im Jahre 1795 neben sieben anderen Gelehrten HAHNEMANN als einen derjenigen, die sich in letzter Zeit die meisten Verdienste um die Pharmazie erworben haben.

1793–99 erscheint sein ›Apotheker-Lexikon‹, ein stattliches Werk von über 1000 Seiten. Es bietet uns eine Übersicht über den vorhomöopathi-

16

schen Arzneischatz des ausgehenden 18. Jahrhunderts und weist HAHNE-
MANN als Autorität auf dem Gebiet der Pharmazie aus.

Die Geburtsstunde der Homöopathie

Trotz steigenden Ansehens und großen Fleißes näherte sich HAHNEMANN
in den Dresdner Jahren jenem verzweifelten Tiefpunkt, der zum Wendepunkt seines Lebens wurde. Die Familie war mittlerweile auf 5 Köpfe
angewachsen. Drei Kinder waren bereits der Ehe entsprossen. Ingesamt
schenkte ihm seine erste Frau 11 Kinder, von denen allerdings einige
schon klein starben. Es zeigte sich mehr und mehr, daß mit Übersetzungen und Experimentieren die wachsende Familie nicht zu ernähren war.
Im Herbst 1789 verlagerte HAHNEMANN seinen Wohnsitz von Dresden
nach Leipzig, »um der Quelle der Wissenschaft näher zu sein«. Das
Leben wurde ihm indessen auch hier bald zu kostspielig, so daß er im
Sommer 1790 bereits wieder von Leipzig nach Stötteritz, einem Dorf
damals noch vor Leipzigs Toren, umzog. »Die Teuerung, ungesunde
Luft, schwerer Mietzins vertrieben mich mit meinen kränkelnden Kindern«. Im November 1790 lehnte er ein Angebot ab, an die Universität
Wilna zu kommen: »Ich wies dieser Tage die im Gehalt sehr erhöhte
Stelle Forsters in Wilna von der Hand.« Offensichtlich befand er sich in
einer Warteposition und hoffte auf eine Stelle in Deutschland, wurde
jedoch in diesen Hoffnungen enttäuscht.
Georg BAYR hat »zur Erinnerung an die 200. Wiederkehr des China-
rinden-Selbstversuchs« ein Büchlein herausgebracht und die Umstände
dieses historischen Ereignisses nochmals recherchiert. Darin heißt es:
»Es ist schwierig, zur Frage Stellung zu nehmen, ob HAHNEMANN seinen
Selbstversuch mit der Chinarinde in Leipzig oder in Stötteritz durch-
führte. HAHNEMANNS Übersetzung von CULLENS Arzneimittellehre erschien 1790. Aufgrund der Angabe TISCHNERS, HAHNEMANN sei »vermut-
lich im Frühjahr 1790« von Leipzig nach Stötteritz gezogen, herrscht die
Meinung vor, er habe den Großteil des Jahres 1790 in Stötteritz ver-
bracht und den Selbstversuch in Stötteritz unternommen. Rudolf FLURY
betonte des öfteren: »In Stötteritz fing es an!«
Aufgrund des Datums und der Ortsbezeichnung eines Briefes von HAH-
NEMANN vom 5. Juli 1790 aus Leipzig und des Datums und der Ortsbe-
zeichnung eines weiteren Briefes aus Stötteritz wird wahrscheinlich, daß
HAHNEMANN erst im Juli oder August nach Stötteritz zog. Der mit
Leipzig bezeichnete Brief könnte allerdings auch in Stötteritz geschrie-
ben worden sein, wenn HAHNEMANN den Vorort noch zur Stadt rechnete.
Bei Briefen pflegte er aber nicht so zu verfahren.« Soweit BAYR.
Somit ist nicht unwahrscheinlich, daß sich der berühmte Selbstversuch

noch in Leipzig zutrug; wir können es nicht mit letzter Sicherheit sagen. Anlaß gab ihm jedenfalls eine Stelle von Cullens ›Materia medica‹, die er aus dem Englischen übersetzte und dabei auf jene bekannte Stelle stieß, die seinen Widerspruch erregte. Cullen führte die Wirkung der Chinarinde gegen Malaria auf deren magenstärkenden Einfluß zurück. Hahnemann hatte sich in Siebenbürgen selbst eine Malaria zugezogen und die Wirkung der »Rinde« am eigenen Leibe kennengelernt. Um der Behauptung Cullens entgegentreten zu können, unterzog er sich einem wiederholten Selbstversuch mit Chinarinde. Dabei entwickelten sich alle ihm »sonst beim Wechselfieber gewöhnlichen Symptome nacheinander, doch ohne eigentlichen Fieberschauder. Mit kurzem: auch die mir bei Wechselfiebern gewöhnlichen besonders charakteristischen Symptome, die Stumpfheit der Sinne, die Art von Steifigkeit in allen Gelenken, besonders aber die taube widrige Empfindung, welche in dem Periostium über allen Knochen des Körpers ihren Sitz zu haben scheint – alle erschienen. Dieser Paroxysm dauerte zwei bis drei Stunden jedesmal, und erneuerte sich, wenn ich die Gabe wiederholte, sonst nicht. Ich hörte auf, und ich ward gesund.«

Der Toxikologe Lewin hat in seinem Werk »Die Nebenwirkungen der Arzneimittel« klargestellt:»Dieses vielbesprochene und umstrittene und vereinzelt sogar aus Unwissenheit geleugnete Chininfieber kommt ziemlich häufig vor . . . Die Selbstbeobachtung von Hahnemann, der nach Einnahme einer größeren Menge Chinarinde von einem kalten Fieber, ähnlich dem Sumpfwechselfieber, befallen wurde, ist deshalb als richtig anzusehen.«

Es ist ziemlich belanglos, ob nun Hahnemann tatsächlich erhöhte Körpertemperatur hatte oder nicht. Bis zur Einführung der Fiebermessung im letzten Viertel des 19. Jahrhunderts diagnostizierten die Ärzte Fieber vor allem am erhöhten Puls, an der Hauttemperatur und an der Harnfarbe; daneben spielten die subjektiven Symptome eine Rolle. Die Thermometrie war zwar schon bekannt, aber noch äußerst umständlich.

1790   Der Selbstversuch Hahnemann mit China-Rinde im Jahre 1790 gilt als Geburtsstunde der Homöopathie. Auch wenn Hahnemann zu anderen Malen schon das Ähnlichkeitsprinzip erfahren haben mag und von ihm sprach, muß man doch den status nascendi der Homöopathie im Chinaversuch annehmen. Hier sind die Würfel gefallen! Durch dieses und kein anderes Erlebnis wurde Hahnemann entscheidend motiviert, die Simile-Medizin aufzubauen. Dies belegt seine eigene Bemerkung aus dem Vorwort zur China-Prüfung in der »Reinen Arzneimittellehre« (Band 3):». . . mit diesem ersten Versuche ging mir zuerst die

Morgenröthe zu der bis zum hellsten Tage sich aufklärenden Heillehre auf ...«

1796 HAHNEMANN, der der Medizin in den Jahren vor 1790 immer mehr den Rücken zukehrte, von Hettstedt bis Torgau 20mal seinen Wohnsitz gewechselt hat, wendet sich nun wieder der Medizin zu. Sechs Jahre prüft er seine Entdeckung nach, ehe er sie in seiner berühmten Schrift »Versuch über ein neues Prinzip zur Auffindung der Heilkräfte der Arzneisubstanzen nebst einigen Blicken auf die bisherigen« der medizinischen Nachwelt übergibt.

In die gleiche Zeit fällt übrigens auch die Geburt der wissenschaftlichen Immunologie; es ist die Zeit, da Edw. JENNER (1749–1823) die Pockenschutzimpfung bekannt machte.

Wenn wir das Jahr 1790 als Geburtsstunde der Homöopathie ansehen dürfen, so können wir das Jahr 1796 und die Arbeit in Hufelands Journal als das Aufleuchten der Homöopathie bezeichnen, als jenen Augenblick, wo sie ins Bewußtsein der Welt tritt.

Ums Jahr 1792/93 spielt noch eine Episode als *Irrenarzt,* die nicht unerwähnt bleiben darf. Nach längerem Suchen bekommt er vom Herzog von Gotha das lange nicht mehr bewohnte Jagdschloß Georgenthal für seine Absicht zur Verfügung gestellt, eine Irrenanstalt für »Standespersonen« zu eröffnen. Zur Behandlung kam allerdings nur ein Kranker, der nach einem Jahr tatsächlich wieder arbeitsfähig die Anstalt verlassen konnte. HAHNEMANNS Zeit als Irrenarzt trägt in zweierlei Hinsicht historischen Charakter. Nicht nur die bewußte Abkehr von der beschämenden Behandlung oder besser Mißhandlung der Geisteskranken verdient Erwähnung, noch höher müssen wir diese Tat einschätzen, wenn wir unterstellen, daß HAHNEMANN hierzu wahrscheinlich durch die Stramonium-Arbeit STÖRCKS angeregt worden ist, aus der er in seiner Einleitung zum *Organon der Heilkunst* den Satz zitiert: »Wenn der Stechapfel den Geist zerrüttet und bei Gesunden Wahnsinn hervorbringt, sollte man da nicht versuchen dürfen, ob er bei Wahnsinnigen durch Umänderung der Ideen gesunden Verstand wiederbringen könne?«

Auszüge aus zwei Briefen HAHNEMANNS über diese Zeit:
»... Die Ursache, warum ich Ihnen, Theuerster nicht antwortete, war: weil ich nicht konnte. Das unerträglichste Jahr meines Lebens war das vergangene. Bald hätten Sie die Nachricht von meinem Tode gehört, und kalte Erde hätte mein Jugendfeuer auf ewig gedämpft.
In einer der rauhesten Gegenden am Thüringerwalde, in einem von drei

Seiten verschlossenem Thale, wo bloß der inflammatorische Morgen-
wind Zugang hatte, bezog ich ein seit der Reformation unbewohntes
Schloß mit 6 Schuh dicken Mauern und zwar das par terre, wo eine
dritthalb Jahrhundert modernde Luft und Ausdünstung aus den Wänden
und dem Fußboden allmählich mein Lebenslicht verdunkelte. Ich bekam
ein schleichendes Fieber, was mir das Mark aus den Knochen und den
Geist aus den Nerven zehrte. In dieser Lage bekam ich den Kranken, den
Sie wiederhergestellt gesehen haben – als einen Maniacus von der
fürchterlichsten Art. Ich setzte mich oft der Todesgefahr bei ihm aus. Es
gelang mir ihn zu bessern. So wie er aber anfing, im Kopfe heller zu
werden, entstand aus der halben noch schiefen Vernunft, ein solches
Ungeheuer von Arglist, Niederträchtigkeit, Betrug, Bosheit und Scha-
denfreude, daß kein Tag verstrich, wo ich mich nicht kränker geärgert
hätte. Damals hatte ich noch einen anderen Kranken (mit Vernunft),
welcher Zeuge von meinem Leiden war.
»Neben den mich so überflüssig beschäftigenden Klockenbring konnte
ich unmöglich noch einen anderen Wahnsinnigen nehmen. Also dieser
einzige mußte entweder wieder hergestellt werden, oder meine ganze
Reputation scheiterte bei diesem verunglückten Versuche. Soll man mit
Kranken reüssieren, so läßt sich das leichter unter 3 bis 6, als unter
Einem. Da war nichts zu wählen. Entweder dieser mußte genesen, oder
ich mußte meinen Geist darüber aufgeben . . .«
HAHNEMANN hat sich nach dem Tode Klockenbrings im Jahre 1795 an
einer anderen Stelle noch über seine Ansichten geäußert». . . da ich
keinen Wahnsinnigen je mit Schlägen oder anderen schmerzhaften körperlichen Züchtigungen bestrafen lasse, weil es für Unvorsätzlichkeit
keine Strafe gibt, und weil diese Kranken bloß Mitleid verdienen und
durch solche rauhe Behandlung immer verschlimmert, wohl nie gebessert werden: so zeigte er mir oft mit Tränen die Reste der Schwielen von
Stricken, deren sich seine vorigen Wärter bedient hatten . . .«
Weniger erfolgreich verlief ein späterer Versuch im Jahre 1800 in Hamburg, einen fortgeschrittenen, agitiert-psychotischen, wahnhaften Dich-
ter zu beeinflussen. HAHNEMANN war mit seiner humanen Einstellung
den Geisteskranken gegenüber nach historischem Urteil »wohl der erste
in Deutschland« (TISCHNER). Seine Erfahrungen haben im Organon der
Heilkunde einen auch hinsichtlich der Pathogenese der endogenen Psychosen bemerkenswerten Niederschlag gefunden.

Torgau

Das Wanderleben HAHNEMANNs bricht mit dem Jahr 1805 und seiner
Niederlassung in Torgau ab. Mittlerweile war die Familie auf 9 Köpfe

angewachsen, während des Torgauer Aufenthaltes (1805–1811) kamen noch zwei Kinder hinzu. Die Neigung zum Herumziehen scheint bei HAHNEMANN etwas in der Familie gelegen zu haben. Irgendwie kann sie auch eine Art schöpferischer Unruhe gewesen sein in der Zeit des Suchens und Gärens, bis er im Simile den Kristallisationspunkt für sein weiteres Forschen und Arbeiten gefunden hatte.

Von Torgau aus erscheint 1805 die »Heilkunde der Erfahrung«, ein längerer Aufsatz in Hufelands Journal, der seine neue Lehre erstmals im Zusammenhang und in ihrer Methodologie abzeichnet. Man kann diese Schrift als Vorläuferin des Organons betrachten. Auch die »Fragmenta de viribus medicamentorum positivis, sive in sano C. H. observatis« (2 Bände) kommen 1805 heraus. Sie enthalten die Prüfungs- bzw. Vergiftungssymptome von 27 Arzneien. Der 2. Band verzeichnet die gesamten Symptome in alphabetischer Reihenfolge und stellt somit, wenn auch in lateinischer Sprache, das erste Symptomenlexikon der Homöopathie dar. Auf der Grundlage dieser beiden Werke praktizierte HAHNEMANN während seiner ersten längeren Seßhaftigkeitsperiode in Torgau seine neue Heilweise.

Der Karl F. Haug-Verlag hat 1971 die von STAPF gesammelten »Kleinen medizinischen Schriften« HAHNEMANNS als Neudruck herausgebracht. Sie enthalten den berühmten Aufsatz von 1796 und die 1805 erschienene »Heilkunde der Erfahrung« neben anderen lesenswerten kleineren Publikationen.

Das »Similia similibus« tauchte zuerst 1796 auf, während das bekannte »curentur« erst in der 1. Auflage des Organons angefügt wird. Den Begriff Homöopathie* gebrauchte HAHNEMANN erstmals 1807 in einem Aufsatz »Fingerzeige auf den homöopathischen Gebrauch der Arzneien in der bisherigen Praxis«.

1810   In Torgau entstand auch das Hauptwerk, das *Organon,* dessen 1. Auflage (1810) noch »Organon der rationellen Heilkunde« hieß. Der 1. Paragraph, der allen sechs Auflagen als Leitgedanke vorangeht, lautet:»Der Arzt hat kein höheres Ziel, als kranke Menschen gesund zu machen, was man Heilen nennt.« So genau auch der Autor im Organon seine Lehre anwies, mußte er doch feststellen, daß seine Erwartungen zu hochgespannt waren. Das theoretische Studium allein befähigte die interessierten Ärzte nicht, damit schon die Homöopathie auszuüben. Daran hat sich bis heute nichts geändert.

* homoios, ähnlich und pathos, Leiden (griech.)

Mit dem »Organon« hat HAHNEMANN den methodologischen Zugang zur Ähnlichkeitsmedizin geschaffen und die wissenschaftliche Homöopathie begründet. Das *Ähnlichkeitsprinzip,* das »Similia similibus curantur«, stammt nicht von ihm. Es läßt sich bereits bei HIPPOKRATES nachweisen; als »magisches Simile« liegt es dem Ähnlichkeitszauber der Ethnomedizin zugrunde und läßt sich bis in die Vorgeschichte der Menschheit zurückverfolgen.

Leipzig (1811–1821)

Vieles wirkte zusammen, den mittlerweile in Torgau seßhaft gewordenen HAHNEMANN zum Umzug nach Leipzig zu bewegen. Diesmal sind es überwiegend äußere Umstände. Vor allem hatte Napoleon die Stadt zur Festung erklärt, der Familie drohte ernste Gefahr. Außerdem war HAHNEMANN zur Erkenntnis gekommen, daß die Universitätsstadt Leipzig doch eine geeignetere Plattform zur Verkündung seiner Lehre darstellte.

Im »Allgemeinen Anzeiger der Deutschen« erschien im Dezember 1811 die Eröffnungsanzeige seines »Medizinischen Instituts«: »Ich fühle, daß meine, im Organon der rationellen Heilkunde (Dresden, bey Arnold 1810) vorgetragene Lehre zwar die höchsten Erwartungen für das Wohl der kranken Menschen erregt, aber ihrer Natur nach so neu und auffallend ist und fast allen medizinischen Dogmen und hergebrachten Observanzen geradezu widerspricht, theils so himmelweit von ihnen abweicht, daß sie nicht so leicht Eingang bey anders erzogenen Ärzten meines Zeitalters mittelst bloßer Lesung meines Buches finden kann, wenn nicht praktische Überzeugung zu Hülfe kommt . . .«

Mangels Beteiligung kam es aber nicht zu diesen von HAHNEMANN beabsichtigten Ärztekursen. Weiterbildung nach dem Doktorexamen gab es damals noch nicht. Die der Homöopathie angemessenste Form der Ausbildung, der »postgraduate-Kurs«, schied somit aus. Anfang des Jahres 1812 wandte sich daher HAHNEMANN an den Dekan der medizinischen Fakultät, um seine Habilitation einzuleiten. Das Thema seiner Habilitationsschrift lautete: »De Helleborismo veterum«. Sie war gründlich, und entsprach dem zeitgenössischen Wissen, vermied jedoch aus naheliegenden Gründen jegliche Auseinandersetzung mit der Leipziger Fakultätsmedizin. Ab September 1812 hielt HAHNEMANN Vorlesungen und suchte unter der studentischen Jugend Anhänger für seine Lehre zu gewinnen. Auch hiermit hatte er, wie wir wissen, wenig Erfolg.

Zweifelsohne stellt sich die Frage, warum HAHNEMANN aus den 12 Leipziger Jahren, während welcher er 9 Jahre lang Vorlesungen an der Universität hielt, nicht mehr gemacht hat. Er war ein berühmter Chemiker, hatte ein außerordentliches Wissen und stand in jeder Beziehung auf der Höhe seiner Zeit. Anfangs waren seine Vorlesungen bestens besucht, später nur noch von einigen Getreuen. Ohne Frage gebrach es dem sonst so genialen Mann an der Geschmeidigkeit im Umgang mit andersdenkenden, ja sogar mit den ihm wohlgesonnenen Ärzten. Im Laufe seines Lebens entstand aus so manchem Freund ein verbitterter Gegner. Bei allem Verständnis für seine begründete und beschwörende Aufforderung »Macht's nach, aber macht's genau nach!« können wir ihm in seinem zuweilen recht unheiligen Zorn über das seiner Lehre begegnende Unverständnis nicht ganz folgen. So vieles an ihm erinnert uns an seinen großen Vorgänger PARACELSUS!

In seine Leipziger Zeit fiel die Herausgabe seiner 6bändigen Arzneimittellehre und die Entdeckung des Potenzierens der Arzneien; auch die 2. Ausgabe des Organons erschien wesentlich erweitert unter dem endgültigen Titel »Organon der Heilkunst«. Sein Ruf als Arzt reichte bereits weit über die Grenzen seiner Heimat hinaus, wenn er auch in Leipzig selbst immer mehr auf Feindseligkeit stieß.

Der mächtigste Feind war ihm in der Apothekerschaft erwachsen, die allmählich die Behörden gegen ihn aufbrachte, da HAHNEMANN seine Arzneien selbst bereitete und abgab. Sein Mißtrauen gegen die Apotheker war nicht unberechtigt, aber man wird auch die Haltung der Apotheker verstehen.

Neben der wichtigen Frage des Selbstdispensierrechtes gab es noch andere Querelen. Beispielsweise hatte HAHNEMANN schon im Jahre 1801 in einem kleinen Schriftchen Belladonna als Heil- und Vorbeugungsmittel gegen Scharlach in einer etwas merkantilen Weise empfohlen und einen Friedrichsd'or Vorauszahlung dafür gefordert. Wenn man auch die damalige schwierige finanzielle Lage der Arztfamilie berücksichtigt, und solche Geschäfte seinerzeit nicht unüblich waren, so paßte dieses in seiner ganzen Aufmachung nicht mehr recht zur Seriosität, mit der HAHNEMANN in Leipzig auftrat. Vollends unerquicklich wurde die Angelegenheit schließlich, als sich das Mittel nicht in allen Scharlach-Epidemien gleich wirksam zeigte. Wir verstehen das Pech HAHNEMANNS gut, wenn wir an den Wandel des Genius epidemicus vieler Infektionskrankheiten denken, gerade auch des Scharlachs. So grassierte in seinen letzten Leipziger Jahren eine Epidemie, bei der nicht Belladonna, sondern Aconit das ähnliche Mittel war. HAHNEMANN beeilte sich, im Leipziger Tagblatt zu veröffentlichen, daß es sich dabei nicht um Scharlach, sondern um roten Friesel handle und daß nicht Belladonna, sondern Aconit das hilfreiche Mittel sei. Am Ende dieser Mitteilung deutete er seine Absicht an, Leipzig in Bälde zu verlassen.

Ob es sich bei diesem »roten Friesel« nun ätiologisch um Scharlach oder etwas anderes gehandelt hat, vermag heute niemand mehr zu entscheiden. Sicher war jedoch HAHNEMANNS Empfehlung, Aconit zu geben, richtig; denn schon am folgenden Tag fand sich in der gleichen Zeitung die Bestätigung dafür aus dem Munde eines Privatdozenten der Leipziger Universität namens Dr. Moritz MÜLLER (1784–1849)[10]. Er setzte sich dafür ein, beim Scharlachfriesel das von HAHNEMANN empfohlene Aconit zu geben. Die Überschrift des Artikels lautete:»Alles prüfen, das Gute behalten.« Moritz MÜLLER war, ohne HAHNEMANNS Schüler gewesen zu sein, aufgrund kritischer Prüfung zur Homöopathie gestoßen und hat sich öffentlich dazu bekannt in einer Zeit, da die Meinung in der Stadt umgeschlagen war und HAHNEMANN ein scharfer Wind ins Gesicht blies. Moritz MÜLLER hat dies schlecht honoriert bekommen. HAHNEMANNS Haltung diesem Mann gegenüber war besonders unglücklich und hat viel zu einer bis in unsere Zeit hereinreichenden Spaltung der Homöopathie beigetragen.

Köthen (1821–1835)

Nach längerem Suchen fand HAHNEMANN in Köthen eine neue Wirkungstätte. Der dortige Herzog Ferdinand von Anhalt-Köthen sicherte ihm das Recht auf Lebenszeit zu, seine Arzneien selbst herzustellen und an Kranke abzugeben. HAHNEMANN wurde Leibarzt am Hofe und erhielt den Hofrattitel. Für den 66jährigen brach in Köthen die Zeit der Ernte, für die homöopathische Lehre die der Vollendung und Ausgestaltung an. An Kranken fehlte es in der nur 6000 Einwohner zählenden Residenzstadt nicht, sie kamen aus allen Ländern Europas.
1824 erschien die 3. Auflage des Organons. HAHNEMANN hatte mittlerweile seine faszinierende Entdeckung der Wirkung »potenzierter« Arzneien gemacht. Dabei verdünnte er lösliche Drogen im Verhältnis 1 : 100 (C-Potenzen) mit Weingeist stufenweise, wobei nach jedem Verdünnungsschritt eine kräftige mechanische Einwirkung in Form einer gewissen Zahl von Schlägen mit der Arzneiflasche auf eine entsprechende Unterlage folgte. Mineralien und Metalle sowie andere schwerlösliche Stoffe wurden durch stundenlanges Verreiben mit Milchzucker im Verhältnis 1 : 100 aufbereitet und ebenfalls stufenweise höher »potenziert«. Die C30 war in den Jahren 1820–1830 seine häufigst gebrauchte Dosis, meist einmal täglich verabreicht.
In dem 1822 erschienenen 1. Band der 2. Auflage seiner Reinen Arzneimittellehre schrieb er auf Seite 12:»Durch hundertfache Versuche bei Kranken belehrt, habe ich mich in den letzten acht bis zehn Jahren zur dezillionfachen Verdünnung (C30) herabzustimmen nicht unterlassen können, und finde davon den kleinsten Theil eines Tropfens zur Gabe so

eben hinreichend, um jede mit dieser Arznei zu erreichende Heilsabsicht zu erfüllen.« Mit dem »kleinsten Theil eines Tropfens« ist eines seiner Mohnsamen-großen Rohrzucker-Streukügelchen gemeint, von denen mehr als 1000 mit einem einzigen Tropfen befeuchtet werden können, was sich mit einer alkoholischen Farblösung unschwer nachweisen läßt. In den Jahren 1828–1830 erschienen die »Chronischen Krankheiten«, zunächst in 4 Bänden. Die auf 5 Bände erweiterte 2. Auflage folgte 1835–1839. Am Ende des 1. Bandes wird in einem »Die Arzneien« betitelten Kapitel genau die Zubereitung bzw. Potenzierung der homöopathischen Arzneien beschrieben.

»Durch Einwirkung von Energie auf die kleinsten Teile der Arznei«, wie er das Potenzieren einmal definierte, »entwickeln diese Stoffe ihre Arzneikraft in unermeßlichem Grade.«»Die Veränderung, welche in den Naturkörpern, namentlich in den arzneilichen, durch anhaltendes Reiben mit einem unarzneilichen Pulver, oder, aufgelöst, durch (langes) Schütteln mit einer unarzneilichen Flüssigkeit, entsteht, ist so unglaublich groß, daß sie an Wunder grenzt, und erfreulich, daß der Fund dieser wundervollen Veränderung der Homöopathie angehört.« (Chronische Krankheiten, Bd. 1, S. 180.)

Die Behandlung der chronischen Krankheiten beanspruchte in Köthen sein Hauptaugenmerk. Wir sehen jetzt auch seinen Optimismus, alle Krankheiten heilen zu können, etwas schwinden. Sicher gelang es HAHNEMANN immer wieder, Fälle von unheilbar geltenden Krankheiten zu heilen, aber oft genug mußte er fraglos auch Niederlagen einstecken. Auch dem besten Arzt bleiben Grenzen gesetzt. HAHNEMANN sah sich ohne Zweifel mit überlegenen Waffen ausgestattet, wenn wir die therapeutische Situation der Universitätsmedizin seiner Zeit in Betracht ziehen. Aus dieser Sicht wird man seinen anfänglich grenzenlosen Optimismus verstehen.

Vor allem die *3 Grundübel Syphilis, Sykosis* (die »Feigwarzenkrankheit« des chronischen Trippersiechtums) und die *»Psora«* schälten sich als Früchte seines jahrelangen Nachdenkens und Forschens heraus. Die »Psora«, von HAHNEMANN in einen gewissen Zusammenhang mit der Krätzekrankheit gebracht, schien ihm 7/8 aller chronischen Krankheiten zugrunde zu liegen. In ihr sah er das »Erbübel der Menschheit« die Grundursache aller Krankheiten, die erste, die Urkrankheit, den »uralten Ansteckungs-Zunder einiger hundert Generationen«. Der HAHNEMANN'sche Psora-Begriff erscheint uns heute vage, unnütz geworden, zumal sein Autor ihm neben unterdrückter Skabies auch Tuberkulose, Rachitis, Tropenkrankheiten, Kropfneigung und vieles andere noch einordnete. Für eine ätiologische Diagnostik fehlte ihm noch das Wissen und die Methode der medizinischen Mikrobiologie.

Trotz dieser Unzulänglichkeiten hat der Psorabegriff seine Brauchbarkeit noch nicht eingebüßt und ist uns seiner therapeutischen Nutzanwendung wegen immer noch nicht entbehrlich. Auch HAHNEMANN finden wir sofort wieder auf festem Boden, sobald es um die therapeutischen Konsequenzen seiner Psora-Lehre geht. Sein Beitrag, den er in der Behandlung der chronischen Krankheiten der Menschheit geleistet hat, kann gar nicht hoch genug eingeschätzt werden. Professor Hanns RABE (1890–1959), fast 2 Jahrzehnte lang Vorsitzender des Deutschen Zentralvereins homöopathischer Ärzte, schrieb 1956 in seinem Vorwort zur Neuherausgabe der »Chronischen Krankheiten«: »Die Aufgabe, sich mit der Lehre HAHNEMANNS auseinanderzusetzen, muß von jeder Generation neu gelöst werden ... Man sollte auch mit Toleranz an die Auswertung der HAHNEMANNschen Gedanken über die chronischen Krankheiten herangehen, wenn man die heute noch oder wieder gültigen Zusammenhänge herausschälen will ... Eine letzte Kritik muß man aber denjenigen überlassen, die HAHNEMANNs Vorschriften bis zur äußersten Konsequenz zu befolgen imstande sind.«

Das Bemühen, die Lehre rein zu erhalten, überschattete die Köthener Jahre. An deren Ende war HAHNEMANN mit dem größten Teil seiner Anhänger zerstritten. Ehe die Meinungsverschiedenheiten offen ausbrachen, feierte man am 10. August 1829 das 50jährige Doktorjubiläum des Meisters. Das Festprogramm war von fast 400 Ärzten und Laien aus allen Ländern Europas unterzeichnet. Der heute noch bestehende »Deutsche Zentralverein homöopathischer Ärzte« wurde an diesem Tag unter dem Namen »Verein zur Beförderung und Ausbildung der homöopathischen Heilkunst« gegründet. Aus Spenden der Gratulanten wurde ein Fonds zur Errichtung eines homöopathischen Spitals in Leipzig eröffnet. Das Vorhaben konnte schließlich 1833 verwirklicht werden, stand aber von Anfang an unter einem Unstern. Mit dem Leiter, dem bereits erwähnten Moritz MÜLLER, kam es bald zu Spannungen, die zu einem beschämenden Zerwürfnis ausarteten, wobei die härtesten Worte aus dem Munde HAHNEMANNs fielen. Die Geschichte des Leipziger Krankenhauses ist so unerfreulich und für unseren Zweck so wenig lohnend, daß wir sie hier nicht weiter verfolgen wollen.

In die Köthener Jahre fielen noch zwei bemerkenswerte Ereignisse. Nach dem Wegzug HAHNEMANNs aus Leipzig sahen sich die in der Stadt zurückgebliebenen Schüler auf sich gestellt. Der Augenblick, eine eigene Zeitschrift zu gründen, in der Beobachtungen und Arzneiprüfungen veröffentlicht und zur Diskussion gestellt werden konnten, war nun gegeben. Bereits am 9. September 1821, kaum war HAHNEMANN in Köthen angekommen, erschien das erste Heft des

»*Archiv für die homöopathische Heilkunst*«, nach dem Herausgeber auch STAPFS Archiv genannt. Eine Reihe von Jahren blieb das Archiv das einzige Sprachrohr der Homöopathie, wenn auch manche Veröffentlichung zum Thema anderwärts erfolgte, beispielsweise im bekannten »Hufeland's Journal«. Im Frühjahr 1832 erfolgte dann die Gründung der bis heute bestehenden »*Allgemeinen Homöopathischen Zeitung*«. Sie beginnt mit Jahrgang 1833. Ihr Erscheinen war vom Mißtrauen des Meisters begleitet, da er für das Archiv seines Freundes STAPF fürchtete und andererseits gegen den Mitherausgeber des neuen Blattes, HARTMANN, stark voreingenommen war. Während im Archiv nur Arbeiten zur Publikation kamen, die streng im Sinne des Meisters waren, finden wir alsbald die kritischen Stimmen der unabhängigen Anhänger in der Allgemeinen Homöopathischen Zeitung. Letztere besteht mit wenigen kriegsbedingten Unterbrechungen bis auf den heutigen Tag, während das Archiv 1848 sein Erscheinen einstellte.

Ein Jahr nach der großen Jubiläumsfeier des Jahres 1829 verlor HAHNEMANN seine Lebensgefährtin. Der Haushalt wurde von seinen Töchtern weitergeführt. Der Lebensabend in Köthen schien angebrochen.
Zur Überraschung aller Außenstehenden fand sich jedoch am 13. Juli 1835 in der Allgemeinen Homöopathischen Zeitung folgende lakonische Nachricht: »Herr Hofrat Dr. S. Hahnemann ist den 14. Juni nach Paris abgereist.«
Was war geschehen?

Hahnemann in Paris

Im Oktober 1834 war per Postkutsche die 35jährige Malerin Melanie d'HERVILLY von Paris nach Köthen gekommen, um bei dem berühmten Arzt behandelt zu werden. Sie wurde am 18. Januar 1835 die 2. Gattin des 80jährigen HAHNEMANN und veranlaßte ihn schließlich, seinem Vaterland den Rücken zu kehren, um in Paris den für die Ausbreitung der Homöopathie bedeutungsvollen letzten Lebensabschnitt anzutreten. So still der Auszug aus Köthen war, so triumphal war der Einzug in Paris. Schon seit einiger Zeit bestand dort eine homöopathische Ärztevereinigung, zu deren Ehrenvorsitzenden HAHNEMANN in einer glanzvollen Empfangsfeier ernannt wurde. Die festliche Kulisse bildeten 500 Anwesende, die sich ehrfürchtig erhoben, als HAHNEMANN den Saal betrat. Schon nach kurzer Zeit wird der greise HAHNEMANN zum Modearzt des

Adels und der vornehmen Welt. Die Praxis spielt sich in einem noblen Palais ab, seine junge Frau entfaltet unter starkem Aufwand den ganzen Glanz der vornehmen Pariser Gesellschaft mit Hauskonzerten und großer Dienerschaft. Acht Jahre hat HAHNEMANN in Paris noch gewirkt und eine umfangreiche Praxis aurea bis wenige Wochen vor seinem Tod gehalten. In seiner Pariser Zeit hat er noch die 6. Auflage des Organons abgefaßt, die als einzige Neuerung die Zubereitung der in Paris angewandten Q-Potenzen[11] enthält. Wahrscheinlich geht diese Veränderung auf Melanie HAHNEMANN zurück, der die Herstellung der Centesimalpotenzen nach dem Mehrglasverfahren sicher schon bald zu umständlich und zeitraubend gewesen sein dürfte.

Die Vorbereitung des Neudruckes nahm 18 Monate in Anspruch und war Ende Februar 1842 abgeschlossen. Neben einer umfangreichen Praxis, in der HAHNEMANN, ganz gegen seine Gepflogenheit in Deutschland, häufig auch Hausbesuche mit der Kutsche ausführte, ist dies für einen 87jährigen eine außergewöhnliche Leistung und gibt ein beredtes Zeugnis für die geistige Frische dieses Mannes. Die Herausgabe der 6. Auflage erfolgte erst 1921 durch HAEHL, fast 8 Jahrzehnte nach ihrer Abfassung. Melanie, HAHNEMANNS Witwe, hatte aus nicht ganz zu durchschauenden Gründen die Herausgabe vereitelt.

Am 2. Juli 1843 erlag der Schöpfer der Homöopathie einer Altersbronchitis, die wir heute wohl als Bronchopneumonie bezeichnen würden. Der gewohnte Frühjahrskatarrh war diesmal hartnäckiger verlaufen und wollte nicht mehr weichen. Die Lebenskraft HAHNEMANNS war endgültig erloschen, so daß ihm auch die »Macht des Simile« keine Hilfe mehr zu bringen vermochte. Nach einer Umbettung liegen die sterblichen Überreste des großen Arztes auf dem Friedhof Père-Lachaise inmitten einer erlauchten Umgebung berühmter Namen aus der Geschichte Frankreichs.

Das Vermächtnis und die Erben

HAHNEMANN hat seinen Schülern bei seinem Tod im Jahre 1843 die Ähnlichkeitsmedizin als beinahe fertige Lehre hinterlassen: eine Methode der Krankenbehandlung mit einem festen Heilsgesetz und deutlich einzusehenden Prinzipien.

Beim Tod des Meisters waren auch die wichtigsten großen Arzneimittel bekannt. Einige davon hatte HAHNEMANN aus bis dahin unarzneilich geltenden Stoffen hergestellt; durch das von ihm entdeckte Verfahren der Potenzierung ließen sich mächtige Arzneien daraus gewinnen wie Lycopodium, Carbo vegetabilis, Calcarea ostrearum, Silicea, Natrium muriaticum und eine Reihe von Metallen. Dabei hatte er entdeckt, daß im Wege der stufenweisen Verreibung mit Milchzucker unlösliche Stoffe löslich gemacht werden können und als Dilutionen ebenso wirksam sind. Er wies darauf hin, daß sich die so zubereiteten Arznei-Substanzen »nun den chemischen Gesetzen entziehen« und andere physikalische Eigenschaften annehmen. Bewunderung nötigt uns seine Beobachtung ab, daß »eine Gabe des auf ähnliche Weise hoch potenzierten Phosphors in einer Papierkapsel im Pulte liegen bleiben kann« und »zeigt dennoch, nach Jahr und Tag erst eingenommen, immer noch die volle Arzneikraft, nicht die der Phosphorsäure, sondern die des ungeänderten, unzersetzten Phosphors selbst.« Vergegenwärtigen wir uns, was das bedeutet: der elementare gelbe Phosphor verbindet sich, wenn er nicht unter Wasser aufbewahrt wird, beinahe augenblicklich mit dem Luftsauerstoff und oxydiert zur Phosphorsäure. Eine Hochpotenz von Phosphor hat also ihre Avidität zum Sauerstoff verloren, dabei aber ihren arzneilichen Phosphor-Charakter bewahrt! Eine Entdeckung von faszinierender Bedeutung. Zu ihrer wissenschaftlichen Erklärung haben wir bis heute nur Hypothesen, doch das Phänomen ist eine Realität. Wahrscheinlich werden noch 10–15 Jahre verstreichen, bis die moderne Physik, die sich des Problems mittlerweile angenommen hat, eine Erklärung dafür abgeben kann. Einstweilen behandeln wir homöopathischen Ärzte trotz des dümmlichen Gespötts unkundiger Kritiker unsere Kranken mit »heilsamen Nullen« wie vor wenigen Jahren noch in einem großen Magazin zu lesen war. Wer zuletzt lacht, lacht am besten!

Die Homöopathie hat sich schon zu Lebzeiten HAHNEMANNS über die Grenzen Europas hinweg in der ganzen Welt verbreitet. Das Organon ist heute in fast alle Sprachen übersetzt. Trotzdem ist die Zahl der homöopathischen Ärzte klein geblieben. Nur wenige nehmen die Mühe auf sich, nach einem ohnehin schon langen Studium eine so schwierige Methode hinzu zu lernen, zumal sie in der Praxis zunächst nur Erschwernisse der Ordination mit sich bringt. Wenn dann das Erfolgserlebnis ausbleibt, dann ist das Urteil über die Homöopathie fertig. Gelingt jedoch dem Forschenden ein erster Erfolg, dann wird er sich kaum je wieder von der Simile-Medizin lösen können und dem »Nihil nocere« verpflichtet bleiben. Mit den Jahren immer häufiger wird ihm der Erfolg seine Mühe lohnen. Alles in unserer Welt hat seinen Preis!

Nur wenige Ärzte seien hervorgehoben, die nach dem Tode HAHNEMANNS in der Geschichte der Homöopathie besonders hervorgetreten sind: Clemens von BÖNNINGHAUSEN, Constantin HERING, James Tyler KENT und Pierre SCHMIDT. Sie haben repräsentativ das Erbe HAHNEMANNS durch die Zeit getragen, Neues hinzu erworben.

Clemens Franz Maria von Bönninghausen (1785–1864) war eigentlich Jurist, hatte aber auch naturwissenschaftliche und medizinische Vorlesungen besucht. Er verdankte der Homöopathie seine eigene Heilung und arbeitete sich im Laufe von Jahren gründlich in die neue Lehre ein. Später wurde ihm der medizinische Doktortitel verliehen und das Praktizieren gestattet. Er blieb mit Hahnemann bis zu dessen Tod freundschaftlich verbunden, auch in seiner Pariser Zeit. Von ihm stammen einige Weiterentwicklungen in der Symptomenlehre und vor allem das erste gedruckte Symptomen-Lexikon oder Repertorium, das noch während der Köthener Zeit Hahnemanns erschien. Auch die erste zusammenhängende Abhandlung über die Antidoten-Lehre (Seite 205) verdanken wir ihm.

Constantin Hering (geb. 1. 1. 1800, gest. 1880) stammte aus Sachsen, studierte Medizin in Leipzig, nachdem er zuvor einige Jahre die medizinische Akademie in Dresden besucht hatte. In Leipzig hörte er noch bei Hahnemann, fürchtete deshalb Schwierigkeiten für sein Examen und absolvierte dieses in Würzburg. Schon bald wanderte er nach Amerika aus und gründete schließlich mit Wesselhoeft die Akademie in Allentown, später im Jahre 1848 das Hahnemann Medical College in Philadelphia. Hering führte die Schlangengifte in die medizinische Therapie ein. Am 28. 7. 1828 entnahm er 28jährig einer Lachesis muta Gift, potenzierte es und machte Versuche damit. Gleichfalls verdanken wir ihm die Einführung des Nitroglyzerins in die Therapie, das er gleich nach seiner Entdeckung durch Sobrero prüfte und unter seinem damaligen Namen Glonoinum der homöopathischen Materia medica einverleibte. Von ihm stammt das Wort »Die milde Macht ist groß« und das sogenannte Heringsche Gesetz, das folgendes besagt: Die Schmerzen bessern sich bei einer homöopathischen Heilung von oben nach unten. Die Krankheiten von innen nach außen. Die wichtigsten Organe finden als erste Erleichterung. Es können alte Beschwerden wieder auftreten. Die weniger wichtigen Organe, wie die Haut, heilen als letzte.

James Tyler Kent[12] (1849–1916) lehrte ursprünglich als Anatomie-Professor am »American College« in St. Louis. Als seine zweite Frau sich einmal von einer fieberhaften Krankheit nicht erholen konnte und eine hartnäckige Schwäche und Schlaflosigkeit zurückgeblieben war, konnte diese auch nach Monaten nicht behoben werden, obschon alle kompetenten Ärzte der Stadt konsultiert worden waren. Auf Drängen seiner Frau zog Kent einen alten homöopathischen Arzt zu, der mit dem passenden homöopathischen Mittel innerhalb weniger Stunden den ersten Schlaf zustande brachte und die Heilung einleiten konnte. Kent war von diesem prompten Erfolg so betroffen, daß er augenblicklich unter Anleitung des Homöopathen mit der ihm zu Gebote stehenden Energie das Studium der homöopathischen Quellenschriften aufnahm, vor allem des Organons. Schon bald darauf ließ er seinen Lehrstuhl für Anatomie im Stich und begann eine homöopathische Praxis, die rasch aufblühte. Ab 1882 war KENT wieder als Universitätslehrer tätig, von nun ab jedoch an homöopathischen Colleges.

Seine drei großen Werke:

> Lectures on Homoeopathic Philosophy
> (Titel der deutschen Ausgabe, von KÜNZLI übersetzt: »Zur Theorie der Homöopathie«)
> »Arzneimittelbilder« und das Repertorium.

»HAHNEMANN lehrte, was Krankheit ist, ihre Entwicklung bei verschiedenen Individuen und das berühmte Ähnlichkeitsgesetz, das uns anleitet, das Heilmittel zu finden. KENT folgte ihm und baute über ihn hinaus. Er lehrte uns, wie wir den Einzelfall studieren müssen, die Hierarchisation der Symptome und vor allem wie wir uns verhalten müssen, wenn einmal die erste Gabe verabreicht ist . . . KENT ist es, der uns gelehrt hat zu erkennen, was unterdrückende Wirkung ist, was echte Heilwirkung ist, ob eine Heilung spontan erfolgte oder als Folge der Heilmittelapplikation, und ob ein Fall heilbar ist oder nicht . . .« (Pierre SCHMIDT).

Pierre SCHMIDT (1894–1987), praktizierte in Genf und galt seinerzeit als berühmtester und erfolgreichster homöopathischer Arzt. Durch eine Studienreise nach Amerika gegen Ende des 1. Weltkrieges fand er Anschluß an den Kreis der besten Schüler KENTS. Die Nachricht vom Tode KENTS war infolge des Krieges noch nicht nach Europa gelangt, als P. SCHMIDT seine Reise antrat. SCHMIDT hat das geistige Erbe KENTS und der amerikanischen Homöopathie angetreten und nach Europa zurückgebracht. Nach dem 2. Weltkrieg erreicht diese Bewegung als Renaissance der HAHNEMANNischen Homöopathie auch Deutschland, zunächst durch die Schüler Pierre SCHMIDTS, voran A. VOEGELI, sodann R. FLURY, A. HAENNI und J. KÜNZLI VON FIMELSBERG. Als Lehrer wie als Arzt gleich erfolgreich, reichte sein Ruf in alle Länder, wo homöopathische Ärzte leben. Zu seinen Patienten zählte auch der indische Staatspräsident Pandit Nehru neben vielen anderen berühmten Persönlichkeiten. Zur Feier seines 80. Geburtstages im Sommer 1974 hatten sich eine große Zahl seiner Schüler aus der ganzen Welt und zahlreiche Patienten in Genf eingefunden.

Literatur

1 TISCHNER, R.: Geschichte der Homöopathie, 4 Teile. Verlag Dr. Willmar Schwabe, Leipzig 1939. Das Werden der Homöopathie. Hippokrates-Verlag Stuttgart 1950. Ein unveröffentlichter Brief Hahnemanns. Allgemeine Homöopathische Zeitung *205*, 318–328, 1960.

2 PEUCKERT, E. E. Paracelsus Werke, 1. Bd. S. 310–312. Verlag Schwabe & Co. Basel–Stuttgart 1965.

3 SCHULZ, H.: Similia similibus curantur. Verlag der ärztlichen Rundschau. München 1920.

4 SCHADEWALDT, H.: Der Ähnlichkeitsgedanke bei Paracelsus, Allgemeine Homöopathische Zeitung *217*, 265–268, 1972 und *218*, 12–20, 1973.

5 STÖRCK, A. v.: Libellus de usu medico Pulsatillae nigricantis. J. Th. Trattner, Wien 1771. Libellus de Stramonio.

6 KLEINERT, G. O.: Geschichte der Homöopathie, Verlag E. Schäfer Leipzig 1863.

7 HAEHL, R. H.: Samuel Hahnemann, sein Leben und Schaffen. 2 Bände.

Verlag Dr. Willmar Schwabe, Leipzig 1922.

8 FRITSCHE, H.: Samuel Hahnemann. Idee und Wirklichkeit der Homöopathie. Klett-Verlag Stuttgart 1954.

9 RITTER, H.: Samuel Hahnemann. Sein Leben und Werk in neuer Sicht. Haug-Verlag, Heidelberg 1974.

10 KÖNIG, F.: Die Anfänge einer naturwissenschaftlich-kritischen Richtung in der Lehre Hahnemanns und ihr erster Vertreter, Moritz Müller. Allgemeine Homöopathische Zeitung *177*, 289–310, 1929.

11 BRAUN, A.: Beitrag zur Geschichte der 50000er Potenzen und zur Gabenlehre der Homöopathie aus d. literarischen Nachlaß von R. FLURY †, Zeitschrift für Klassische Homöopathie *23*, 1–7, 1979.

12 SCHMIDT, P.: Biographie von James Tyler KENT. Zeitschrift für klassische Homöopathie *VI*, 278–293, 1962.

13 BAYR Georg: Hahnemanns Selbstversuch mit der Chinarinde im Jahre 1790. Die Konzipierung der Homöopathie. 145 Seiten. Haug-Verlag, Heidelberg: 1989.

In den »Geschichtlichen Grundlagen« der Homöopathie haben wir das Werden der wissenschaftlichen Ähnlichkeitstherapie erfahren. Wir wollen die für das weitere Verständnis wichtigen Daten und Sachverhalte nochmals in unser Gedächtnis zurückrufen. Dazu dienen die folgenden

Fragen:

1 Welche geschichtliche Rolle spielt der Arzt, Apotheker und Chemiker Samuel HAHNEMANN in der Medizin?
   a) von ihm stammt das Ähnlichkeitsprinzip
   b) er hat den methodologischen Zugang zur Ähnlichkeitsmedizin geschaffen.
   (Was ist richtig, a) oder b)?)

2 HAHNEMANN hat noch eine große Entdeckung gemacht außer der unter 1) erwähnten geschichtlichen Leistung: sein Verfahren der

Arzneibereitung. Es ist ebenso bedeutsam für die Prüfung der Arzneien am gesunden Menschen wie für die Homöotherapie.
a) wir nennen es nach HAHNEMANN ...*Arzneimittel-Prüfung*...............
b) In welchem Jahrzehnt beschäftigte sich HAHNEMANN besonders mit der Erforschung dieses Verfahrens?
1780–1790
1790–1800
1800–1810
1810–1820
1820–1830
1830–1840
c) Welche Dosis war in dieser Zeit bei ihm die gebräuchlichste?

3 Nenne folgende Daten:
a) Geburtstag HAHNEMANNS *10/11.4.55* Geburtsort *Meißen*.
b) Todesjahr *2.7.1843*......... Todesort *Paris*....
c) Geburtsjahr der Homöopathie *1.790* Ort *Leipzig*.....
d) Jahr der ersten Veröffentlichung darüber. *1796*................ Zeitschrift *Hufeland's Journal*
4 Wie heißt das wichtigste Werk HAHNEMANNS, das man auch als die »Bibel« der Homöopathie bezeichnet hat?
..... *Organon*............... Wann erschien die
1. Auflage *1810*,wann die 6. Auflage *1921*..
5 Welchen Titel hat das umstrittene Alterswerk HAHNEMANNS?
Die Chron. Krankh....... In welchem Zeitabschnitt erschien die 2. Auflage? *1835 – 39*
Antworten siehe jeweils Seite 222–228

Einführung
in die Methode der
Homöopathie Hahnemanns

Der Gegenstand der Heilkunde

Vor dem Entwurf jeglicher wissenschaftlicher Methode steht die *Frage nach ihrem Gegenstand.* Diese Frage läßt sich im Falle der Humanheilkunde auf einen einfachen Nenner bringen:

Der Mensch ist Einer aus Milliarden verschiedenen Teilen.

Letztes *Kriterium der Materie* ist ihre unendliche Teilbarkeit, ihre *Multiplizität.* Dem materiellen Menschen haftet etwas von dieser Teilbarkeit an. Wir erleben sie deutlich in der Aufsplitterung der naturwissenschaftlichen Medizin in ihre Facharztbereiche, wir erfahren sie vor allem an der menschlichen Leiche: Anatomie, pathologische Anatomie, Histologie, Gerichtsmedizin sind Disziplinen, die den Menschen in seiner Teilbarkeit zum Gegenstand haben.

Ungeachtet der Möglichkeit, den *toten* Menschen zu zergliedern, ist der *lebendige* Mensch seinem Wesen nach Einer, ein Unteilbarer, ein *Individuum,* ja er ist sogar ein *geistbegabtes Einzelwesen,* d. h. *Person.*

›Der Mensch ist *Einer* aus Milliarden verschiedenen Teilen‹, was bedeutet das? Das bedeutet, daß er *Individuum und Materie zugleich* ist. Je nach wissenschaftlicher Fragestellung, je nach Standpunkt, werde ich ihn mehr als das eine oder mehr als das andere sehen. Aber immer ist er als lebendiger Mensch beides zugleich. Aus dieser geradezu paradoxen *Doppelnatur des Menschen* ergibt sich die überraschende *Erkenntnis:* es muß *verschiedene Wege der Therapie* des kranken Menschen, verschiedene Zugänge zum ärztlichen Heilen geben, den *Zugang über das Ganze* und den *Zugang über die Teile.* An dieser Feststellung führt kein naturwissenschaftlicher Methodendogmatismus vorbei.

Der *Theorienstreit* zwischen homöopathischer und naturwissenschaftlicher Medizin wird nun schon bald seit mehr als 150 Jahren auf dem Rücken der Kranken ausgetragen. Hätte eine der beiden Parteien unrecht, wäre er längst entschieden. Das erinnert an den ähnlichen Streit in der Physik, ob das Licht Wellen- oder Korpuskelnatur habe. Wir wissen heute, daß beide Ansichten richtig sind, weil das Licht eine Doppelnatur hat. Niemand wird vom Pathologen oder Gerichtsmediziner eine andere als die naturwissenschaftliche Betrachtungsweise fordern, aber am Krankenbett genügt diese nicht, weil eine *einseitig naturwissenschaftlich orientierte Pharmakotherapie den Menschen als Individuum ignoriert.*

Die *Frage nach dem Wesen des Menschen* ist im Grunde keine medizinische, sondern eine anthropologische bzw. philosophische und braucht uns nicht weiter beschäftigen.

Gegenstand der Homöopathie ist das Individuum

In seiner ›Heilkunde der Erfahrung‹ (1805) bereits befindet HAHNE-MANN, »daß kein menschliches Individuum dem andern ganz gleich ist in irgendeiner erdenklichen Hinsicht!« und »jeder vorkommende Krankheitsfall als eine individuelle Krankheit angesehen und behandelt werden muß, die sich noch nie so ereignete als heute, in dieser Person und unter diesen Umständen, und genau eben so nie wieder in der Welt vorkommen wird.«

Nur soviel ist einführend zur *Gegenstandsbetrachtung der Homöopathie* festzuhalten, daß das *Individuum,* von dem sie ihren Ausgang nimmt, *keine Meßgröße* ist, einem *quantifizierenden Vorgehen unzugänglich* ist. Unser **einziges Maß** dafür ist das **analoge Quale,** der Inbegriff analoger Qualitäten aus der Materia medica (Seite 91).

Darüber war sich HAHNEMANN sehr bald klar. Man nennt diese Klarheit bekanntlich *Adäquanz an den wissenschaftlichen Gegenstand.* Die *Kritik an den qualitativen Methoden der Homöopathie,* an ihrer relativen Unaufgeschlossenheit gegenüber messenden und statistischen Verfahren ist entweder Ausdruck einer groben Unkenntnis der Homöopathie oder aber, es liegt ihr ein nicht vertretbarer Methodendogmatismus der naturwissenschaftlichen Seite zugrunde. Es kann in dieser Auseinandersetzung nicht länger um ein ›Entweder-oder‹, sondern nur um ein gedeihliches ›Sowohl-als auch‹ gehen. Wir stoßen in diesem überflüssigen Streit letztlich wieder einmal auf die ›Sünde des GALILEI‹ (1564–1642). Damit sei nicht auf den Inquisitionsprozeß des Barberini-Papstes URBAN VIII. angespielt. Gemeint ist die viel schwerwiegendere ›Sünde‹ des großen GALILEI bzw. seiner Epigonen, das naturwissenschaftliche Wirklichkeitsverständnis unseres Zeitalters auf das Meßbare reduziert zu haben. Sie ist zur Erbsünde der Naturwissenschaftler geworden; ihre Überwindung ist *die* Aufgabe unseres Zeitalters.

Fragen:

6 Die Frage nach dem wissenschaftlichen Gegenstand der Humanheilkunde läßt sich mit einem Satz beantworten; wie heißt er?

7 Von welchem Begriff dieses Satzes nimmt HAHNEMANNS Homöopathie ihren Ausgang?

8 Da das Individuum keine Meßgröße ist, erfordert eine gegenstandsadaequate Konzeption der Homöopathie die Abkehr vom quantifizierenden Denken der naturwissenschaftlichen Medizin. Welche Art von Denken liegt der homöopathischen Methode zugrunde?

»Similia similibus curentur«
– Der Ähnlichkeitssatz –

Samuel HAHNEMANN (1755–1843):
Organon der Heilkunst, 6. Auflage, Einleitung Seite 50

> **»Wähle, um sanft, schnell, gewiß und dauerhaft zu heilen, in jedem Krankheitsfalle eine Arznei, welche ein ähnliches Leiden für sich erregen kann, als sie heilen soll.«**

Der Ähnlichkeitssatz ist als echtes Apriori nicht beweisbar. Ebensowenig ist das Kausalgesetz der klassischen Physik beweisbar oder als solches je bewiesen worden. Im letzten Kapitel wird darüber noch die Rede sein.

Eine augenblicklich für uns wichtigere Frage ist, wie wir *Ähnlichkeit, Homöopathizität* von Arznei und Krankheitsbild zu verstehen haben. Gemeint ist die Übereinstimmung in allen für die Gegeneinanderhaltung von Krankheit und Arznei *wesentlichen* Zeichen und Symptomen. Was in dieser Beziehung *wesentlich* ist, werden wir noch lernen.

Zur Veranschaulichung des Begriffs »*ähnlich*« kann auf die *paarigen Organe* des Körpers verwiesen werden. Sie stimmen in allen für ihre Funktion wichtigen Eigenschaften überein, abgesehen von ihrer Seitenverkehrtheit. Selbst diese ist jedoch wiederum für das Zupacken unserer Hände von zwei Seiten her funktionell wichtig. Legen wir rechte und linke Hand gegeneinander, sind beide deckungsgleich und dabei seitenverkehrt, ein gutes Beispiel für Ähnlichkeit.

Praktische Beispiele:

Rezidivierender Schnupfen:

»Schon lange war ich als Student und junger Arzt immer wieder auf Heilungen durch homöopathische Ärzte gestoßen, die ich nicht gut anders als eben als Kunstheilungen ansehen mußte. Eine solch unwissenschaftliche Methode – so mußte ich die Homöopathie damals ansehen – sollte solch Auffallendes zustande bringen? Nun litt ich selbst an einem üblen rezidivierenden Schnupfen, der mich in der Berufsausübung sehr belästigte. Wie ich einmal wieder damit geplagt war, machte ich bei einem für die Pflege des homöopathischen Gedankens hochverdienten Manne, dem in Württemberg sehr bekannten Oberlehrer Immanuel Wolf, einen Besuch. Ich fragte ihn spöttisch, ob er nichts gegen meinen Schnupfen wisse. Er stellte einige Gegenfragen und gab mir dann einige Tropfen von *Allium cepa.* Von dem Hause dieses Verwandten hatte ich einen Weg von ½ Stunde zurückzulegen. Daß es mir dabei, also im

38

Freien, wohler war, verwunderte mich nicht. Wie ich aber dann im Hause meine Sprechstunde abhalten konnte, ohne dauernd den Kampf gegen den herabtropfenden Schnupfen führen zu müssen, war für mich ein aufregendes Erlebnis.

Der Schnupfen war mit einem Schlage weg; auch die Veranlagung zu diesem Schnupfen wurde tatsächlich dann sehr schnell mit *Allium cepa* beseitigt. – Dies und andere derartige Erlebnisse ließen mir keine Ruhe, und nach wenigen Monaten, während deren ich mich leidenschaftlich in die Literatur vertieft hatte, hatte ich mich mit Überzeugung der homöopathischen Lehre zugewandt. – So stand die Behandlung mit *Allium cepa* am Beginn meiner homöopathischen Laufbahn.«

(Julius MEZGER, Gesichtete homöopathische Arzneimittellehre, 3. Auflage, Bd. I, Seite 100, Karl F. Haug Verlag Ulm 1964)

Beginnende Kreislauf- und Atemlähmung in einem desolaten Fall:
Im Herbst 1960 befand sich ein etwa 65jähriger, untersetzter Mann stationär im damaligen Homöopathischen Krankenhaus München-Höllriegelskreuth (Chefarzt Dr. med. W. ZIMMERMANN) in moribundem Zustand. Seine klinische Diagnose aufgrund des röntgenologischen Lungenbefundes und des ganzen Bildes: Verdacht auf Bronchialkarzinom. Eine histologische Diagnose war unter den gegebenen Umständen nicht möglich, so daß wir bisher immer von einer Publikation in der Fachliteratur abgesehen haben. Als Lehrbeispiel für die Ähnlichkeitsregel ist der Fall jedoch sehr geeignet. Der Kranke hatte infolge seines pulmonalen Kreislaufhindernisses eine Unmenge Flüssigkeit eingelagert. Da alle bisherigen homöopathischen Mittel versagt hatten und die zweimal tägliche intravenöse Spritze von Strophantin nichts brachte, griffen wir zu Kationen-Austauschern, die damals in »Mode« waren. Unter zunehmender Reaktionslosigkeit verfiel der Kranke in einen soporösen Zustand, das Gesicht aufgeschwemmt, livid verfärbt. Ich hatte den Kranken an jenem Nachmittag bereits aufgegeben, als ich mich durch sein ausgeprägtes Cheyne-Stokes-Atmen plötzlich an das Vergiftungsbild von Opium erinnerte und gewahr wurde, daß noch eine Reihe wichtiger Zeichen der Opiumvergiftung vorhanden war, obwohl er keine Spur eines opiumhaltigen Mittels bekommen hatte. Er bedurfte gar keines Schmerzmittels, da er kaum je über Schmerzen klagte. Das Zustandsbild war also *ähnlich* dem Bild eines Opium-Vergifteten. Beim Verlassen der Klinik traf ich die Anordnung, dem Kranken stündlich einen Teelöffel einer mit Wasser verdünnten Zubereitung von Opium D30 einzuflößen. Zu meinem eigenen und dem noch größeren Erstaunen seiner Zimmergefährten erwachte der Mann aus seinem agonalen Zustand und machte am nächsten Tag einen auffallend frischen Eindruck. Er sprach von nun

an auf alle weitere Therapie hochempfindlich an. Die totale Reaktionslosigkeit war wie ausgewechselt. Innerhalb weniger Tage waren alle Ödeme ausgeschieden. Zusätzliche Diuretika waren nicht mehr nötig, Strophantin konnte reduziert und schließlich abgesetzt werden. Nur zweimal in der Woche Opium D30 und nach ca. 3 Wochen Opium D200 hatte den Umschwung bewirkt.

Vier Wochen nach Eintritt der überraschenden Wende verließ der Kranke ohne fremde Hilfe sein Zimmer, um das vor dem Hause wartende Taxi zu besteigen. Unsere Röntgenkontrollen vor Verlassen der stationären Behandlung zeigten eine völlige Auflösung der Verdichtungen, die zur Verdachtsdiagnose eines Lungentumors geführt hatten, so daß wir Zweifel an deren Richtigkeit haben mußten. Der Kranke starb nach meinen Erkundigungen ein Jahr später an einem Herzinfarkt.

PS! Arzneien mit der toxikologischen Ähnlichkeitsbeziehung des Cheyne-Stokes-Atmen: *Acon.-fer.*, Antipyr., Atrop., Bell., Carb.-veg., Cocain., *Grind.*, Kali-cy., *Morph., Op.*, Parth., *Spart.-s.* (laut W. BOERICKE: Pocket Manuel of Homoeopathic Materia Medica, 9. Auflage, Seite 901. Verlag Boericke u. Runyon, New York 1927. Siehe auch KENTsches Repertorium, Band III, Seite 349, Atmung einmal langsam, dann wieder beschleunigt bzw., Seite 351, aussetzend, intermittierend, ungleich).

Fragen:

9 Nach welchem Behandlungsprinzip ist das therapeutische Vorgehen in den beiden Beispielen ausgerichtet? Nenne eine klassische Literaturstelle und ihren Autor.

10 Welche Symptome leiten uns im Fall 1 zu Allium cepa, im Fall 2 zu Opium als dem ähnlichen Mittel?

11 Das Gegeneinanderhalten des Krankheitsbildes und des Arzneibildes erfordert eine andere Denkform als wir sie vom naturwissenschaftlichen Denken her gewöhnt sind. Mit welchen zwei Eigenschaftswörtern kann man die für die Simile-Medizin erforderliche Denkweise bezeichnen?

Die innere Ursache der Krankheit

>»Im gesunden Zustand des Menschen waltet die geistartige, als Dynamis den materiellen Körper belebende Lebenskraft unumschränkt und hält alle seine Teile in bewundernswürdig harmonischem Lebensgange ...« HAHNEMANN, §9 Organon.
Organon §§9–12, 17, 19, 20, 31.

Ehe wir uns praktischen Gedanken und Übungen zuwenden, müssen wir uns darüber klar werden, daß die homöopathische Heilweise ein anderes Krankheitsverständnis voraussetzt als die heutige Universitätsmedizin. Nach homöopathischer Sicht ist der *inneren Ursache* der Krankheit ein wesentlich größeres Gewicht zuzumessen, als dies die heute herrschende materialistisch-naturwissenschaftliche Denkweise in der Medizin einräumt. Das ist keine theoretische Anmaßung der Homöopathie, die im leeren Raum steht, vielmehr deckt sich diese Krankheitsauffassung mit der therapeutischen Erfahrung des homöopathischen Arztes am Krankenbett, der einen weitaus größeren Teil Krankheiten »von innen her« heilt als dies nach dem allopathischen Therapiekonzept möglich ist. Insofern ist es nicht nur aus didaktischen Gründen, sondern auch für das Wirken am Krankenbett ratsam, sich diese prinzipielle Einstellung zu eigen zu machen.

Nach HAHNEMANN *bringt* »*einzig die krankhaft gestimmte Lebenskraft die Krankheit hervor*«. Die »feindlichen, teils psychischen, teils physischen« äußeren Einwirkungen besitzen »nicht unbedingt die Kraft, das menschliche Befinden krankhaft zu stimmen. Wir erkranken durch sie nur dann, wenn unser Organismus so eben dazu disponiert und aufgelegt genug ist. Die krankmachenden Umwelteinwirkungen machen »nicht Jeden und nicht zu jeder Zeit krank« (Organon § 31).

»HAHNEMANNS ›Lebenskraft‹ ist Ausdruck einer energetischen Begründung des Lebendigen«.

HAHNEMANN lebte in der vorbakteriologischen Ära der Medizin. Ohne Zweifel wären die Erkenntnisse unserer modernen Mikrobiologie nicht ohne Einfluß auf HAHNEMANNS Gedankengänge geblieben, eine grundsätzlich andere Konzeption seiner Lehre wäre auch von ihnen nicht zu erwarten gewesen. Große Seuchenzüge gab es damals mehr als heutzutage, und wir kennen HAHNEMANNS Einstellung dazu recht gut. Er hat die Ausnahmen von der Regel wohl gesehen und in solchen Fällen nicht starr an seiner Auffassung festgehalten. Als in den Jahren 1830/31 erstmals über Europa eine große Cholera-Epidemie hinwegzog und Hunderttausende hinwegraffte, gehörte HAHNEMANN zu der Minderheit unter den Ärzten, die klarsichtig den Ansteckungscharakter der Seuche vertraten. In einem »Sendschreiben über die Cholera« bezeichnet er das Miasma als ein »unseren Sinnen entfliehendes *lebendes* Wesen menschen-mörderischer Art«.

In einer *Anmerkung zum § 31* des Organon betont HAHNEMANN, daß er mit dem Begriff »Verstimmung der Lebenskraft« nicht einen »hyperphysischen« (= metaphysischen) Aufschluß über die innere Natur der Krankheiten geben wolle. Sicher kommen wir mit den *Denkmodellen der Kybernetik* dem, was HAHNEMANN damit ausdrücken wollte, jetzt leichter näher und möglicherweise würde er sich heute ihrer bedienen. Freilich bleiben auch damit noch manche Fragen offen, die eine mathematisch-biologische Darstellungsweise eben nicht erschließen kann, sondern einer qualitativen Biologie eher zugänglich sind.

Versuchen wir nun die Leistungen der »Lebenskraft« als Leistungen kybernetischer Regelungssysteme auszudrücken, dann würden die »feindlichen, teils psychischen, teils physischen Umwelteinflüsse« zunächst zu mehr oder weniger manifesten Störungen führen. Diese wirken auf Regeleinrichtungen weiter, welche ihrerseits durch korrigierende Impulse auf die gestörten Bereiche normalisierend zurückwirken. Derartige *Regelkreise* ermöglichen uns heute ein rationales Verständnis zielstrebigen Verhaltens. Die Tatsache der Spontanheilung berechtigt zur Annahme solcher Regelkreise, auch wenn wir sie vorläufig weder lokalisieren noch definieren können.

Ein einfacher Regelkreis (Abb.) umfaßt nach G. BAYR:

1. ein Erfolgssubstrat, dessen Zustand oder Funktion trotz störender Einwirkungen in gewünschten Grenzen gehalten, d. h. geregelt werden soll, die sogenannte *Regelstrecke,*
2. einen Kontrollkanal, welcher vom Erfolgssubstrat ausgeht und durch welchen Art und Ausmaß der Veränderungen im Erfolgssubstrat, die sogenannten *Regelabweichungen,* ununterbrochen auf eine Regeleinrichtung weiterwirken können,
3. eine *Regeleinrichtung,* welche durch ihre Organisation in der Lage ist, auf Grund der jeweils einwirkenden Kontrollwerte entsprechende korrigierende Impulse zu bilden und
4. einen Stellkanal, über welchen diese Korrekturen, die sogenannten *Stellwerte,* das Erfolgssubstrat erreichen und dessen Regelabweichungen wieder zu den Soll-Werten zurücksteuern.

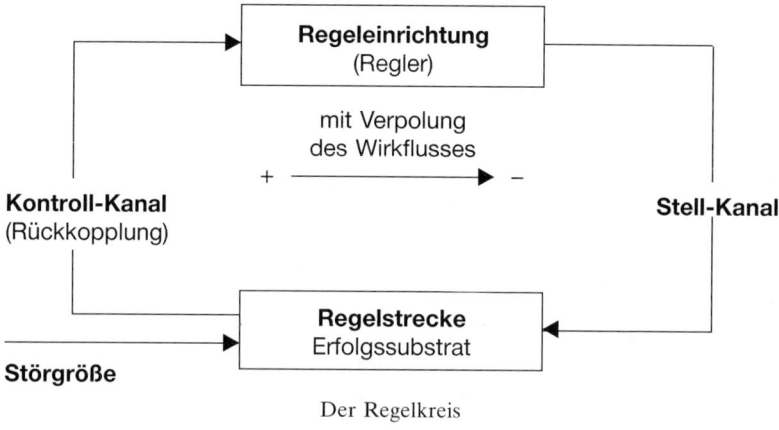

Der Regelkreis

42

In der Regeleinrichtung werden die Regelabweichungen des Erfolgssubstrates zu gegensinnigen Stellimpulsen verarbeitet. Diese *Verpolung* des Wirkflusses ist der entscheidende Vorgang.

Leistungsfähige Regeleinrichtungen vermögen das Gleichgewicht rasch wieder herzustellen und zu erhalten. Akut überlastete oder leistungsschwache Regeleinrichtungen nehmen zusätzliche Korrekturmöglichkeiten in ihren Dienst, die als Ausscheidung, Entzündungen, Fieber oder dergleichen in Erscheinung treten und als Reaktionsphänomene zu den primären Erscheinungen hinzutreten.

Damit wird die *»Verstimmung der Lebenskraft«*, welche den chronischen Krankheiten zugrunde liegt, ausdrückbar als *Leistungsschwäche von Regeleinrichtungen*. Die Reaktionsphänomene, mit deren Hilfe die ursprüngliche Ordnung wieder gewonnen werden soll, sind zum Teil auf Umwegen zielführend, zum Teil aber auch überschießende oder fehlgeleitete Regulationsversuche und bestimmen für lange Zeit das Bild der chronischen Befindensveränderungen. Nach und nach können diese Reaktionsphänomene oder -prozesse, ebenso wie die primären Störungen zu organischen Defekten führen.

So begreifen wir heute die *Lebenskraft*, soweit sie Erkrankung und Genesung betrifft, auch als *Systemeigenschaft von Regeleinrichtungen* und die dabei waltende *Dynamis als die Dynamik von Regelkreisen*.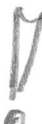

Nach dem katholischen Anthropologen Teilhard de CHARDIN (1881–1955) ist menschliche Energie der stets wachsende Teil der kosmischen Energie, der gegenwärtig dem erkennbaren Einfluß der Zentren menschlicher Aktivität unterworfen ist. Dabei ist auch von »inkorporierter (verleiblichter) Energie« die Rede, die »in unserem menschlichen Leib angehäuft und organisiert ist«. (Adolf HAAS: Teilhard de Chardin-Lexikon, Energie. Herderbücherei, Freiburg, 1971). Der Auffassung des Materialisten Julien Offray de LAMETTRIE (1709–1751), daß der »Mensch eine Maschine ist, die ihre Feder selbst aufzieht«, soll mit dem kybernetischen Erklärungsversuch der homöopathischen Arzneiwirkung nicht beigestimmt werden. Die Frage, wer die »Feder« aufzieht, von wem die »inkorporierte menschliche Energie« stammt, ist keine medizinische und wird durch diese Ausführungen offen gelassen.

HAHNEMANN hat im Falle der *Cholera* nicht nur Homöopathika verabreicht, sondern zusätzlich »Chemotherapie« getrieben. Er empfiehlt *Kampferspiritus* (1:12) sowohl prophylaktisch wie therapeutisch alle 5 Minuten 1–2 Tropfen. Und »wenn die in Sibirien einheimische *Influenza*

43

zuweilen bis zu uns gelangt, da dient, wenn schon die Hitze eingetreten ist, der Kampfer nur als Palliativ, aber als ein schätzbares Palliativ, da die Krankheit nur einen kurzen Verlauf hat, in öfteren, aber immer erhöhten Gaben, auf obige Art in Wasser aufgelöst. Er verkürzt zwar dann die Dauer der Krankheit nicht, mildert sie aber ungemein und geleitet sie so gefahrlos bis zu ihrem Abschiede. (Von den Krähenaugen hingegen wird sie schon mit einer einzigen Gabe, die aber von möglichster Kleinheit seyn muß, oft binnen wenigen Stunden homöopathisch aufgehoben)« – geschrieben 1825 in der »Reinen Arzneimittellehre«, Band 4, Seite 151/152.

Die Rolle, die HAHNEMANN dem Kampfer zubilligt, entspricht haargenau der unserer heutigen *Antibiotika und Chemotherapeutika.* Im »Sendschreiben über die Cholera« (1831) heißt es: »Danach besitzt der *Kampfer* vor allen andern Arzneyn die Eigenschaft, daß er die feinsten Thiere niedriger Ordnung schon durch seinen Dunst schnell tödtet, und so das Choleramiasm am schnellsten zu tödten« vermag und deshalb »den Leidenden von dem Choleramiasm und der dadurch erregten Krankheit zu befreien und herzustellen imstande sein wird.« Trotzdem hat HAHNEMANN den Kampfer auch bei der Cholera nach Symptomen-Ähnlichkeit, also als Similie, gewählt. Er hat dabei, im Rahmen der homöopathischen Wirkung, den chemotherapeutischen Effekt des Kampfers klar erkannt.

Ohne Zweifel hätte HAHNEMANN von den Antibiotika Gebrauch gemacht, dort wo er mit seiner gezielten Reiztherapie eine infektiöse Krankheit nicht beherrschen hätte können. Aber die raschere und dauerhaftere Hilfe durch körpereigene Abwehrkräfte zieht er dem »Palliativ« vor, wie wir aus seiner Empfehlung der Krähenaugen (Nux vomica) entnehmen können. Das »Nihil nocere«, das Abwägen des Erkrankungsrisikos mit dem Behandlungsrisiko wird auch heute noch gerade den gewissenhaften homöopathischen Arzt zum Homöopathikum greifen lassen, wo immer es Erfolg verspricht (vgl. WALTER/HEILMEYER »Antibiotika-Fibel«. 3. Auflage, III. Kapitel »Grundlagen, Voraussetzungen und Grenzen der Chemotherapie«). Am Beispiel einer homöopathisch geheilten Puerperalsepsis habe ich in den *Acta Homoeopathica* 1973/74 (HAUG-Verlag) »Neue Gesichtspunkte in der Therapie fieberhafter Erkrankungen« für den Interessierten vorgetragen.

Beinahe alltäglich ist unsere Erfahrung, daß der Mensch trotz Dutzender pathologischer Befunde »gesund« sein kann und sich vital fühlt. Andererseits erleben wir nicht selten, daß wir trotz umfassender Diagnostik manches »Krankheitsgefühl« eines Patienten nicht zu »objektivieren«

vermögen. Und doch fühlt sich dieser »zuinnerst krank«. Er kann uns nicht sagen »wie und wo«, er fühlt sich »irgendwie angeknackst«.

Der Patient ist längst krank, ehe sich die Krankheit im pathologisch-anatomischen Substrat lokalisiert. Der lokale Befund (= Defekt) ist das Endergebnis jenes präläsionellen Krankheitsgeschehens, das den eigentlichen Krankheitsprozeß darstellt. Dieses Geschehen geht zwar nicht selten ohne Befunde einher, aber nicht ohne Symptome. Diese Symptome, in denen der Kranke von der Norm seines Befindens abweicht, geben ihm das erste Gefühl seines Krankseins. Den homöopathischen Arzt leiten sie wie ein Ariadnefaden zum arzneilichen Simile.

Die Menschen werden mit und ohne Krankheiten ganz verschieden alt. Zuweilen überwindet ihre im Grunde doch zähe Vitalität ganze Reihen von Krankheiten und sie erreichen letzten Endes ein biblisches Alter, während manche ihrer Zeitgenossen mit einer nahezu leeren Anamnese eines vorzeitigen Todes an irgendeiner banalen Krankheit gestorben sind. Wenn man heute weiß, daß das Altern unter anderem damit zusammenhängt, daß bei der Übertragung genetischer Informationen von einer Zellgeneration auf die nächste dem Organismus in zunehmendem Maße »Irrtümer« unterlaufen, wodurch eine immer größere Zahl von Zellen unbrauchbar wird, wie erklärt man sich dann die von Individuum zu Individuum unterschiedliche Häufigkeit dieser Irrtümer und damit unterschiedliche Lebenslänge? Warum unterlaufen dem, sich durch stärkere Vitalität und damit längeres Lebensalter auszeichnenden Organismus offensichtlich weniger Irrtümer bei der Übertragung seines genetischen Kodes als demjenigen, der vorzeitig altert?
Trotz solcher offener Fragen neigt man heute der Auffassung zu, daß der alte Meinungsstreit Mechanismus-Vitalismus vielleicht in nicht zu ferner Zukunft beigelegt werden kann.

Fragen:

12 Folgerichtig versteht eine Reiztherapie wie die Homöpathie die Krankheitsentstehung in einem vitalistischen Sinn. Nach HAHNE-MANN bringt einzig die *Kranke ... gehemmte Lebenskraft* die Krankheit hervor.

13 Wenn HAHNEMANN sich ausdrücklich dagegen wendet, den Krankheiten »mechanische oder chemische Veränderungen der materiellen Körpersubstanz« als eigentliche Ursache zu unterstellen, was meint er mit seiner »geistartigen, dynamischen Verstimmung des Lebens« ausdrücklich nicht? *eine metaphysische*
Literaturstelle angeben! *Organon § 31*

14 a) Mit welchen Denkmodellen können wir die HAHNEMANNschen Ansichten zur Krankheitsentstehung heute sinngemäß interpretieren? *der hypehebk*
  b) Danach verstehen wir Lebenskraft als *Systhem jene einsing/L* von *V.: Bejelei: u vi dMuye—, Dynamin v. Kewklrelse* und die dabei waltende Dynamis als die *Dynam; von Rexl.v.e, so*

»Es bleibt uns nichts übrig, als die zu erforschenden Arzneien am menschlichen Körper selbst zu untersuchen«
HAHNEMANN: Versuch über ein neues Prinzip *Hufelands* Journal 1796

Die homöopathische Arznei

HAHNEMANN: Organon §§ 19–22, 25–38.
Reine Arzneimittellehre, 3. Auflage, 6 Bände, Arnold'sche Buchhandlung, Dresden und Leipzig: 1830 (Neudruck bei HAUG, Ulm: 1955)
Chronische Krankheiten, 2. Aufl., Bände II–V, Arnold'sche Buchhandlung, Dresden und Leipzig: 1835 (Neudruck bei HAUG, 1956).
Monita über die drei gangbaren Kurarten. Hufelands-Journal, 1801*. Nachdruck i. d.»Kleinen Med. Schriften« bei HAUG, Heidelberg: 1971.
MEZGER, J.: Gesichtete Homöopathische Arzneimittellehre, 3. Auflage, 2 Bände, Haug, Ulm: 1964.
LEESER, O.: Lehrbuch d. Homöopathie. Allgemeiner Teil: Grundlagen der Heilkunde. 3. Auflage, S. 540–555, Haug, Ulm: 1963.
BAYR, G.: Die potenzierte Arznei als pharmakologische Information. Allgemeine homöopathische Zeitung *217,* 253–264, 1972.
RAWSON, D. S.: Die informative Matrix der potenzierten Arznei. (aus d. Englischen übersetzt u. bearbeitet von G. BAYR) Allgemeine homöopathische Zeitung *223,* 103–108, 1978.
RESCH, G. u. V. GUTMANN: Wissenschaftliche Grundlagen der Homöopathie. O-Verlag, Berg am Starnberger See, 1986.

Das folgende Zitat aus HAHNEMANNS »Monita« zeigt wie fundiert seine phänomenologische Einstellung ist:»Ins Innere der Natur dringt kein erschaffener Geist. Von äußerst wenigen Krankheiten kennen wir die dynamische Ursache dem Namen nach, dem Wesen nach aber keine . . . Es ist leicht gesagt, daß man die Krätze von Krätzemiasmen, die veneri-

---

* nicht 1809 wie seit einem Irrtum bei STAPF fast immer geschrieben wird (R. Tischner: Gesch. d. Homöopathie, S. 298, Verl. W. Schwabe, Leipzig 1939).

sche Krankheit vom venerischen Miasm, die Pocken vom Pockenmiasm, das Quartanfieber von Sumpfluft abzuleiten habe. Mit der Aussprechung dieser Namen ist nicht der mindeste Schritt zu ihrer näheren Erkenntnis, und eben so wenig zu ihrer zweckmäßigen Heilung getan . . . . . . Was noch ja von ihren Heilmitteln erfunden ward, ward bloß durch unwillkürlichen Zufall, durch unabsichtliche Erfahrung gefunden. Der Weg aber, auf dem sie absichtlich zu suchen sind, wird nie von der innern Ursache der Krankheit ausgehn.«

Wie uns die innere Ursache der Krankheit verborgen bleibt, ist auch die den Arzneien innewohnende Kraft, das Menschenbefinden zu ändern und Krankheiten zu heilen, unserem Verständnis bisher unzugänglich geblieben. HAHNEMANN nennt diese Kraft eine »geistartige«. Das Heilvermögen der homöopathischen Arznei beruhe auf ihren, der Krankheit ähnlichen und dieselben an Kraft überwiegenden Symptomen. Mit unterdrückenden Arzneien hingegen werden nur kurzdauernde Linderungen erzielt, nach denen die Krankheiten umso stärker wieder hervorbrechen.

Professor Alfons STIEGELE (1871–1956) antwortete, nach den **Grenzen der homöopathischen Heilweise** gefragt: »Ich kenne keine Grenzen der Homöopathie, ich kenne nur meine eigenen!«

Als Belegstelle für das Vertrauen HAHNEMANNs in die Kraft seiner homöopathischen Arzneien sei § 25 des Organons angezogen. Dort ist die Rede davon, daß diejenige Arznei, die die meisten Symptome der Ähnlichkeit zu erzeugen imstande ist (also das Simillimum), die ganze gegenwärtige Krankheit schnell, gründlich und dauerhaft aufhebt und in Gesundheit verwandelt, und daß »alle Arzneien die ihnen an ähnlichen Symptomen möglichst nahe kommenden Krankheiten ohne Ausnahme heilen und keine derselben ungeheilt lassen.« Ähnliches lesen wir in der ›Reinen Arzneimittellehre‹, 3. Auflage, Bd. 2, Vorwort (S. 25): »Anders als nach diesen ihren, hier vor Augen liegenden Gesetzen scheint die Natur der lebenden Organismen bei dauerhafter Heilung der Krankheiten durch Arzneien nicht zu wirken; und so wirkt sie in der Tat, so zu sagen, nach mathematischer Gewißheit. **Es gibt keinen Fall dynamischer Krankheit in der Welt** (den Todeskampf und, wenn es hierher gehört, das hohe Alter und die Zerstörung eines unentbehrlichen Eingeweides oder Gliedes ausgenommen), deren Symptome unter den positiven Wirkungen einer Arznei in großer Ähnlichkeit angetroffen werden, welche nicht durch diese Arznei schnell und dauerhaft geheilt würde.« Das klingt nach naivem therapeutischem Optimismus, der Autor ist jedoch einer der erfolgreichsten Ärzte der Medizingeschichte. Auch HAHNEMANN kannte die unheilbare Krankheit und wußte das »Unheilbare« vom Heilbaren (§ 3 Organon) zu unterscheiden. Wenn er von

Krankheiten spricht, hat er weniger die pathologisch-anatomischen Defekte der abgelaufenen Krankheiten im Sinne, sondern mehr das Kranksein selbst.

Wie die Arzneiwirkung zugeht, darüber äußert sich HAHNEMANN nur hypothetisch (§ 11, Anmerkung, §§ 28, 34) und betont die Unverbindlichkeit seiner Erklärung. Schon 1796 in Hufeland's Journal weist er darauf hin, daß die Natur zuweilen eine Krankheit durch eine hinzutretende *ähnliche* auszulöschen vermag. Damit vergleicht er die homöopathische Arzneiwirkung und bezeichnet sie als *»möglichst ähnliche Kunstkrankheit«*. Das Bild ist anschaulich, hinkt aber insofern, da den Symptomen natürlicher Krankheiten die negativen Kriterien des Erliegens und der Schwäche anhaften, während Arzneireaktionen positiv zu bewerten und nichts Krankhaftes sind.

HAHNEMANN war von dieser »Vermutung« selbst nie recht überzeugt. »Zweifelhaft« habe er sie angegeben, »ohne es eine bestimmte Erklärung nennen zu wollen« lesen wir im Vorwort zum 4. Band der Chronischen Krankheiten, wo er einen *»noch wahrscheinlicheren Erklärungsversuch«* der *homöopathischen Arzneiwirkung* vorlegt, nicht um die Kritiker zufrieden zu stellen, sondern um sich selbst und seinen Nachfolgern einige Rechenschaft zu geben, auf welche Weise es zugehen möge:

> Die organische Lebenskraft unseres Körpers ist es, welche natürliche Krankheiten aller Art, selbst direkt und ohne solche Aufopferungen* heilt, sobald sie durch die richtigen (homöopathischen) Arzneien in den Stand gesetzt wird, zu obsiegen.« »Können wir Ärzte aber, dieser instinktartigen Lebenskraft ihren Krankheitsfeind, durch Einwirkung homöopathischer Arzneien auf sie, gleichsam vergrößert – selbst nur um etwas jedesmal vergrößert vorhalten und entgegenstellen – und vergrößern wir auf diese Art für das Gefühl des Lebens-Prinzips, das Bild des Krankheits-Feindes durch täuschend ähnlich die ursprüngliche Krankheit nachbildende homöopathische Arzneien, so veranlassen und zwingen wir nach und nach diese instinktartige Lebens-Kraft, allmählich ihre Energie zu erhöhen und immer mehr und soweit zu erhöhen, daß sie endlich weit stärker, als die ursprüngliche Krankheit war ...«

Und in der Anmerkung zum § 11 des Organons der Heilkunst, 6. Auflage, kommt er der Vorstellung unseres heutigen **Informations-Begriffs** schon sehr nahe, wenn er sagt: »**Dynamisch,** wie durch Ansteckung,

---

* Gemeint ist die Bezugsstelle »ohne einen Teil der flüssigen und festen Teile des Organismus durch sogenannte Crisis aufzuopfern«.

48

geschieht diese Einwirkung der Arznei auf unser Befinden, ganz ohne Mitteilung materieller Arzneisubstanz.«

Diese spätere Deutung HAHNEMANNS paßt bewundernswert zu unserer heutigen Erklärungsmöglichkeit aus kybernetischer Sicht, wie sie uns G. BAYR anhand des *hygiogenetischen Regelkreises* und des Begriffs der *»pharmakologischen Information«* bietet. BAYR hat gezeigt, daß sich über den Informationsbegriff auch die Hochpotenzwirkung rational zugänglich machen und von Suggestivwirkungen abgrenzen läßt, mit denen sie bis heute immer in einen Topf geworfen wird. Den Suggestiv- und Placebo-Effekten liegen verbale o. ä. Informationen zugrunde, während die Hochpotenzwirkung als »pharmakologische Information« erklärt wird.

Ein Jahrzehnt vorher, 1963, meinte O. LEESER, es sei mißverständlich bei Potenzen unter D_{20} von »stofflichen« und bei den darüber liegenden »Hochpotenzen« von »nicht stofflichen« oder (nach HAHNEMANN) »geistartigen« Wirkungen zu reden. »*Energiefelder von Gestaltoberflächen,* aus deren Begegnung eine Neuordnung als Wirkung hervorgeht, sind überhaupt nicht stofflich, die stofflichen Strukturen sind vielmehr als Sender anzusehen. Beim Potenzieren, etwa dem intensiven Verreiben eines Arzneistoffes in Lactose, besteht immerhin die Möglichkeit, daß von den Oberflächen der Arzneistoffteilchen ausgehende Energiefelder an den Oberflächen von Lactosekristallen durch lockere adsorptive Bindungen Umlagerungen induzieren, so daß an ihnen ein den Arzneistoffteilchenoberflächen komplementäres Relief zustande kommt.«

Interpretiert man die Wirkung homöopathischer Zubereitungen als **pharmakologische Information,** verstehen wir mit einem Mal, daß der Wirkeintritt vom ganzheitlichen Arzneiansatz abhängt.

> **Als Adressat für die pharmakologische Information ist nur das Individuum als Ganzes vorstellbar. In einer Therapie der Teile fehlen dazu alle Voraussetzungen.**

Der Physiker W. HEITLER schreibt zum *Informationsbegriff,* daß es sich dabei um keinen Begriff der Physik und Chemie handle, auch wenn ihn die Kybernetiker als einen quantitativen Begriff geprägt haben. »Information hat ein Mensch, wenn er etwas bewußt zur Kenntnis nimmt, einen Code haben politische Geheimdienste, also wohl auch Menschen, aber bei einem physikalischen System kann man bestenfalls nur dann von »Information« reden, wenn sie von Menschen in die Konstruktion und Programmierung hineingesteckt wird, wie es bei einem Rechenautomaten der Fall ist. Gerade diese Ausdrücke unterstreichen (oft gegen die

49

Absicht des betreffenden Forschers) das Unphysikalische des biologischen Geschehens« (zit. nach Karl KÖTSCHAU: Naturmedizin – Neue Wege. Mensch und Natur sind ein Ganzes. Seite 104–105. Verlag Grundlagen und Praxis. 2950 Leer: 1978).

Gerhard RESCH und der Ordinarius für Anorganische Chemie Viktor GUTMANN, beide Wien, entwickelten, ausgehend von den LEESER/JANNERschen Theorien ein neues Konzept molekularer Systemorganisation als erweiterten Denkrahmen für die epochale Entdeckung von HAHNEMANNS Hochpotenzen.

Prüfung der Arznei am gesunden Menschen

Der Vorausentwurf der Heilung

HAHNEMANN: Organon d. Heilkunst, 6. Aufl. §§ 105–145.

HAHNEMANN: Reine Arzneimittellehre, 2. Aufl. Bd. 3, 11–60 (1825) »Beleuchtung der Quellen«.

Ekkehard FRÄNTZKI: Die Idee der Wissenschaft bei Samuel Hahnemann. Karl F. HAUG Verlag, Heidelberg: 1976.

PARACELSUS: Das Buch paragranum. Theophrastus Paracelsus Werke Band I, Seite 507, herausgegeben von W. E. Peuckert. SCHWABE & Co, Basel/Stuttgart: 1965.

MEZGER, J.: Über meine Erfahrungen mit Arzneimittelprüfungen. Gesichtete Homöopathische Arzneimittellehre. 4. Aufl., XXVI–XLVI, HAUG Verlag, Heidelberg 1977.

BAYR, G./GEIR, W. und STÜBLER, M.: Berberis vulgaris. Nachprüfung mit den Potenzen D3 und D30 (1982). Archiv für homöopathische Arzneimittelprüfung.

Ein unabdingbarer Pfeiler der homöopathischen Heilweise, zugleich ein wesentlicher Teil der homöopathischen Forschung bis auf den heutigen Tag, ist die *Arzneiprüfung am gesunden Menschen* als Idealnorm. Ergänzt durch die Daten der Toxikologie, die Erfahrungen am Kranken und die tierexperimentellen Erkenntnisse der Pharmakologie fügt sich das Gebäude der *Materia medica homoeopathica* zur umfassendsten Sammlung von Arzneiwirkungen zusammen, die wir besitzen.

Bei den Prüfungen am Gesunden werden nicht nur pharmakologische Wirkungsrichtungen zutage gefördert, sondern *in die menschliche Sprache gekleidete Symptome* der Arzneien. Diese erst sind mit hinlänglicher Genauigkeit mit den Symptomen der Kranken vergleichbar und liefern die Voraussetzung der Ähnlichkeitstherapie. Durch den Arzneiversuch am Gesunden werden die Arzneisymptome übersetzbar in die Sprache der Kranken, das Arzneiwissen wird *vor* Anwendung am Kranken erfahren: »Gott bewahre jeden Kranken vor einem Arzte, der nicht weiß, warum er dies oder jenes Arzneimittel verordnet, der nicht überzeugende Gründe dazu hat, der nicht *im voraus* weiß, welche Arznei dem Kranken heilsam oder verderblich sein werde!« (Reine Arzneimittellehre II, 122).

Durch den *Vorausentwurf* seiner Reinen Arzneimittellehre wird die *Erkenntnis der Arzneien a priori* zum Prinzip erhoben. Die Heilung muß voraussehbar, d. h. mit mathematischer Gewißheit eintreten. HAHNEMANN: »Es gibt keinen Fall dynamischer Krankheit in der Welt (den Todeskampf und, wenn es hierher gehört, das hohe Alter und die Zerstörung eines unentbehrlichen Eingeweides oder Gliedes ausgenommen), deren Symptome unter den positiven Wirkungen einer Arznei in großer Ähnlichkeit angetroffen werden, welche nicht durch diese Arznei schnell und dauerhaft geheilt werde.« (Reine Arzneimittellehre II, S. 25)

Von *philosophischer Seite* wurde in unserer Zeit mit großer Prägnanz durch E. FRÄNTZKI auf den *apriorischen Charakter des Simile-Satzes und der homöopathischen Arzneianwendung* verwiesen: »Es ist ein Irrtum zu meinen, das oberste Gesetz der Homöopathie, die Ähnlichkeitsregel, hätte rein empirischen Charakter, sei ein rein empirischer Satz ... Es ist – wiewohl empirisch gefunden – doch kein empirisches Gesetz, sondern ein Gesetz, das dem geschichtlichen Wesen der neuzeitlichen Wahrheit entspricht und in diese gehört. Mit der neuen, homöopathischen Konzeption des Heilverfahrens hat HAHNEMANN, so läßt sich sagen, die *kopernikanische* Wende innerhalb der Medizin vollzogen. Denn jetzt richtet sich das Wissen um das Heilen nicht mehr nach den in immer neuen Weisen auftretenden, im Grunde nie einholbaren Krankheiten wie in der Allopathie, sondern die Krankheit muß sich nach dem Wissen um das Heilen richten ... Jede natürliche Krankheit ist in Wahrheit eine Arzneimittelkrankheit (ein Aurum-, Belladonna-, Phosphorfall etc.). Darin bestätigt sich aber nur HAHNEMANNS Lehre, wonach uns das Wesen der Krankheit nur in den Symptomen gegeben ist ...«

Im *Paragranum* des PARACELSUS begegnet uns das gleiche Denken: »Sagt ihr, es sei sanguis, sanguinisch, so ist es nit wahr; sagt ihr, es sei vitium stomachi, ein Gebrechen des Magens, so ist es aber nit. Ist alles nur Wähnen bei euch, denn nur ein Wähnen brauchen die cholerischen und phlegmatischen und melancholischen und sanguinischen. Wenn ihr aber reden würdet, es ist morbus hermodactyli, es ist morbus coloquinthidis, es ist morbus elleborinus, so müßte ich euch loben und Gutes von euch sagen, denn ihr würdet auf dem rechten Grunde sein und ginget mit der Wahrheit um. Die Namen sollen aus dem Grunde gehen und im Grunde stehen und nit in der Phantasie ...«

Die METHODIK DER ARZNEIPRÜFUNGEN AM GESUNDEN stammt von HAHNEMANN. Mit unglaublichem Spürsinn hat er die »den Arzneien innewohnende Kraft« ausfindig und zugänglich gemacht.

Die Prüftechnik wurde nach dem Tod HAHNEMANNS weiter ausgebaut. Unsere heutigen Prüfungen werden u. a. auch einer statistischen Auswertung unterworfen (BAYR, GEIR, STÜBLER).

Die Nachprüfung und Bestätigung der Prüfungssymptome am Krankenbett nennen wir »*Verifikation*«. Die Verifikation *ex usu in morbis* hat einen bedeutenden Stellenwert in der homöopathischen Arzneiprüfung. Wenn in einer Arzneiprüfung nur *ein* Prüfer ein bestimmtes Symptom entwickelt, ist es zweifelhaft, ob es sich dabei um ein echtes Arzneisymptom handelt. Wenn das gleiche Symptom von mehreren Prüfern unabhängig voneinander hervorgebracht wird, kann man es als ein gesichertes Symptom bezeichnen.

Unsere gut geprüften Arzneimittel haben mehrere Prüfungen zu verschiedenen Zeiten und an unterschiedlichen Orten und Prüferkollektiven absolviert. Ihre, als gesichert geltenden, Symptome sind teilweise vielfach bestätigt. Die Probe aufs Exempel liefert dann die Verifikation, die Erfahrung *ex usu in morbis*.

Das homöopathische Arzneiwissen stützt sich also auf folgende 3 Etappen der Erforschung:

1) auf den Arzneiversuch am gesunden, reaktionsfähigen Menschen,
2) auf die Nachprüfung (Sicherung) an zweiten und dritten Prüfpersonen,
3) auf die Bestätigung (Verifikation) am Krankenbett.

Warum »reine« Arzneimittellehre? (RAL)

Die Erfahrungen am Kranken ergeben nicht das »reine Bild der Arznei«. Beim Kranken vermengen sich die von den Arzneien ausgehenden Wirkungen mit Krankheitssymptomen und können »nur selten deutlich wahrgenommen werden« (Organon § 107).

Das Erlebnis der Arzneiprüfung wird mit Recht bis heute von jedem verlangt, der sich als homöopathischer Arzt ausweisen will, sofern er die erforderliche Voraussetzung mitbringt, als gesund angesehen werden zu können.

Die Aufbereitung der Arzneien

HAHNEMANN: Organon der Heilkunst §§ 247, 248, 266–270 und RAL (Reine Arzneimittellehre), Bd. 2, Vorwort zur Arsenprüfung, 1816. RAL 2. Aufl., Bd. 6, Vorwort, 1827. Chron. Krankheiten, 2. Aufl., Bd. 5 S. 1 (Anmerkung) 1839.

LEESER, O.: Lehrbuch der Homöopathie, Allgemeiner Teil: Grundlagen der Heilkunde, S. 534 ff. (3. Auflage) Haug-Verlag 1963. Spezieller Teil: Band I Pflanzliche Arzneistoffe. F. MENGE: Homöopathische Pharmazie, die Aufbereitungsvorschriften des HAB und ihre Probleme. S. 199–210, Haug-Verlag, Heidelberg: 1973.

UNSELD, E.: Einführung in das homöopathische Arzneipotenzierungsverfahren. Allgemeine homöopathische Zeitung 218, 205–209, 253–262, 1973 und 219, 13–20, 1974.

BAYR, G.: Die potenzierte Arznei als pharmakologische Information. Allgemeine homöopathische Ztg. 217, 253–264, 1972.

KORSAKOFF*: STAPFS Archiv für die homöopathische Heilkunst Bd. 11, 3. Heft 104–111, 1831.

BRAUN, A.: Beitrag zur Geschichte d. 50 000er Potenzen und zur Gabenlehre der Homöopathie, aus d. literarischen Nachlaß von R. FLURY †, Zeitschrift für Klass. Homöopathie 23, 1–7, 1979.

KÜNZLI, J. v. Fimmelsberg: Grundlagenforschung in d. Homöopathie. Med. Praxis 79, Nr. 19, 40–46, 1984.

HAHNEMANN hat als Arzt, Chemiker und Pharmazeut eine Reihe bedeutsamer Entdeckungen gemacht. Die Pflanzenverarbeitung durch Zusatz von Weingeist zu den *frisch gepreßten* Pflanzensäften ist eines seiner Verdienste auf pharmazeutischem Gebiet. »Die Substanzen des Thier- und Pflanzen-Reiches sind in ihrem rohen Zustande am arzneilichsten.« (§ 266, Organon)

§ 267:

»Der Kräfte der einheimischen und frisch zu bekommenden Pflanzen, bemächtigt man sich am vollständigsten und gewißesten, wenn ihr ganz frisch ausgepreßter Saft *unverzüglich* mit gleichen Theilen Schwamm-zündenden Weingeistes wohl gemischt wird. Von dem nach Tag und Nacht in verstopften Gläsern abgesetzten Faser und Eiweiß-Stoffe wird dann das Helle abgegossen, zum Verwahren für den arzneilichen Gebrauch. Von dem zugemischten Weingeiste wird alle Gährung des Pflanzensaftes augenblicklich gehemmt und die ganze Arzneikraft des Pflanzensaftes erhält

---

* Simeon VON KORSAKOF schrieb sich selbst mit einem F.

sich so (vollständig und unverdorben) *auf immer,* in wohl verstopften, an der Mündung mit geschmolzenem Wachse gegen alle Verdünstung des Inhaltes wohl verdichteten und vor dem Sonnenlichte verwahrten Gläsern.«

Diese homöopathischen Tinkturen, die *Ur-Tinkturen,* stellen bei den frisch zu bekommenden, preßbaren Pflanzen das Ausgangsprodukt für die weitere Verarbeitung, das Potenzierungsverfahren dar. Die homöopathischen Tinkturen waren ihrer Güte wegen bald auch im Lager seiner Gegner anerkannt. Für saftlose Pflanzen gibt HAHNEMANN in einer Anmerkung zum § 267 die Anweisung, diese zuerst für sich zu einer feuchten, feinen Masse zu zerstoßen, die dann mit einer doppelten Menge Weingeist zusammengerührt werden. Unsere heutigen Aufbereitungsvorschriften im Homöopathischen Arzneibuch (HAB) haben sich in den wesentlichen Punkten gegenüber den Anweisungen HAHNEMANNS kaum verändert.

Unlösliche Arzneistoffe müssen verrieben werden. Im § 268 des Organons mahnt HAHNEMANN, ausländische Gewächse nie in Pulverform auf Treu und Glauben anzunehmen, sondern in ihrem rohen, »ungepülverten Zustand«.

Seine *Verreibungstechnik,* erstmals 1818 in Band 4 der »Reinen Arzneimittellehre« im Vorwort zur Gold-Prüfung erwähnt, stellt einen weiteren Schritt zur Gewinnung der in der Natur verborgenen Arzneikräfte dar. Die Entdeckung der Wirksamkeit höchster Verdünnungen durch das *Potenzieren* gehört zu den »folgenschwersten für die Naturwissenschaft und die Heilkunde im besonderen« (O. LEESER).

>»Diese merkwürdige Veränderung in den Eigenschaften der Naturkörper, durch mechanische Einwirkung auf ihre kleinsten Teile, durch Reiben und Schütteln (während sie mittels Zwischentritts einer indifferenten Substanz trockener oder flüssiger Art untereinander getrennt sind) entwickelt die latenten, vorher unmerklich, wie schlafend in ihnen verborgen gewesenen, dynamischen Kräfte, welche vorzugsweise auf das Lebensprinzip, auf das Befinden des thierischen Lebens Einfluß haben. Man nennt daher diese Bearbeitung derselben Dynamisieren, Potenzieren (Arzneikraftentwicklung) und die Produkte davon Dynamisationen oder Potenzen verschiedenen Grades.«
>
> HAHNEMANN, Organon § 269

> **Das Reiben und Schütteln der kleinsten Teile also ist es, was die Potenzen von den bloßen Verdünnungen unterscheidet.**

1790 hat HAHNEMANN die Homöopathie entdeckt, 1796 ist er mit seiner Idee ans Licht der Öffentlichkeit getreten und erst im Jahre 1827 hat er den Begriff »Potenzieren« eingeführt. Die Potenzierung ist also kein notwendiger Bestandteil der Ähnlichkeitstherapie wie die Simileregel und der Arzneiversuch am gesunden Menschen; sie ist im Grunde genommen eine Nebensache der Homöopathie, wenn auch ihre faszinierendste.

HAHNEMANN selbst bediente sich hauptsächlich der Centesimalsprünge bei der Herstellung seiner Potenzen. Er verdünnte in Schritten $1:100$ $(= 1 + 99)$, das sind C-Potenzen. Constantin HERING (1800–1880) berichtete 1831 darüber, daß er für die arzneiliche Aufbereitung des Lachesis-Giftes Zehner-Potenzen herangezogen habe. Er wandte sich später dann aber wieder von den Dezimalpotenzen ab. VEHSE-MEYER beschrieb dann 1836 in der »Hygea« die »Potenzierung nach der Dezimalskala« wie sie heute noch in Deutschland gebräuchlich ist.

Bei einer vergleichenden Beurteilung eines Arzneistoffes in verschiedenen Potenzierungsarten ist in erster Linie die *Zahl der Potenzierungsschritte* maßgebend. Vergleichsweise unbedeutend ist die Überlegung nach dem stofflichen Gehalt. Die Gleichstellung C2 = D4 oder C10 = D20 ist ebenso falsch wie der alte Einwand mit der Avogadro'schen Zahl* gegen die Hochpotenzen, weil Verdünnen und Potenzieren physikalisch nichts miteinander zu tun haben. Bei einer Verdünnungsreihe verzichten wir bekanntlich auf die mechanische Einwirkung auf die kleinsten Teile des zu verdünnenden Stoffes.

In den letzten Jahren seines ärztlichen Wirkens in Paris hat HAHNEMANN das Potenzierungsverfahren in Stufen $1:50\,000$ angewandt, das entspricht den sogenannten *LM-Potenzen** oder sprachlich korrekter, Q-Potenzen. Bei diesem Verfahren kommt man schon nach wenigen Arbeitsschritten zum Effekt der »mechanischen Einwirkung auf die kleinsten Teile«, um die »dynamischen Kräfte« der Arzneien in Freiheit zu setzen. Entsprechend kürzer ist auch der Weg bis zur theoretischen Grenze, die von der Avogadro'schen Zahl markiert wird.

---

* Avogadro'sche, auch Loschmidt'sche Zahl: rechnerisch ermittelte Grenze, ab der weitere Verdünnungen keine materielle Substanz der Ausgangsdroge mehr enthalten sollen.

* LM soll 50 000 bedeuten (von L = römisch 50 und M = römisch 1000), richtiger wäre von Q-Potenzen zu sprechen oder Quinquagintamillesimalpotenzen (Quinquaginta mille = 50 000). Q ist zwar schneller geschrieben als LM, aber quinquagintamillesimal ist nahezu unaussprechlich, daher hat sich Q bisher nicht eingebürgert. Vrgl. J. KÜNZLI v. FIMELSBERG: Die Quinquagintamillesimalpotenzen. Zeitschrift für klassische Homöopathie IV, 47–56, 1960. HAHNEMANN selbst nannte diese Potenzen ›Globuliarzneien‹ (♀), um sie von den früheren ›Tropfenarzneien‹ (mit einem Kreuz (+) gekennzeichnet) zu unterscheiden (dazu J. BAUR, Zschr. Klass. Homöopathie, XXVII, 1983, S. 151).

So theoretisch diese gedachte Linie den homöopathischen Praktiker auch anmuten mag, lieferte sie manchem Schreibtischstrategen bis auf den heutigen Tag doch immer wieder das wohlfeilste Pulver im Kampf gegen die Homöopathie.

HAHNEMANN hat für alle Potenzierungsschritte jeweils ein neues Glasfläschchen vorgeschrieben *(Mehrglaspotenzen)*. Von KORSAKOFF stammen die sogenannten *Einglas-Potenzen,* bei denen 99/100 des Inhalts eines Arzneifläschchens weggeschüttet werden und mit dem Rest, der die Wand benetzt, nach Auffüllen des Fläschchens mit Alkohol weiterpotenziert wird. Für wissenschaftliche Zwecke ist das KORSAKOF'sche Verfahren zu ungenau. Es ist für die Praxis selbstdispensierender Ärzte eine Arbeitserleichterung und Materialersparnis und war besonders in Frankreich sehr verbreitet.

Wie sehr HAHNEMANNS Behauptung zutrifft, daß verborgene Arzneikräfte durch die Potenzierung entwickelt werden, geht am Beispiel von Lycopodium und Natrium muriaticum, auch von Carbo vegetabilis bzw. animalis und von Graphites hervor. Bärlappsamen galt früher als arzneilich indifferent, so daß er von den Apothekern zum Bestreuen der Pillen verwendet wurde, um deren Verkleben zu verhindern. Durch Potenzierung wurde es zu einem der mächtigsten homöopathischen Arzneimittel. Ähnliches gilt vom Kochsalz, Natrium muriaticum, das durch eine Verdünnungsreihe niemals zu einem Arzneimittel solchen Grades werden kann, wie es in der Homöopathie geworden ist. Wie unsachlich der Kampf gegen die Homöopathie geführt wird, beweist die Tatsache, daß schon HAHNEMANN versuchte, mit diesem Einwand gegen die Behauptung anzugehen, in seinen Arzneien sei nichts mehr enthalten, was wirken könne. Auch heute noch zieht man das längst verstaubte Argument mit der Loschmidt'schen Zahl immer wieder aus der Klamottenkiste hervor.

»Wie gänzlich die Arznei-Substanzen ... aus ihrer chemischen Sphäre entfernt werden« erkannte HAHNEMANN als er Phosphor-Globuli in C_{30}, »Jahr und Tag« in ihrem trockenen Zustand aufbewahrt, immer noch wie Phosphor-Arznei wirken sah, ohne daß sie zur Phosphor-Säure oxydiert war. Dem Chemiker HAHNEMANN war damit zweifelsohne die *physikalische Natur des Potenzierungsphänomens* aufgegangen. (Chron. Krankheiten, Bd. 5, S. 1, Phosphor).

Nicht nur verborgene Arzneikräfte werden durch die Potenzierung entwickelt, auch die arzneiliche Fülle der Gifte bleibt uns beim unerläßlichen Verdünnungsvorgang erhalten, während bei den allopathischen Aufbereitungsverfahren mit der Giftigkeit auch das Profil der Arznei

abflacht oder unsichtbar wird. Beispiele dafür sind Aconitum und Phosphor, die ihrer verheerenden Giftigkeit wegen große arzneiliche Wirkungen erwarten lassen, aber auch höchste Ansprüche bezüglich Prüfungsmethode und arzneilicher Aufbereitung stellen. In der Materia medica homoeopathica sind beide Drogen als große Arzneien vertreten, während sie in der allopathischen Schule ihrer Giftigkeit wegen aus dem Gebrauch gekommen sind bzw. sich gar nicht erst recht einbürgern konnten. Julius MEZGER, unser erfahrenster Autor auf dem Gebiet der homöopathischen Arzneiprüfung, schreibt dazu in seiner Arzneimittellehre:»Die außerordentliche Giftigkeit des Sturmhuts gibt die Erklärung dafür, daß er in der allopathischen Schule nur zu äußerlicher Verwendung Fuß fassen konnte. Zu einer vollen Ausnutzung dieser wertvollen Arznei war der Arzneimittelversuch am Gesunden mit seinem zeitlupenartig verlangsamten Ablauf der Wirkung unter feindosierten Gaben erforderlich, wodurch die sonst stürmisch verlaufende Vergiftung erst ein individuelles Gesicht mit bestimmten Einzelzügen erhielt. Und weiterhin muß man beim therapeutischen Gebrauch über die homöopathische Dosierungserfahrung mit feinen Reizen, zu welchen die Anwendung am ähnlichen Objekt zwangsläufig geführt hat, verfügen.«
Schon HAHNEMANN machte die Entdeckung, daß durch das stufenweise Verreiben über mehrere Potenzen feste Metalle und andere unlösliche Stoffe löslich gemacht werden können, d. h. auch in flüssigen Zubereitungen arzneiliche Wirksamkeit entfalten. Durch diese Beobachtung hat er die *Entdeckung der kolloidalen Löslichkeit der Metalle* vorweggenommen.

Das bedeutet für die Praxis, daß wir ab D8 alle unlöslichen Stoffe auch in flüssigen Potenzen verordnen und perlingual zur Resorption bringen können. Dies trifft auch für großmolekulare Eiweiße zu wie Schlangengifte und bakterien- bzw. virushaltige Materialien.

Bis vor kurzem gehörte das Argument, Schlangengifte seien wegen ihrer großen Eiweißmoleküle nicht fähig, die Schleimhäute des Verdauungstraktes zu passieren bzw. würden peroral eingenommen ohnehin dem Verdauungsprozeß anheimfallen und damit arzneilich unwirksam, noch zur »wissenschaftlich untermauerten Munition« im Kampf gegen die Homöopathie. Inzwischen hat sich erwiesen, daß dies nicht zutrifft.
Eine gültige *naturwissenschaftliche Erklärung* darüber, was bei der *Potenzierung* vorgeht, welcher Natur die dabei ablaufenden physikalischenergetischen Veränderungen sind, liegt noch nicht vor. LEESER glaubte, daß von den Oberflächen der Arzneistoffteilchen ausgehende Energiefelder Umlagerungen an den Oberflächen der Arzneiträger induzieren,

so daß schließlich das räumliche Strukturmuster des Arzneistoffes vom Trägerstoff angenommen und vervielfacht weitergegeben würde. Die einschlägigen physikalischen Untersuchungen gestalten sich äußerst schwierig, so daß man sich zunächst mit einer allgemeinen *informationstheoretischen Hypothese* begnügen soll.

Die Therapie mit höheren Potenzen läßt die gewohnte streng quantitative Dosis-Effekt-Abhängigkeit der Pharmakotherapie und der Schwellenreiz-Homöotherapie vermissen. Damit ist sie in den Bereich der *Signalsteuerungen bzw. der informationellen Kommunikationen* einzuordnen. Im Gegensatz zur ebenfalls informationellen Psychotherapie wirkt sie jedoch auch auf Säuglinge und Bewußtlose, ja sogar auf Tiere und Pflanzen. Daher muß eine medikamentöse informationelle Kommunikation postuliert werden. Auch dafür scheint der ganzheitliche Ansatz der Homöotherapie die Voraussetzung zu sein. *Adressat für eine Information kann nur das Individuum selbst sein.*

Signale bestehen aus Signalträgern und Signalwerten bzw. Signalmustern. Es ist grundsätzlich möglich, daß biologisch wirksame Signalmuster von den Wirkstoffmolekülen durch die energischen Verreibungen oder Verschüttelungen auf Molekülverbände der Verarbeitungsmedien übertragen werden und von diesen sekundären Signalträgern aus auch dann noch auf den Empfänger wirken können, wenn in der Hochpotenz keine Moleküle der Ausgangssubstanz mehr enthalten sind.

In dieser allgemeinen Formulierung ist die Hypothese nach Ansicht der Physiker durchaus vertretbar, obwohl weder die entscheidenden Parameter der sekundären Signalträger noch die übertragenen Signalmuster konkret definiert werden können.

Unter diesen Gesichtspunkten kann man die von HAHNEMANN verwendeten Begriffe der immateriellen, geist*artigen* Arzneikraft und der dynamischen Arzneiwirkung als therapeutisch wirksame *Signalmuster* und *informationelle Kommunikationen* neu interpretieren.

Eine einfache Versuchsanordnung zum *Nachweis der Hochpotenzwirkung an Pflanzen* wurde von J. BOIRON auf dem XXVIII. Internationalen Kongreß für homöopathische Medizin 1973 vorgetragen. BOIRON vergiftete Wasserfarn, Salvinia natans, mit Kupfersulfat in einer Lösung bestimmter Konzentration. Durch potenzierte Gaben des homologen Giftes, nämlich Kupfersulfat in C5, C7 und C15 konnten die vergifteten Pflanzen reaktiviert werden, während die Kontrollchargen zugrunde gingen. Die Versuchsmessungen wurden an Instituten der Universität Lyon vorgenommen. Vor allem anhand des Sauerstoff-Verbrauches, also der Atmung, lassen sich die Effekte der potenzierten Arzneien gut verfolgen. C5 und C7 liegen innerhalb, C15 jenseits der Loschmidt'schen Grenze. (Kongreßbericht S. 597–602, Printed by G. Gistel u. Cie., A-1030 Wien, Münzgasse 5.)

(Weitere experimentelle Grundlagenforschung in dem *Übersichtsreferat* von J. KÜNZLI: Grundlagenforschung in der Homöopathie. Med. Praxis 79 (1984), Nr. 19.)

Fragen:

15 Welcher Teil ist der wichtigste, unabdingbare der homöopathischen Arzneikunde?

   a) Welchen besonderen Vorteil für die Ähnlichkeitstherapie hat die Prüfung am gesunden Menschen?

   b) Warum reicht dazu die Prüfung am kranken Menschen nicht aus? Antwort: siehe § Organon!

   c) Was versteht man unter »bestätigten«, was unter »verifizierten« Symptomen?

16 HAHNEMANN hat im Laufe seines Lebens 2 Erklärungsversuche unternommen, um die homöopathische Arzneiwirkung verständlich zu machen. Am bekanntesten ist die Erklärung mit der »ähnlichen, aber stärkeren Arznei (Kunst)Krankheit«. Wahrscheinlicher ist der spätere Erklärungsversuch aus dem Vorwort zu Band 4 seines Werks . . . . ., wonach wir mit der Arznei das Bild des Krankheitsfeindes ».

17 Eine moderne Erklärung mit Hilfe des Informationsbegriffs gibt G. BAYR. Er spricht von einer pharmakologischen Eine Suggestion ist hingegen eine . . . . Information. Durch die Potenzierung könnten . . . . . muster auf das Verarbeitungsmedium übertragen werden und im Rahmen einer informationellen Kommunikation wirksam werden.

18 a) Welche beiden Einwirkungen machen den charakteristischen Unterschied zwischen Verdünnen und Potenzieren aus?

   b) Nenne drei verschiedene Arten von Potenzen je nach ihren Verdünnungsschritten!

   c) Es gibt Naturstoffe, die allein durch das Potenzierungsverfahren zu wirksamen Arzneien werden. Nenne ein paar Beispiele dafür!

   d) Mit welcher Beobachtung machte bereits HAHNEMANN darauf aufmerksam, daß die Lösung des Hochpotenzproblems nicht im Bereich chemisch-stofflicher Vorgänge, sondern eher physikalischer Natur sein muß?

Die Rezeptur der verschiedenen Formen homöopathischer Arzneien

Arzneibereitungsformen:
1) Urtinktur (Zeichen dafür ∅) → Dilutionen = flüssige Potenzen
2) Trituration (Verreibung) für die *unlöslichen Stoffe*
3) Tabletten
4) Globuli (Streukügelchen)
5) Ampullen für Injektionen (auch als Trinkampullen)

Von den *löslichen* Ausgangsstoffen kann man jede der obigen Formen herstellen und somit auch verordnen.

Die *unlöslichen* Stoffe lassen sich bis zur D8 nur im Wege der Verreibung mit Milchzucker aufschließen und können somit nur als Trituration oder Tabletten verordnet werden. Schon HAHNEMANN entdeckte, daß ab einem bestimmten Potenzierungsgrad (im Falle der Dezimalpotenzen ab D8) auch die unlöslichen Stoffe wie Metalle und unlösliche Mineralien in flüssiger Form wirksam sind. Er hat damit die Entdeckung der kolloidalen Löslichkeit der Metalle vorweggenommen.

Nota bene!

Elementarer *Phosphor* kann nur unter Sauerstoffabschluß aufbewahrt werden, weil er sich an der Luft augenblicklich entzündet. Daher kann Phosphor nur in flüssigen Potenzen verordnet werden. Wegen seiner Giftigkeit wird man die D6 nicht unterschreiten. Der Verfasser benutzt am liebsten die D8, falls nicht höhere Potenzen in Betracht kommen. *Mercur solubilis* HAHNEMANNI ist trotz seines Namens ein schwerlöslicher Arzneistoff und erst ab D8 als flüssige Potenz lieferbar, unterhalb also in Tabletten oder Trituration zu verordnen.*

Die *Herstellung der Urtinkturen* ist durch das Homöopathische Arzneibuch (HAB) geregelt.

Die *Verreibungen* mit Milchzucker können nicht nur von unlöslichen Stoffen, sondern auch aus Urtinkturen und anderen tropfbaren flüssigen Substanzen hergestellt werden. Tabletten und Triturationen können also von jenen Arzneien, die löslich sind, ebenso rezeptiert werden wie die flüssigen Potenzen.

---

* Die Hochpotenzen reagieren nicht mehr chemisch wie schon HAHNEMANN beobachtete. Phosphor-Hochpotenzen können auch in Form der Globuli aufbewahrt werden, ohne ihre dynamische Phosphorwirkung zu verlieren.

Tabletten werden aus Verreibungen mit einem Gewicht von 0,25 g ohne Zusatz von Bindemitteln gepreßt.

Globuli (Streukügelchen) bestehen aus Rohrzucker und werden durch Befeuchten mit flüssigen Potenzen im Verhältnis 1 : 100 hergestellt. Sie tragen die Potenzzahl der verwendeten flüssigen Potenz.

Ampullen werden durch Verdünnen der Urtinkturen bzw. Potenzen mit physiologischer Kochsalzlösung hergestellt.

Tabletten und Verreibungen läßt man im Munde zergehen, auch die flüssigen Potenzen sollten am besten unverdünnt perlingual zur Resorption gelangen. Nur tiefe Potenzen oder Urtinkturen bedürfen wegen ihres Eigengeschmackes zuweilen der Verdünnung mit Wasser.

Dem Anfänger empfehle ich allgemein die 6. Dezimalpotenz oder Centesimalpotenz, beim Phosphor lieber die D8 und bei den Schlangen- und Spinnengiften die D12.

Bei Organschäden nie über C200, am besten Q-Potenzen!

Dosierung:

D6 und C6 zwei- bis 3mal täglich 5 Tropfen, in akuten Fällen auch stündlich oder zweistündlich. In chronischen Fällen seltener, am besten zunächst einmal täglich. Stellt sich heraus, daß die Wirkung nicht einen ganzen Tag vorhält, kann man auch beim chronischen Fall öfter geben.

D12 im allgemeinen 1mal täglich 5 Tropfen bzw. 1 Tablette.

Allgemeine Regel:

Jeden Arzneireiz, sei es eine Verschlimmerung oder Besserung, erst einmal abklingen lassen, ehe die nächste Gabe verabreicht wird! Die oben angegebenen Dosierungshinweise entsprechen der allgemeinen Erfahrung, sind aber nicht in allen Fällen anzuwenden.

Die erste Reaktion tritt oft als sogenannte »Erstverschlimmerung« auf, die in der Regel bald einer Besserung Platz macht und als gutes Zeichen für die richtige Arzneiwahl gewertet werden kann. Bis zum Abklingen der Erstverschlimmerung setzt man die Arzneieinnahme am besten aus. Wir werden in einem späteren Kapitel noch ausführlich auf das fesselnde Thema der homöopathischen Erstverschlimmerung zu sprechen kommen.

Die Rezeptur der homöopathischen Arzneien ist einfach. Die folgenden Beispiele dürften als Anleitung genügen.

Rp.
Anacardium orientale D6 dil.   10,0
Original JSO-Werk
D. S. 3mal täglich 5 Tropfen vor den Mahlzeiten

Rp.
Echinacea ∅   10,0
Original DHU
D. S. 3mal täglich 10 Tropfen auf Wasser

Rp.
Mercurius solubilis C6 tabl.   20,0
Original Staufen-Pharma
S. 3mal täglich eine Tablette im Mund zergehen lassen

Rp.
Calcium phosphoricum C12 tabl.   10,0
Original JSO-Werk

S. Einmal täglich eine Tablette im Mund zergehen lassen

Rp.
Chamomilla D6 Globuli   10,0
Original DHU
S. Mehrmals täglich 5 Kügelchen auf die Zunge legen

Rp. Lycopodium Q6 Dil.   10,0
(OP. Arcana, DHU, Gudjons, Staufen-Pharma, Dr. Zinsser) S. einmal
täglich 5 Tropfen (vorher 10mal kräftig
gegen Handteller klopfen)

Wer schon Vorkenntnisse in der homöopathischen Arzneimittellehre
hat, sollte in einfachen Fällen beginnen, nach der Ähnlichkeitsregel zu
behandeln. Die praktische Erfahrung, vor allem das Erfolgserlebnis ist
unersetzbar. Zur Einführung in die homöopathische Arzneimittellehre
empfehle ich das Buch von E. B. NASH: Leitsymptome in der Homöopathischen Therapie, 1973 erschienen in der 6. Auflage im Haug-Verlag,
Heidelberg. Vor allem aber ist zur Einführung ein Kurs nicht zu umgehen. Ärztekurse werden vom Deutschen Zentralverein homöopathischer Ärzte abgehalten. Die Termine werden in der Standespresse mit
den anderen medizinischen Kongressen und Kursen jeweils bekanntge-
geben.

Der Paragraph 153 des Organons

Der Schlüssel zum Simile

»Bei dieser Aufsuchung eines homöopathisch spezifischen Heilmittels, das ist, bei dieser Gegeneinanderhaltung des Zeichen-Inbegriffs der natürlichen Krankheit gegen die Symptomenreihen der vorhandenen Arzneien, um unter diesen eine, dem zu heilenden Übel in Ähnlichkeit entsprechende Kunstkrankheits-Potenz zu finden, sind die *auffallendern, sonderlichen, ungewöhnlichen* und *eigenheitlichen* (charakteristischen) Zeichen und Symptome des Krankheitsfalles besonders und fast einzig fest ins Auge zu fassen; denn *vorzüglich diesen müssen sehr ähnliche in der Symptomenreihe der gesuchten Arznei entsprechen,* wenn sie die passendste zur Heilung sein sollen. Die allgemeinern und unbestimmtern: Eßlust-Mangel, Kopfweh, Mattigkeit, unruhiger Schlaf, Unbehaglichkeit usw., verdienen in dieser Allgemeinheit und wenn sie nicht näher bezeichnet sind, wenig Aufmerksamkeit, da man so etwas Allgemeines fast bei jeder Krankheit sieht.«

§ 153, Organon der Heilkunst, 6. Auflage,
Verlag Dr. W. Schwabe, Leipzig 1921.

Worauf kommt es an bei dieser »Gegeneinanderhaltung«, beim

Vergleich des

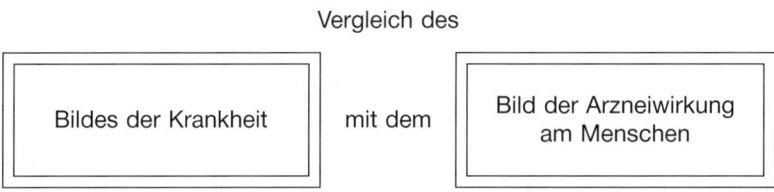

Bildes der Krankheit   mit dem   Bild der Arzneiwirkung am Menschen

Diese Frage hat HAHNEMANN über zwei Jahrzehnte beschäftigt. Das Ergebnis seines Forschens und Formulierens liegt uns im § 129 der 1. Auflage des Organons im Jahre 1810 vor. In der 2. Auflage (1819) ändert sich neben der Nummer (§ 160) der Inhalt nur unwesentlich: aus den »auffallendern, sonderlichen, charakteristischen Zeichen« werden die »auffallendern, sonderlichen, ungemeinen und eigenheitlichen (charakteristischen) Zeichen und Symptome«. Worauf es ihm bei dem eingeschobenem Wort »ungemein« ankommt, wird in dem bereits in der 1. Auflage vorhandenen Nachsatz erklärt: die allgemeinen Zeichen verdienen weit weniger Aufmerksamkeit, weil man damit nichts voneinander unterscheiden kann, weder einen Kranken vom nächsten, noch eine Arznei von der andern*.

Was ist nötig zum homöopathischen Heilerfolg? Wir brauchen nach *§ 7 die Gesamtheit der Zeichen und Symptome* des Krankheitsfalles, um daraus nach *§ 153 »die auffallendern, sonderlichen, ungewöhnlichen und eigenheitlichen (charakteristischen) Zeichen und Symptome* auszuwählen und zum *»Symptomen-Inbegriff«* zu küren.

Der *Symptomen-Inbegriff* ist das für uns faßbare *Bild der Krankheit,* das wir in Analogie mit dem *Bild der Arznei,* d. h. ihren Symptomen am gesunden Menschen zu setzen haben.

Warum eigentlich fällt uns die Homöopathie so schwer? Das hängt damit zusammen, daß wir beim »Gegeneinanderhalten«, Vergleichen, in eine andere Denkform »umsteigen« müssen als wir sie vom naturwissenschaftlichen Denken her gewöhnt sind. Hier liegt eine der Schwierigkeiten. Außerdem ist so vieles paradox an der Homöopathie. Das Paradoxe liegt nun einmal in der Natur vieler großer Dinge. Hier liegen aber nicht nur Schwierigkeiten für den homöopathischen Arzt – das bedeutet auch eine Chance! Als homöopathische Ärzte müssen wir lernen, zweigleisig zu denken: begrifflich und anschaulich, abstrahierend und analogisierend (Vergleiche B. SCHILSKY: Die Denkform des homöopathischen Arztes. Zeitschrift für klassische Homöopathie Bd. II, 145–155, 1958).

Aufgabe dieses Buches, vornehmlich dieses Kapitels, ist es, den Leser schrittweise in dieses Denken hineinzuführen. Stecken wir dabei noch einmal kurz den Weg ab, den HAHNEMANN selbst in seiner Entwicklung genommen hat.

Den ersten Hinweis auf eine eigene Krankheitsauffassung HAHNEMANNS finden wir 1789. In seinem »Unterricht für Wundärzte über venerische Krankheiten« führt er die Quecksilberwirkung bei der Syphilis auf einen »eigentümlichen Gegenreiz im Körper«, zurück, den er »Mercurialfieber« nennt. Schon an dieser Stelle taucht der bildhafte Begriff »Arznei-

---

* Trotzdem suchen immer wieder Kranke bei uns Hilfe, bei denen wir mit dem besten Willen keine *ungewöhnlichen* Symptome ausfindig machen können. Ihre Symptome sind *auffallend, sonderlich* und *charakteristisch,* aber eben nicht besonders *ungewöhnlich.* Es handelt sich um wertvolle Allgemeinsymptome, die wir in jedem Fall im Arzneiwirkungsbild des gesuchten Simile wiederfinden müssen, die aber im Symptomen-Lexikon Riesenrubriken mit hundert und mehr Arzneien aufweisen. Das HOLLERITH-Verfahren (Lochkartei nach LEERS, vergleiche Seite 169) macht es möglich, auch noch über solche wertvolle Allgemeinsymptome ein Simile ausfindig zu machen.

krankheit« auf, der uns bei Hahnemann immer wieder begegnet. Zu seiner Zeit führte man die Quecksilberwirkung auf die Vermehrung der Ausscheidung schlechter Säfte zurück durch Speichelfluß, Durchfälle und Vermehrung der Schweißsekretion.

Wir erinnern uns, das Jahr 1790 mit dem Chininversuch Hahnemanns gilt als Geburtsjahr der Homöopathie. Ans Licht der Öffentlichkeit tritt das »Similia similibus« 6 Jahre später mit der 1796 erschienenen berühmten Arbeit in Hufeland's Journal »Versuch über ein neues Prinzip zur Auffindung der Heilkräfte der Arzneisubstanzen ...« Die Entwicklung der Homöopathie Hahnemanns führt wie unsere eigene über Mixturen und Tinkturen zum homöopathischen Einzelmittel, zum Simile in seiner reinsten Form, der Hochpotenz. Es ist der gleiche Weg, den auch seine Schüler zu gehen haben. Die Entwicklung des § 153 zeigt eine zeitliche Übereinstimmung mit der Läuterung des Meisters, was nicht verwunderlich ist, wenn wir an uns selbst die wachsende Treffsicherheit in der Simile-Wahl mit zunehmendem Verständnis dieses Paragraphen erleben. Das erhellt auch die *didaktische Bedeutung des § 153*.

In der 1805 erschienenen »Heilkunde der Erfahrung«* tritt uns die neue Heilweise bereits im Rohbau entgegen. Auch dem späteren § 153 begegnen wir schon in seiner Urform:

> »Die beständigsten, die auffallendsten, die dem Kranken beschwerlichsten Symptome sind die Hauptzeichen. Der Arzt zeichnet sie aus als die stärksten, als die Hauptzüge des Bildes. Die singulärsten, ungewöhnlichsten Zeichen geben das Charakteristische, das Unterscheidende, das Individuelle an.«

Nach dieser Formel läßt sich in nicht zu schwierigen Fällen bereits nach der Ähnlichkeitsregel behandeln. Den Begriff Homöopathie gebrauchte Hahnemann erstmals 1807 in einer Arbeit in Hufeland's Journal »Fingerzeige auf den homöopathischen Gebrauch der Arzneien in der bisherigen Praxis.«

Der Schatz an gut geprüften Mitteln war um diese Zeit noch nicht so groß; die Arzneiprüfungen stammten zudem alle noch von ihm selbst. Das Vergleichen des Krankheitsbildes mit dem Bild der Arznei erforderte noch nicht so scharfe und vielseitige Unterscheidungsmerkmale wie später. Für eine erfolgreiche Auseinandersetzung mit tiefsitzenden Übeln reichte die Waffenrüstung um diese Zeit noch nicht aus, auch wenn er damit seinen Zeitgenossen schon weit überlegen war.

Das an den Krankheiten Gewöhnliche, das Allgemeine führt uns nicht

---

* enthalten in »Kleine medicinische Schriften« von S. Hahnemann, gesammelt u. herausgegeben von E. Stapf bei Arnold, Dresden u. Leipzig: 1829. Neudruck Haug-Verlag, Heidelberg 1971

zum Simile, sondern das »*Singuläre*«, das, was nicht zum üblichen Bild der Krankheit gehört, was nicht zu den ›pathognomischen‹ Symptomen der Krankheit zählt, bildet den roten Faden zum Reaktiv des Kranken. *Das Erfassen des Ungewöhnlichen setzt die gründliche Kenntnis des gewöhnlichen Ablaufes der Krankheit voraus.* Zum Erkennen der *pathognomischen Symptome* müssen wir zunächst einmal die klinische Diagnose stellen. Das medizinische Universitätsstudium und eine gewisse praktische Erfahrung am Krankenbett sind also Voraussetzung für die Weiterbildung zum homöopathischen Arzt; je gründlicher die Vorkenntnisse, desto besser.

Symptome können *auffallend* oder *sonderlich* sein, weil sie nach ihrer *Art* oder weil sie in ihrer *Stärke* abweichen, ja es können Krankheitszeichen oder Symptome *überhaupt fehlen*. Das Fehlen von Fieber bei einer Infektionskrankheit, das Fehlen von Schmerzen, wo sie zu erwarten sind, das Nichtherauskommen von Ausschlägen bei Exanthemkrankheiten, die Abwesenheit von Durst, wo wir ihn erwarten müßten, der natürlichen Farbe und des Geruches von Ausscheidungen usw. können entscheidende Symptome bei der Arzneiwahl sein.

»Die allgemeinern und unbestimmtern: Eßlust-Mangel, Kopfweh, Mattigkeit, unruhiger Schlaf, Unbehaglichkeit usw., verdienen in dieser Allgemeinheit und wenn sie nicht näher bezeichnet sind, wenig Aufmerksamkeit, da man so etwas Allgemeines fast bei jeder Krankheit und jeder Arznei findet.«
Der letzte Satz des § 153 enthält gleichsam seine Begründung und ist für das Verständnis des Inhaltes sehr bedeutsam. Überlesen wir auch nicht die Einschränkung »wenn sie nicht näher bezeichnet sind«: *ein an sich banales Symptom kann durch eine nähere Bezeichnung aufgewertet werden.*

Die Symptome, wie sie uns die Kranken berichten, sind in der Regel unvollkommen.

Wichtige Zwischenfrage:
Welche Angaben zeichnen ein »vollständiges Symptom« aus?

Zu einem vollständigen Symptom gehören die Angaben seiner Lokalisation (Ort), seiner Sensation (Empfindung) und seiner Modalitäten (Verschlimmerung, Besserung durch . . .) und, falls vorhanden, seiner Begleitsymptome.

Nicht immer haben wir es mit vollständigen Symptomen zu tun und nicht alle vollständigen Symptome sind schon wertvoll im Sinne des § 153. Der § 153 ist bei der Auswertung der Prüfungssymptome in der Arzneiprüfung am gesunden Menschen genau so wichtig wie am Krankenbett. Auch in den Prüfungsprotokollen kommt den ausgefallenen, den sonderlichen, ungewöhnlichen und eigenheitlichen (charakteristischen) Symptomen des Arzneistoffes gehobene Bedeutung zu und ist darauf zu achten, daß die Symptome möglichst vollständig sind.

> Das Sonderliche, Singuläre, Ungewöhnliche, Eigenartige führt uns zum Individuum, das Allgemeine führt uns nur zum Namen der Krankheit. Die Qualität wiegt schwerer im Urteil als die Quantität der Symptome. Die geringe Zahl der in der bestgewählten Arznei anzutreffenden ähnlichen Symptome tut der Heilung keinen Eintrag, wenn diese wenigen Arznei-Symptome *besonders charakteristisch* sind (§ 164).

Krankheit, Diagnose, was sind sie eigentlich?
Im Grunde ist Krankheit gar nichts Seiendes im ontologischen Sinn. Noch weniger trifft dies zu für die nosologischen Krankheitsbegriffe. Die Krankheit ist eigentlich ein *Mangel an Gesundheit,* etwas Negatives. In vielen Fällen von Krankheit beruht dieser Mangel, wie wir wissen, auf einem angeborenen »Webfehler«.
Unser Verstand erfaßt jedoch diese Lücke, dieses Minus, nicht als etwas Fehlendes, sondern wie ein wirklich Seiendes. Der Mensch sagt, »ich habe einen offenen Fuß *bekommen*«. In Wahrheit hat ihm die Krankheit ein Stück Haut weggenommen. Auch das Ulcus ventriculi hat der Kranke nicht »bekommen«, sondern es ist ein Defekt in seiner Magenschleimhaut. Damit geht es uns wie mit den Schlaglöchern auf einer Autostraße, die uns nicht viel anders ins Auge fallen wie die Gegenstände, die *auf* der Straße herumliegen.

> Die Krankheit ist nur in unserer Vorstellung ein Seiendes, sie ist nur ein »ens rationis«. »Für die Erkenntnis verhält sich ein Mangel nach Art eines Seienden.«
>
> (Thomas von Aquin)

Es ist gut, sich einmal darüber klar zu werden, warum wir so wenig Halt an den kurzlebigen nosologischen Begriffen und den pathognomonischen Symptomen finden. Eine Reiztherapie wie die Homöopathie muß sich zwangsläufig andernorts verankern. Der § 153 bezeichnet uns die Stellen. Wo die Reaktion des Kranken das ungewöhnliche, eigenartige Symptom erzwingt, ist der einzig erfolgversprechende Ansatzpunkt unserer gezielten arzneilichen Reiztherapie.

Dazu ein Fall aus der Praxis:
Gerade während ich an diesem Kapitel arbeitete, stellte sich folgender lehrreicher Fall in meiner Praxis ein. Er zeigt, daß die sonderbaren Symptome unserer Arzneimittellehren und Repertorien keine Phantasieprodukte sind, und wie rasch lösbar dadurch die Simile-Wahl wird. Dr. med. X. Y., Zahnarzt, 51 Jahre alt, kommt mit der Angabe, er habe seit seinem Sommerurlaub in Kitzbühel vor 4–5 Monaten heftigste Hinterkopfschmerzen, die eigentümlicherweise jeden 7. Tag aufträten. Wenn sie wirklich einmal eine Woche aussetzen, dann kämen sie auf den Tag genau nach 14 Tagen. Immer sei es ein Donnerstag, wofür er keinerlei Erklärung habe. Er mache am Mittwochnachmittag seine Praxis zu und erhole sich etwas von seinem anstrengenden, großen Betrieb (eine Assistenzärztin), der ihn täglich 10–14 Stunden am Patienten sehe. Er tue nichts an diesem Nachmittag: Spazierengehen, Ausruhen, nichts arbeiten. Warum gerade am Donnerstag die Schmerzen aufträten, dafür habe ihm noch niemand eine stichhaltige Erklärung abgeben können. Schon morgens beim Erwachen leichter Beginn, das steigere sich dann so massiv, daß er zum Beispiel heute, am Tag der ersten Konsultation, bereits 4 Irgapyrin-Tabletten eingenommen habe. Er leide unter Schwindel dabei, sei voller Unruhe, nachts im Bett sei es noch schlimmer, überhaupt in der Ruhe. Wärme sei angenehm; ein heißes, feuchtes Handtuch aufgelegt, bringe ihm entschieden Erleichterung. Seine Wirbelsäule sei ziemlich beschädigt. Er habe Myogelosen die ganze Wirbelsäule entlang. Früher habe er aktiv Segelsport betrieben; da sei er trotz bester Ausrüstung oft sehr naß geworden und der Wind habe ihn ausgekühlt. Das könne vielleicht auch was ausmachen. Natürlich sei auch seine Tätigkeit als Zahnarzt nicht das beste für seine Wirbelsäule, auch wenn er sich Behandlungsstühle angeschafft habe, bei denen der Patient liege und er sich seinen Hals nicht mehr so verrenken müsse.

Befund:
51jähriger sportlicher Mann, muskulös. Während der Anamnese reibt er dauernd an seinem rechten oberen Trapeziusrand herum und knetet ihn. Er ist offensichtlich unruhig und kann sich keinen Augenblick lang ruhig halten. Die Schmerzen seien trotz der 4 Irgapyrin-Tabletten immer noch irgendwie da. Er meint, ich solle ihm doch zunächst einmal wenigstens mit Akupunktur helfen; das müßte doch möglich sein. Das geschieht auch, aber für die Zukunft bekommt der Patient ein homöopathisches Arzneimittel, das rasch und leicht zu finden war. Bereits in der folgenden Woche hatte der Zahnarzt keine Schmerzen am Donnerstag mehr. Nach 14 Tagen haben sie sich nur ganz leicht nochmals gezeigt, ohne daß er die Arbeit habe unterbrechen oder irgend etwas einnehmen müssen.

Von einem gemeinsamen Patienten erfuhr ich später, wie froh und zufrieden er mit dem homöopathischen Mittel sei, das ihm in der Q6 Potenz verordnet worden war. Er sollte anfangs 3mal täglich 10 Tropfen, später dem Bedarf entsprechend weniger und seltener davon nehmen. Welches war das führende Symptom, wie hieß das Mittel? Wo kann man solch seltene Symptome nachschlagen, die in den Arzneimittellehren meist nicht verzeichnet sind?

Lösung:
Das führende Symptom war die eigentümliche *Periodizität jeden 7. Tag*. Unsere Arzneimittellehren enthalten nicht alle ausgefallenen Symptome aus den Prüfungen, die zum Teil noch der Bestätigung in weiteren Prüfungen oder durch den therapeutischen Erfolg bedürfen. Wir finden solch seltene Symptome aber in unseren Symptomen-Lexika oder mit dem Fachausdruck, im *Repertorium*. Das Repertorium von Kent weist im 1. Band der deutschen Ausgabe auf Seite 490 folgende Mittel unter dem Symptom »Periodizität jeden 7. Tag« aus: Ammonium muriaticum, Cantharis, China, Lycopodium, Plantago major, Rhus toxicodendron, Sulfur und Tuberculinum. In der Rubrik »Kopfschmerz periodisch« Band I, Seite 260 finden wir Rhus toxicodendron sogar als Mittel des 2. Grades angegeben, d. h. es hat sich in der Prüfung gezeigt und klinisch bewährt. Unter den Mitteln der Rubrik »Kopfschmerz, jeden 7. Tag« ist das Mittel nicht vertreten. Das braucht uns in diesem Fall nicht abzuhalten, das Mittel zur Anwendung zu bringen, zumal es sich ohnehin um ein zervikales Wirbelsäulensyndrom handelt und die Rubrik »Kopfschmerz« von der Lokalisation her nicht genau zutrifft. Korrekter ist also ohnehin die Allgemein-Rubrik auf Seite 490.

Immer wieder überrascht wird man bei Kranken, die hochwertige Symptome hervorbringen, wie vollständig man bei ihnen dann das betreffende Symptomenbild des jeweiligen Arzneimittels antrifft. So handelte es sich in unserem Fall um einen klassischen Fall von Rhus toxicodendron: Die Beschwerden setzen jeden Donnerstag ein, immer nach dem Ruhe-Nachmittag, an dem er sich pflegt. Dies ist an den Wochenenden nämlich nicht der Fall; da fahre er in seine Ferienwohnung, treibe Ausgleichssport, Bergsteigen, Schlittschuhlaufen etc. Die Beschwerden sind in der Ruhe schlimmer als in der Bewegung, bessern sich durch Wärmeanwendung und Druck. Falls man Durchnässungen und Verkühlungen eine ätiologische Rolle im Sinne einer Vorschädigung zuerkennen will, paßt dies auch noch zu Rhus toxicodendron. Vor allem aber kommt es in Betracht für die Folgen laufender *Überanstrengung,* besonders bei abnormen Kopfhaltungen und anhaltender Arbeit aus dem Schulter-Armgürtel heraus. Ohne Zweifel ist eine richtiggehende Überforderung vorhanden; die Leistungsgrenze ist echt überzogen. Insofern kann möglicherweise, wenn sich ein Rezidiv zeigen sollte, auch einmal eine Normalisierung der Arbeitszeit zu fordern sein.

Fragen:

19 Der § 153 stellt den Schlüssel zum homöopathischen Simile dar. Er führt uns nicht zum Krankheitsnamen, sondern zum kranken Individuum, zu dem, was individuell an der Reaktion des Kranken ist. Nenne für das Wort »individuell« die 5 betreffenden Eigenschaftswörter aus dem § 153 des Organons!

20 Mit welchem Paragraphen des Organons muß der § 153 gemeinsam angewandt werden? Wovon handelt dieser?

21 Das Gegeneinanderhalten des Krankheitsbildes und des Arzneibildes bedeutet eine andere Denkform als wir sie vom naturwissenschaftlichen Denken her gewöhnt sind. Mit welchen zwei Eigenschaftswörtern kann man die für die Simile-Medizin erforderliche Denkweise bezeichnen?

22 Ein Symptom kann auffallend oder sonderlich sein, indem es nach seiner ... oder hinsichtlich seiner Stärke abweicht oder weil es überhaupt fehlt.

23 Ein an sich banales Symptom kann durch eine .... aufgewertet werden.

24 Welche Angaben gehören zu einem vollständigen Symptom?

Der akute Fall

Paragraph 5 des Organon (vergl. auch §§ 73, 99)

So zeitraubend die Behandlung chronisch Kranker sein mag, so rasch und problemlos lassen sich meist die akuten Fälle abwickeln. *Kriterien des akuten Falles* (acutus (lat.) = spitz, zugespitzt, heftig) sind der plötzliche Beginn und der heftige Verlauf.

Die Vorgeschichte wird uns meist in ein paar Sätzen geschildert; alles läßt sich in der Regel auf irgendeinen deutlichen auslösenden Anlaß zurückführen.

§ 5 Organon:

Als Beihilfe der Heilung dienen dem Arzt die Data der wahrscheinlichsten Veranlassung der akuten Krankheit ...

Im *akuten Fall* spielt die *Auslösung,* das *ätiologische Symptom* (Seite 100) die ausschlaggebende Rolle bei der Arzneiwahl. Die *weitere Differenzierung* der durch die Ätiologie angezeigten Arzneimittel geschieht durch die *Zeichen und Symptome* des akuten Zustandes und deren *Modalitäten,* d. h. deren nähere Umstände von Verschlimmerung und Besserung. *Rezidivierende Übel* gehören immer zu den *chronischen* Krankheiten, auch wenn ihre Aufloderungen den Anschein akuter Krankheiten abgeben (vergl. Chronische Krankheiten, Bd. I, S. 100 u. § 73, Organon). Je mehr ein Krankheitsfall zu den chronischen zu rechnen ist, um so weniger vermag man therapeutisch über den Hebel eines auslösenden Symptoms auszurichten; denn der chronische Fall hat viele Wurzeln. Sein gelegentlich akutes Auflodern deutet nur zum Schein auf *einen* Anlaß hin und eine diesbezügliche Arzneiwahl läßt die prompte Wirkung vermissen, die wir beim echten akuten Fall erleben. HAHNEMANN spricht in solchen Fällen vom »Hervorlockungs-Moment eines chronischen Miasm« (§ 206, Organon). Der wirklich akute Fall läßt sich im allgemeinen gut über die »Data seiner wahrscheinlichsten Veranlassung« lösen wie das nachfolgende Beispiel zeigt.

Fall:
Ein Kollege berichtete mir vor mehreren Jahren von einer jungen Bäuerin, die wegen eines drohenden Abortus zu behandeln war. Eine Maus war ihr während der Stallarbeit vor die Füße gehüpft und hatte sie derart erschreckt, daß unmittelbar darauf Wehen einsetzten und von selbst nicht mehr zum Stillstand kamen. ACONITUM half prompt. (KENTsches Repertorium Band 1/87 Beschwerden durch Schreck und Band III/774 Abortus durch Schreck).

Frage:

25 Wonach ist in jedem akuten Fall zu fragen?

Auslösung d. & kr.&.

Der Paragraph 7 des Organons

Die Gesamtheit der Symptome

»Da man nun an einer Krankheit, von welcher keine sie offenbar veranlassende oder unterhaltende Ursache (causa occasionalis) zu entfernen ist, sonst nichts wahrnehmen kann, als die Krankheits-Zeichen, so müssen, unter Mithinsicht auf etwaniges Miasm und unter Beachtung der Nebenumstände (§ 5), es auch einzig die Symptome sein, durch welche die Krankheit die, zu ihrer Hülfe geeignete Arznei fordert und auf dieselbe hinweisen kann – so muß die Gesammtheit dieser ihrer Symptome, *dieses nach außen reflectirende Bild des innern Wesens der Krankheit, d. i. des Leidens der Lebenskraft,* das Hauptsächlichste oder Einzige sein, wodurch die Krankheit zu erkennen geben kann, welches Heilmittels sie bedürfe, – das Einzige, was die Wahl des angemessensten Hülfsmittels bestimmen kann – so muß, mit einem Worte, die Gesammtheit der Symptome für den Heilkünstler das Hauptsächlichste, ja Einzige sein, was er an jedem Krankheitsfalle zu erkennen und durch seine Kunst *hinwegzunehmen* hat, damit die Krankheit geheilt und in Gesundheit verwandelt werde.«

HAHNEMANN, Organon der Heilkunst, 6. Aufl. § 7.

Wer den § 153 verstanden hat, wird die Homöopathie meistern können, und wer den § 7 befolgt, ist Homöopath im Sinne HAHNEMANNS. Wenn § 153 der schwierigste Paragraph des Organons ist, dann kann man den § 7 als den beschwerlichsten bezeichnen.

Beschwerlich, weil die Gesamtheit der Symptome des chronischen Krankseins gefordert ist, nicht ein einzelnes oder mehrere Symptome. An diesem Paragraphen hängt der *Ganzheitscharakter der homöopathischen Medizin.* Wie § 153 scheidet auch § 7 die Geister zwischen KOS und KNIDOS, zwischen *ganzheitlicher* und *organpathologischer Krankheitsauffassung.* »Ein einzelnes der gegenwärtigen Symptome ist so wenig die Krankheit selbst, als ein einzelner Fuß der Mensch selbst ist …« In seiner Anmerkung zu diesem Paragraphen wendet sich HAHNEMANN gegen die »symptomatische Curart« des bloßen Unterdrückens einzelner oder mehrerer Symptome.

> KNIDOS, die weltberühmte Medizinschule des griechischen Altertums, wo EURIPHON seine »Knidischen Sentenzen« aufgestellt hat, wo man die Krankheiten klassifizierte und nach der materiellen Verletzung oder Störung einteilte: sieben Erkrankungen der Galle, ein Dutzend Blasenkrankheiten, vier Formen der Harnverhaltung, drei Arten von Schwindsucht und fünf von Bräune. (BAISSETTE*)

Auch in der Homöopathie scheidet dieser Paragraph ein wenig die Geister, wenn auch nicht mehr in zwei feindliche Lager. Der alte Meinungsstreit zwischen klassischer und naturwissenschaftlich-kritischer Richtung ebbt mehr und mehr ab. Die noch verbliebenen Unterschiede der Auffassungen reichen allenfalls einmal für ein Streitgespräch, aber ein eigenes »Glaubensbekenntnis« kann man daraus nicht mehr zusammenstellen. Das Gemeinsame überwiegt bei weitem das Gegensätzliche. Wir wollen in unserer Einführung die alte Spaltung nicht

---

* Gaston BAISSETTE: Leben u. Lehre des Hippokrates. Hippokrates-Verlag Stuttgart 1962

erneuern, sondern dazu beitragen, sie zu überwinden. Sie in dieser Absicht schamhaft zu verschweigen, wäre sicher auch nicht der rechte Weg, zumal ihre Überwindung eine Stufe unserer geistigen Entwicklung darstellt, die wir in unseren Lernprozeß einbeziehen wollen.

Schon an dieser Stelle wird dem aufmerksamen Betrachter aber nicht entgehen, daß die Homöopathie ihre kraftvollste Entfaltung in der ganzheitlichen Methode nach HAHNEMANN erfährt. Ohne Frage läßt sich der § 153 auch in Teilbereichen eines Kranken anwenden, d. h. ich kann nach den »auffallendern, sonderlichen, ungewöhnlichen und eigenheitlichen (charakteristischen) Zeichen und Symptomen« einer *Krankheit* suchen. Im § 153 ist jedoch die Rede von den Zeichen und Symptomen des *Krankheitsfalles und nicht der Krankheit.* »Aus der ganzen Krankheitsgeschichte des langwierigen Siechtums« (§ 5) ist das Heilmittel abzuleiten. Nur im »Zugleich«, nicht im »Nacheinander« kann eine chronische Krankheit aus den Angeln gehoben werden, da letzteres nur eine Verlagerung von einer Ecke in die andere, von einer Schicht in die andere der chronischen Krankheit mit sich bringt. Das schon von HIPPOKRATES begründete Dogma »morbus totius substantiae« erfordert eine *»Strategie des Zugleich«.* Diese zu postulieren fällt freilich weniger schwer als die dazu geeignete Methode zu finden, was erst HAHNEMANN gelang. Sein geschichtliches Verdienst ist es, das Ähnlichkeitsprinzip explicite als Lehre bewiesen zu haben, und zu dieser Lehre gehört die Forderung nach der Totalität der Symptome. Die vergleichbar »besseren Ergebnisse auf Seiten der klassischen Homöopathie«* sind in erster Linie der Befolgung der §§ 5 und 7 des Organons und der Beherrschung der großen Repertorien zu danken, nicht so sehr den hohen Potenzen der Arzneien und anderen »Kniffen« der Klassiker.

Der zunächst größere *Zeitaufwand* war für einen so vielbeschäftigten Arzt wie HAHNEMANN eine echte Bürde, die ihm viel Kopfzerbrechen verursachte. »Dieses mühsame, zuweilen sehr mühsame Aufsuchen und Auswählen des, dem jedesmaligen Krankheitszustande in allen Hinsichten homöopathisch angemessensten Heilsmittels empfängt letztlich auch nur vom Bewußtsein treu erfüllter Pflicht seinen besten Lohn« lesen wir in einer Anmerkung zum § 148 des Organons. Im Grunde genommen lohnt sich der Aufwand aber doch durch die unbestreitbar besseren Erfolge. Zählt man Zeit und Geld zusammen, die auf das Konto schlecht behandelter chronischer Krankheiten gehen, dann erweist sich eine gründliche Untersuchung zu gegebener Zeit und die Behandlung mit dem homöopathischen Simile entschieden als das sparsamste Verfahren.

---

* Prof. Dr. H. RITTER: »Homöopathie in der Defensive«, Ärztliche Praxis XXV. Jg. 3884–3886 (1973)

Die Forderung nach der Gesamtheit der Zeichen und Symptome tritt zwanglos zurück beim *akuten Fall*. Hier lassen sich die wichtigsten Symptome rasch ermitteln. Der Kranke berichtet uns, was wir brauchen, meist von selbst. Wenn wir beim chronischen Fall mit Recht über einen großen Zeitaufwand stöhnen, so ist dies bei den akuten Fällen nicht berechtigt. Wenn der Fall doch einmal eintritt, so handelt es sich in der Regel um eine »Aufloderung latenter Psora«, also um ein chronisches Übel, das durch eine akute Erkrankung angefacht wurde und dessen Verlauf kompliziert.

Fall (aus den »Rundbriefen zur Weiterbildung in Klassischer Homöopathie« von O. EICHELBERGER, München):
Frau, 64 Jahre, kam Anfang August 73 in die Sprechstunde. Sie beruft sich auf Empfehlung ihrer Schwester, die ich »wegen ihres Kropfes so gut behandelt hatte«. Seit Jahren bestanden Durchfälle. Sie wurden auf eine Störung der Schilddrüsenfunktion geschoben. Sie habe ganz die gleichen Beschwerden wie ihre Schwester und hoffe auch auf einen guten Erfolg.
Für den Laien war in den »wesentlichen« Punkten Übereinstimmung gegeben: in der Nervosität, in der Vergrößerung der Schilddrüse, in der Diarrhö-Neigung, bei den Herzbeschwerden und manch anderen Symptomen. Und man könnte sich vorstellen, daß man im Drange der Geschäfte das Mittel, das der einen geholfen hatte, unbesehen der anderen Patientin verordnen hätte können. Beide Erkrankungen waren jedoch, allein schon klinisch betrachtet, grundverschieden und natürlich auch total anders zu behandeln.
Die Struma der Patientin war ziemlich groß und steinhart. Seit langem genommene Mittel homöopathischer Herkunft hatten nicht das Geringste geändert und auch die Herzbeschwerden und Verdauungsstörungen niemals beeinflußt.
Es stellte sich heraus, daß ein Alterszucker bestand, der mit einer leichten Diät beherrscht werden konnte und daß die Herzbeschwerden keinerlei Bezug zur Schilddrüsenstörung hatten. Die Dame hatte nämlich bestenfalls eine Unterfunktion der letzteren und auch die Darmsache war ganz unabhängig von der Schilddrüse.
Ich sagte der Frau, daß sie sich den Kropf operieren lassen solle, denn jegliche Behandlung mit inneren Mitteln, auch mit homöopathischen, sei in ihrem Fall sinnlos. Der Kropf sei so hart, daß nichts auf der Welt ihn zurückbilden könne.
Ich erklärte ihr auch, daß ihr Durchfall nichts mit der Halssache zu tun habe. Ein Zusammenhang komme zwar vor, z. B. im Falle ihrer Schwester, wo das Mittel die Überfunktion der Schilddrüse und auch den

jahrelangen Durchfall beseitigen habe können, weil eben ein innerer Zusammenhang bestanden habe.

Bei der Frage, wie lange sie denn selbst ihre Durchfälle habe, sagte die Patientin, sie wisse das genau, seit dem Jahre 1937. Meine Gegenfrage, seit wann sie die Kropfgeschichte habe, beantwortete sie: seit ca. 15 Jahren (also nicht einmal halb so lang!).

Mich interessierte nun außerordentlich, wieso gerade das Jahr 1937 den Beginn des Durchfalls brachte, ein Zeitpunkt der ohne nachzudenken auf Anhieb angegeben worden war.

Die Antwort war umwerfend in gewissem Sinn: Damals habe sie gerade ihre 1. Schwangerschaft gehabt und seitdem sei der Durchfall da. Sie müsse jeden Tag seit Jahren, ja Jahrzehnten mindestens 6mal auf die Toilette und entleere einen dünnen, durchfälligen Stuhl.

Vor dieser Schwangerschaft sei das nicht so gewesen – ganz im Gegenteil: als junges Mädchen hatte die Patientin eine beträchtliche Stuhlverstopfung und – wie alles sich zum Ganzen fügt – bei ihrer 1. Schwangerschaft eine derartige Verschlimmerung ihrer Verstopfung, daß sie massiv wirkende Abführmittel nehmen mußte. Das brauchte sie nach ihrer Entbindung nicht mehr zu tun, denn da begann die Durchfallerkrankung. Die Gravidität war sonst ganz normal verlaufen wie die weiteren Schwangerschaften auch. Die Durchfallerkrankung blieb bis zum heutigen Tag ohne Unterbrechung, verbunden mit Blähungen, Völle usw. Nur ununterbrochen geschluckte, wenn auch chemisch harmlose Mittel, bremsten die unnormale Tätigkeit des Verdauungsschlauches dieser Frau. Wenn sie weggelassen wurden, traten die Beschwerden sofort wieder in Erscheinung.

So wenig ich dieser Patientin mit ihrer Kropfgeschichte helfen konnte, so viel wollte ich ihr in der Darmsache helfen. Welches Mittel kam in Frage? Es wurde in der Q18 verordnet, 1mal täglich 5 Tropfen.

In einem Brief und bei Anruf versicherte die Frau, daß »die Tropfen den Stuhl gut regulierten; ich ließ die anderen Mittel ganz weg, da der Stuhl ganz normal geformt war. Es war auch weiterhin normal geblieben ... Auch die Blähungen sind viel besser.« Und weiter, daß sie »ganz glücklich« sei, daß »der Durchfall jetzt weg ist und über diesen Erfolg sehr dankbar« sei.

Das Simile hilft immer, soweit ein Zustand überhaupt noch heilbar ist. Auch 36 Jahre haben nicht vermocht, die Wirkung des homöopathischen Mittels einzuschränken oder gar in Frage zu stellen. Auf die Herzbeschwerden der Frau wurde keine spezielle Rücksicht bei der Arzneimittelwahl genommen. Die Kranke nimmt dafür seit langem – wie kaum anders zu erwarten – ein Digitalis-Präparat und ist zufrieden damit.

Lösung:

Der Fall war zunächst wegen seiner vermeintlichen Duplizität schon lehrreich. Bereits die Anamnese ergab, daß die Erkrankungen der beiden Schwestern nicht vergleichbar waren. Wesentlich an unserem Fall war seine *artefizielle Verursachung.* Allerdings konnte nur eine exakt durchgeführte Rückblende auf die früheren Ereignisse diesen Sachverhalt aufdecken. Dabei ist man natürlich auf Beobachtungsvermögen und Gedächtnis der Kranken angewiesen. Um so dramatischer, wenn dann der Patient nach 36 Jahren angeben kann, was damals los war.

Unsere *Arzneimittelwahl setzt an zwei Punkten an:*

Erstens ist da die außerordentlich schwere Verstopfung während der Schwangerschaft 1937. Dieses Symptom wird erst dadurch »virulent«, daß *zweitens* das Einnehmen eines Abführmittels während der Schwangerschaft in einer Art kumulativen Spätzündung nach der Entbindung zu der Jahrzehnte dauernden Durchfallerkrankung führte. Nur durch ununterbrochenes Einnehmen stopfender Mittel konnte diese einigermaßen beherrscht werden.

Man kann sich fragen, ob so etwas überhaupt möglich ist. Nach Lage der Dinge bleibt nur der Abführmittelmißbrauch bei der außerordentlich starken Verstopfung in der Schwangerschaft als Erklärung. Eine andere Erklärung ist nicht möglich.

Für denjenigen, der sich mit dem Begriff der Psora angefreundet hat, ist es keineswegs eine Unmöglichkeit, daß ein Abführmittel eine chronische Darmstörung auslöst. Es wurden zwar schon in der Mädchenzeit Abführmittel genommen, zum Artefakt führte der Laxantienmißbrauch jedoch erst unter den Bedingungen der Schwangerschaft, und zwar nach der Entbindung. Viele vertragen vergleichbare Belastungen, manche nicht. So ist es auch bei den Impfungen, so bei tausend anderen »Verursachungen«. Der Psoriker verträgt eben manches nicht, was einen anderen gar nicht berührt.

Da gibt es im KENT'schen Repertorium einige Mittel, ein Zeichen, daß diese »Verursachungen« sehr wohl bekannt sind: Band 3 Seite 604 (= 3/604) »Diarrhö nach Abführmitteln«. Das andere Symptom ist auch nicht schlecht: massive Verstopfung während der Schwangerschaft: 3/617. Das war ja der Grund für die Verwendung der Abführmittel. Aus diesen beiden Rubriken bleibt nur *Nux vomica;* es steht in beiden Rubriken im dritten Grad und hat seine Wirkung erwartungsgemäß prompt getan.

Zwei Symptome genügten in diesem Fall zur Arzneimittelwahl, erwiesen sich als »*Inbegriff der Symptome*«, waren repräsentativ für den Fall. Das ist nur möglich, wenn die zur Arzneimittelwahl herangezogenen Symptome *erstens sichtbar* und *zweitens deutlich ausgeprägt,* »*dramatisch*« sind.

76

Warum wurden die Herzbeschwerden, die Struma, die anderen Symptome nicht in die Mittelwahl einbezogen? Warum wurden *aus der Gesamtheit der Symptome nur ganze zwei* zur Mittelwahl benutzt? Das hängt in unserem Fall auch etwas mit der artefiziellen, arzneilichen Verursachung zusammen. Sie ist die Causa der im Vordergrund der Klagen stehenden Durchfallerkrankung. Den anderen Befunden hängt eigentlich nichts Prozeßhaftes mehr an. Sie sind mehr oder weniger festständige Reste, Defekte eines in diesen Organen erloschenen Krankheitsgeschehens und anderen Behandlungsverfahren zugänglicher, zumal ihre Symptomendürftigkeit ohnehin nicht zu einer Mittelwahl ausreicht.

Fragen:

26 Was fordert HAHNEMANN in § 7 des Organons?
27 Es gibt zwei polare Auffassungen der Krankheitsbetrachtung in der Medizin, die sich geschichtlich auf zwei Medizinschulen des Altertums zurückführen lassen. Nenne die beiden Schulen!
28 Wie kann man die beiden Richtungen bezeichnen, die sie vertreten?

Die Untersuchung und Befragung des Kranken

HAHNEMANN: Organon der Heilkunst, 6. Auflage §§ 3, 4, 6, 7, 81, 84–104, 153.
SCHMIDT, P.: Die Anamnese und die Untersuchung in der Homöopathie. Sonderdruck, kostenlos bei der DHU erhältlich. Titel der Original-Publikation: Die Behandlung akuter und chronischer Fälle in der Homöopathie, Zeitschrift für klassische Homöopathie XII, Heft 4–5, 1968.
KENT, J. T.: Zur Theorie der Homöopathie, Kap. XXIII–XXV. Verlag Grundlagen und Praxis. Leer/Ostfriesland: 1973.
DORCSI, M.: Personotrope Medizin und Homöopathie. Haug-Verlag 1950.
EICHELBERGER, O.: Die kunstgerechte Aufnahme der Anamnese als Voraussetzung zur Findung des Simile. Zeitschrift für klassische Homöopathie XI, 114–122, 150–164, 1967.

So sehr HAHNEMANN sich auch dagegen wendet, anstelle des Kranken die Namen seiner Krankheiten zu behandeln, so wenig kann man daraus den Schluß ziehen, er verzichte auf eine ordentliche Diagnostik (= Erkenntnis der Krankheit). Die kurzlebigen diagnostischen Termini bezeichnet er als »nutzlos und mißbräuchlich«;* die dürfen »keinen Einfluß auf die Kurart des echten Heilkünstlers« haben, der die Krankheiten »nicht nach ihrer Namens-Ähnlichkeit eines einzelnen Symptoms, sondern nach dem ganzen Inbegriff aller Zeichen« zu beurteilen und heilen habe (Organon § 81).

Dessen ungeachtet verlangt HAHNEMANN ausdrücklich bereits in den ersten Paragraphen seines Organons eine »*deutliche Krankheitserkenntnis*« (Dia-gnose [griech.], Kenntnis durch und durch). Der homöopathische Arzt muß sich ein *genaues Bild vom Krankheitsgeschehen* verschaffen, muß unterscheiden können, *was* daran *heilbar* ist und was nicht heilbar ist. Ebenso wichtig für den Heilerfolg ist es, »*Hindernisse der Genesung*« ausfindig zu machen und weg zu räumen, damit die Herstellung der Gesundheit von Dauer sei (§ 3, Organon).

Drei Fragen stellen sich vor Beginn einer jeden Behandlung:

1. Frage:

> **– Was ist das zu Heilende (Krankheitserkenntnis, Indikation)?**

2. Frage:

> **Was an Anlässen oder Ursachen ist entfernbar? Causa occasionalis?**

3. Frage:

> **Gibt es Hindernisse der Genesung, die weggeräumt werden können, da sonst Gefahr von Rezidiven besteht?**

Um diese *Vorfragen* zu klären, müssen wir den Kranken einer *gründlichen Untersuchung* unterziehen.

Dazu ein paar *Beispiele und Überlegungen:*

ad 1)

Ein erfahrener homöopathischer Arzt berichtet über einen 24jährigen Mann, der ihn wegen eines nie gekannten, sehr hartnäckigen Sodbrennens aufsuchte. Bei näherem Befassen schöpfte der bekannte Kollege Verdacht auf ein tiefer sitzendes Übel. Die Röntgenuntersuchung brachte ein Magenkarzinom zum Vorschein, das rechtzeitig operiert

---

* Damit soll nicht die Berechtigung anderer Zweige der Medizin bestritten werden, sich in diagnostischen Fachausdrücken zu artikulieren. Ohne Frage wird auch der homöopathische Arzt eine Diagnose stellen, aber nicht daraus das homöopathische Heilmittel herleiten.

werden konnte. Der Patient hat diese Operation bereits 9 Jahre hinter sich und kann diesbezüglich als geheilt gelten.

Allgemein sind die *Grenzen des Heilbaren* nicht leicht abzustekken:

Theoretisch müßten mindestens alle jene Krankheitsprozesse homöopathisch heilbar sein, bei denen die Natur auch Spontanheilungen zustande bringt, womit die äußerste Grenze markiert sein dürfte. Dabei spielt die Frage nach der Lebenskraft des betreffenden Kranken eine entscheidende Rolle.

Praktisch wird die Grenze vom eigenen Können bestimmt, nicht so sehr von den Grenzen der Methode. Was man sich vor ein paar Jahren noch nicht zutraute, das gelingt immer häufiger, was am Beginn der homöopathischen Laufbahn ausgeschlossen schien, das vollbringt unter günstigen Umständen der Meister noch.

Bestehen begründete Zweifel an der Heilbarkeit des Kranken bzw. seiner beklagten Beschwerden, stellt sich die manchmal schwierige Frage nach der Zuständigkeit des homöopathischen Arztes. Auf keinen Fall sollte ein rettender chirurgischer Eingriff versäumt werden. Man denke nur an die Dringlichkeit solcher Überlegungen bei abszedierenden Prozessen in Körperhöhlen oder an das vorangestellte Fallbeispiel!
Es gibt Kranke, die trotz klarer Krankheitseinsicht den homöopathischen Weg allen anderen Behandlungen vorziehen und andere Behandlungen von sich weisen. Nicht immer sind die Verhältnisse so klar, daß der Ausgang erkennbar ist. In den späteren Auseinandersetzungen hat man es zuweilen mit Dritten zu tun, wobei die *schriftliche Willenserklärung des Kranken* den homöopathischen Arzt vor Schaden bewahrt.
ad 2)
Wenn ein Kind mit einem einseitigen chronischen Schnupfen zu uns kommt, wird man zuerst an einen Fremdkörper der Nase denken und diesen entfernen, statt sich über eine homöopathische Arzneibehandlung den Kopf zu zerbrechen.
Einer Hausfrau mit einer Putzmittel-Allergie der Hände wird man zunächst zur Beseitigung der Causa occasionalis raten. Erst wenn der Kontakt mit dem Allergen unvermeidlich ist, stellt sich die schwierige Frage nach der Heilbarkeit, die vorab nicht zu beantworten ist. Häufig findet sich in solchen Fällen eine »psorische Grundlage« beim Kranken als tiefere Ursache des Leidens. Die Homöopathie greift an diesem konstitutionellen Hebel des Geschehens nicht selten erfolgreich an.

ad 3)

Zuweilen stellen sich echte *Hindernisse der Genesung* in den Weg, die auch noch so gut gewählten Heilmitteln den Dauererfolg streitig machen. Womöglich sollte man sie vor Behandlungsbeginn erkennen und beseitigen. Wo dies unmöglich erscheint, tuen wir gut daran, den Kranken und seine Angehörigen auf die Grenzen unserer Behandlung aufmerksam zu machen.

So kann es vordringlich sein, einen Kranken zunächst einmal in Erholung zu schicken, weil er seit langem die Grenzen seiner körperlichen und nervlichen Leistungsfähigkeit mißachtet hat.

Eiterherde an Zähnen oder andernorts stellen auch der homöopathischen Behandlung zuweilen unüberwindliche Hindernisse entgegen. Pierre SCHMIDT berichtet über einen Fall, bei dem 22 der 23 Zähne auf Eiter gebettet waren ohne Zahnschmerzen oder üblen Mundgeruch. Es mußten sämtliche Zähne gezogen werden, wonach die Beschwerden ohne weitere Therapie verschwanden.

Mit Hilfe der Untersuchung gewinnen wir nicht nur die geforderte deutliche Krankheitserkenntnis, wir erfahren auch *Zeichen* im Sinne des § 153*, die uns in der Arzneimittelwahl weiterbringen.

> Bei Kranken, die ihre Symptome nicht mehr berichten können, weil sie zu schwach oder bewußtlos sind, wird der homöopathische Arzt in die Lage versetzt, anhand der Zeichen und womöglich der Angaben von Angehörigen seine Arzneimittelwahl zu treffen. Meist handelt es sich um akute Fälle oder akute Verschlimmerungen chronischer Fälle. Sie bieten in der Regel genug charakteristische Zeichen, um eine Mittelfindung zu ermöglichen.

Denken wir nur an das Beispiel des Opiumfalles von Seite 39 mit seiner Schmerz- und Reaktionslosigkeit, seinem lividen, aufgedunsenen Gesicht und der Cheyne-Stokes-Atmung. Der Fall ist auch ein Beispiel dafür, daß die *Reaktionslosigkeit* eines Kranken noch nicht das Ende der homöopathischen Reiztherapie bedeuten muß, wie das aus mancher Definition der Homöopathie hervorgehen mag. Auch die Wirkung von Hochpotenzen läßt sich hier von Plazebo-Effekten abgrenzen; denn in solchen verzweifelten Fällen werden fast immer Hochpotenzen verabreicht. Die beiden Hauptmittel beim Reaktionsmangel sind Carbo vegetabilis und Opium neben anderen, die sich in den Repertorien verzeichnet finden (KENT 1/437, BARTHEL, Synthetisches Repertorium, Bd. II).

---

* Zeichen kann man sehen, tasten, riechen, also objektiv wahrnehmen; Symptome erfahren wir vom Kranken, sind dessen subjektive Angaben. HAHNEMANN hat Zeichen und Symptome leider nicht mit wünschenswerter Genauigkeit unterschieden.

Von praktischer Wichtigkeit ist die Untersuchung der Temperaturverhältnisse an den verschiedenen Körperstellen. Wenn ein gelähmtes Glied sich wider Erwarten heiß anfühlt im Vergleich zum nicht gelähmten, so bedeutet dies ein wahlanzeigendes Zeichen im Sinne des § 153. Alumina oder Phosphor wird dann helfen (Kent II/451).

Zeichen und Symptome der *oberen Körperhälfte* sind im allgemeinen wichtiger als jene der unteren. Der Mensch lebt in aufrechter Haltung, und die Körperteile, die sich oben finden, sind beim »homo sapiens« wichtiger als jene, die unten angesetzt sind.

Fragen:

29 Die Untersuchung und Befragung des Kranken dient in der Hömöopathie nicht der nosologischen Bezeichnung der vorliegenden Krankheit, sondern vor allem der Auffindung des *homöopath. Arznei mittels*. Dessen ungeachtet ist dem homöopathischen Arzt zur Vermeidung von Mißerfolgen und schuldhaftem Versäumnis anderer Behandlungsmethoden eine »deutliche Krankheits *erkenntnis*« unentbehrlich.
   Dabei sind vor allem 3 Fragen zu klären:
   1) Was ist das *Heilbare* an der Krankheit?
   2) Was an *Anlässe* oder *Ursache* ist entfernbar?
   3) Gibt es *Hindernisse* der Genesung, die vorher weggeräumt werden müssen? Nennen Sie ein paar Beispiele zu 1–3!
30 Auf welche Zeichen kommt es bei der homöopathischen Arzneiwahl vor allem an? Es gibt einen Paragraphen, der die Kriterien bezeichnet, nämlich § *153* des Organons.

Die Befragung des Kranken

Die Homöopathie kann bis zu einem gewissen Grad als *anamnestische Heilmethode* bezeichnet werden. Die *Symptome des Kranken* sind die ersten, zugleich die unmittelbarsten Äußerungen der Krankheit und, wenn wir sie zu deuten verstehen, auch die sichersten Krankheitsäußerungen für die Mittelwahl. Am Ariadnefaden der Zeichen und Symptome finden wir zum heilenden Simile. Labordaten, Röntgen, EKG, endoskopische und histologische Befunde mögen unerläßlich scheinen für unsere klinische Diagnose, für die homöopathische Mittelwahl kennen wir keinen anderen Weg als die genaue und gewissenhafte Untersuchung und vor allem Befragung des Kranken.

Dies liegt im Wesen der homöopathischen Medizin begründet. Die Zeichen und Symptome in ihrer Gesamtheit repräsentieren die Krankheit (§§ 6, 7 und 8 des Organons). Sie sollen mit jener Arznei behandelt werden, die am gesunden Menschen möglichst ähnliche Symptome hervorzubringen vermag. Wir hören die Klagen des Kranken und vergleichen sie mit den Symptomen unserer Arzneiprüfungen am gesunden Menschen. Dort finden wir sie wieder, zuweilen in erstaunlicher Identität. Wenn Arzneibild und Krankheit in ihren wesentlichen Symptomen übereinstimmen, wenn ein aktueller Problemzusammenhang durch die Arznei im Kranken angesprochen wird, dann heilen wir, was heilbar ist unter den Krankheiten.

Die Grundlagen seiner Anamnesetechnik hat HAHNEMANN an der Wiener medizinischen Fakultät erlernt und sich noch im Alter dankbar an seinen Lehrer QUARIN erinnert. Das *Ziel der homöopathischen Krankenbefragung* ist jedoch nicht der Name der Krankheit, wie in der Schulmedizin, sondern die Auffindung des Simile. Bei diesem therapeutischen Akt unseres ärztlichen Handelns haben wir an den Symptomen des Kranken genau zu unterscheiden zwischen solchen, die zur pathologisch-anatomischen Diagnose (= zur Läsion der Krankheit) führen und jenen, die zum individuellen Geschehen in der Krankheit und damit zum homöopathischen Mittel weisen. Auf dem Weg zum Simile sind uns die »pathognomonischen Symptome« der Klinik von geringem Nutzen. Sie führen zum Kollektiv, zum nosologischen Begriff, nicht zum Individuellen, zu dem, was die Person unseres Kranken von jedem anderen unterscheidet, mit dem er die klinische Diagnose gemeinsam hat.

Die Krankheit beginnt lange, ehe sie Läsionen setzt. Läsionen gleichen Spuren im Schnee, die uns verraten, daß hier jemand vorübergegangen ist.

Aufgabe der homöopathischen Krankenbefragung ist es vor allem, jene Symptome auf den Tisch zu bringen, die den Prozeß in seiner Individualität repräsentieren, das, was wir von der Pathologie oder Pathophysiologie her nicht mehr verstehen, nicht mehr »einordnen« können, weil Krankheit im tiefsten Grunde sich nicht mehr »ordnen« läßt, ihrem Wesen nach »Verlust von Ordnung« ist.

Je unverständlicher, unlogischer, je »komischer« ein Symptom erscheint, desto wertvoller ist es für die Similefindung. Solchermaßen sind die Symptome des berühmten § 153: die »auffallendern, sonderlichen, ungewöhnlichen und eigenheitlichen (charakteristischen) des Krankheitsfalles.«

In den §§ 84–104 des Organons finden wir ausführliche Anweisungen zur Krankenbefragung. Man erspart sich viel Zeitverlust und Mißerfolg, wenn man dieses Quellenstudium nicht unterläßt:

§ 84: »Der Kranke klagt den Vorgang seiner Beschwerden. Die Angehörigen erzählen seine Klagen, sein Benehmen, und was sie sonst an ihm wahrgenommen haben. Der Arzt sieht, hört und bemerkt durch die übrigen Sinne, was verändert und ungewöhnlich an dem Kranken ist. Der Arzt schreibt alles genau auf mit den gleichen Ausdrücken, deren sich der Kranke und seine Angehörigen bedienen. Womöglich läßt er sie stillschweigend ausreden und unterbricht sie nicht, wenn sie nicht auf Nebendinge abschweifen. Bloß langsam zu sprechen, ermahne sie der Arzt gleich anfangs, damit er dem Sprechenden im Nachschreiben des Nötigen folgen könne.«

(Anmerkung HAHNEMANNS: »Jede Unterbrechung stört die Gedankenreihe der Erzählenden und es fällt ihnen hinterdrein nicht alles genau so wieder ein, wie sie es anfangs sagen wollten.«)

§ 85: »Mit jeder Angabe des Kranken oder der Angehörigen bricht er die Zeile ab, damit die Symptome alle einzeln untereinander zu stehen kommen. So kann er bei jedem derselben nachtragen, was ihm anfänglich allzu unbestimmt, nachgehends aber deutlicher angegeben wird.«

§ 86: »Sind die Erzählenden fertig mit dem, was sie von selbst sagen wollten, so trägt der Arzt bei jedem einzelnen Symptom die nähere Bestimmung nach, auf folgende Weise erkundigt: Er liest die einzelnen, ihm berichteten Symptome durch und fragt bei diesem und jenem insbesondere: z. B. zu welcher Zeit ereignete sich dieser Zufall? In der Zeit vor dem bisherigen Arzneigebrauche? Während des Arzneieinnehmens? Oder erst einige Tage nach Beiseitesetzung der Arzneien? Was für ein Schmerz, welche Empfindung, genau beschrieben, war es, die sich an dieser Stelle ereignete? Welche genaue Stelle war es? Erfolgte der Schmerz abgesetzt und einzeln, zu verschiedenen Zeiten? Oder war er anhaltend, unausgesetzt? Wie lange? Zu welcher Zeit des Tages oder der Nacht und in welcher Lage des Körpers war er am schlimmsten oder setzte er aus? Wie war dieser, wie war jener angegebene Zufall oder Umstand mit deutlichen Worten beschrieben – genau beschaffen?«

> **Im § 87 weist HAHNEMANN auf ein wichtiges Gebot hin: keine Sugge-stivfragen stellen!**

Die Fragen sollen so beschaffen sein, daß sie *nicht mit einem bloßen Ja oder Nein* beantwortet werden können, sondern zu einer Antwort mit eigenen Worten herausfordern: »Wie steht's mit Ihrem Durst?« oder »Es gibt viele Menschen, die unter ihrem Jähzorn zu leiden haben. Wie schaut es da bei Ihnen aus?«

> Was den Kranken *peinlich* ist, zu sagen, was sie am liebsten ganz verschweigen möchten, hat besondere Bedeutung. Es bezeichnet eine empfindliche Stelle, eine Blöße, die oft beziehungsreich zur Krankheitsentstehung ist und für die Mittelwahl ausschlaggebend sein kann.

Ein natürlicher Instinkt bewahrt uns vor der Preisgabe solcher empfindlicher, verwundbarer Stellen. Sie sind Angriffspunkte möglicher Feinde. Nicht selten spielen die peinlichen Symptome in der Krankheitsentstehung mit. Als »Auslösungen« oder »ätiologische Symptome«, wie man sie auch bezeichnen kann, stehen sie dann in der Wertordnung der Symptome ganz oben. Daher sollte man unbedingt versuchen, durch »klügliche Wendungen der Fragen oder durch andere Privat-Erkundigungen auf die Spur zu kommen« (§ 93 des Organons). Ein paar erklärende Worte über die sachliche Wichtigkeit einer solchen peinlichen Befragung erleichtert diese den Kranken oft sehr. Das Verschweigen venerischer Erkrankungen ist allgemein bekannt. Es kann schwerwiegende therapeutische Versager zur Folge haben, auch wenn diese Erkrankungen schon lange zurück liegen. Umgekehrt setzt uns die Kenntnis »entehrender Veranlassungen« (§ 93) meistens auf die Spur zum Simile.
Pierre SCHMIDT berichtet als Beispiel zu diesem Thema in seiner französischen Übersetzung der KENT'schen »Lectures on Homoeopathic Philosophy« von einem Professor, der schon alle Kapazitäten für sein chronisches Asthma zu Rate gezogen hatte, ohne Erleichterung erfahren zu haben. Als er ihm verriet, daß er Exhibitionist sei, ließ sich sein Heilmittel bestimmen. Der Kranke fügte seinem Bericht hinzu: »Das ist das erste Mal seit 25 Jahren, daß ich das jemand anvertraue.« Im Band I des deutschen KENT finden wir 5 Mittel bei diesem Symptom (»Schamlos, entblößt den Körper«), allein Phosphor deckte alle hochwertigen übrigen Symptome des Patienten. Das Mittel war dann auch außerordentlich hilfreich für den Kranken.
Bei den Frauen ist im Rahmen der Regelanamnese nach *Fehlgeburten*, ihrer Ätiologie und ihrem Monat zu fragen. Im KENT'schen Repertorium

ist ein umfangreiches Kapitel den Mitteln für Abortus (Band III, 773–774) gewidmet, das W. Klunker in seinem III. Band des »Synthetischen Repertoriums« durch eine Reihe bewährter Mittel ergänzt. Es gibt eine Menses-Tabelle von H. Barthel (Haug-Verlag), die bei ausgeprägten Menses-Anomalien die Mittelfindung sehr erleichtert. Natürlich sollte man die Wertigkeit der Regelsymptome dabei nicht überziehen und allein mit dieser Tabelle irgendein Mittel herausdividieren, wo es nicht am Platz ist. Die Menses-Anomalien sind wichtige Allgemeinsymptome; ihre Rolle in der Arzneimittelwahl hängt vom Fall ab und davon, welche anderen, vielleicht noch wertvolleren Modalitäten zur Verfügung stehen.

> Die *Wertigkeit* der einzelnen Symptome spielt eine entscheidende Rolle bei der Arzneiwahl. Ohne Beherrschung dieses Kapitels ist man nicht im Stande, eine kunstgerechte Anamnese zu erheben (Seite 92).

Wer beispielsweise die *außerordentliche Bedeutung der auslösenden Faktoren bzw. Symptome* für die Arzneiwahl kennt, wird niemals versäumen, genau nach ätiologischen Symptomen zu fahnden, wenn ein Kranker berichtet, seine Beschwerden hätten ab einem bestimmten Zeitpunkt begonnen: »seit Weihnachten 1970«, »seit jenem Urlaub in Venedig«, »eigentlich erst, seit ich verheiratet bin« usw. Hinter solchen und ähnlichen Angaben wittert man eine Krankheitsauslösung, ein psychisches oder physisches Trauma, irgendetwas Bestimmtes, das die Krankheit in Gang setzte. Eine Auslösung dürfen wir uns nicht entgehen lassen!

Wir haben bereits erfahren, daß beim *akuten Fall* die Dinge meist ganz einfach liegen und schnell abzuwickeln sind. Hier entscheiden die »Data der wahrscheinlichsten Veranlassung der akuten Krankheit« (§ 5) und das akute Krankheitsbild die Arzneiwahl. Der Kranke berichtet meist selbst, was wir benötigen; höchstens nach den Modalitäten haben wir zu forschen.

> Schälen sich bei der Befragung Symptome heraus, die verschiedenen pathologischen Komplexen zugehören, so sollte man diese auseinander halten. *Der akute Zustand wird mit dem akuten Mittel behandelt, die chronische Krankheit mit dem Mittel, das zu den Symptomen des chronischen Bildes paßt.* Zuerst das akute Bild, dann die chronische Krankheit.

Stellt sich bei der Behandlung nicht der zu erwartende Erfolg ein, so ist zunächst ein eigener Fehler wahrscheinlicher als ein Versagen der Methode. Je länger man sich mit der Homöopathie befaßt, umso höher schätzt man die Macht des Simile ein, um so eher rechnet man mit eigenem Unvermögen als mit einem Versagen der Methode. Gerade von chronisch Kranken werden uns nicht selten »bezeichnungsvolle« Symptome vorenthalten (§ 95). Im Laufe der manchmal fast lebenslangen Leiden finden sich die Kranken mit ihren Beschwerden ab und haben jegliches Gefühl für ihre eigentlichen gesundheitlichen Normen verloren. Es braucht oft lange, bis sie im Laufe unserer Behandlung wieder beginnen, einigermaßen normal zu empfinden.

Ein Kranker war bereits 4 Jahre in meiner gelegentlichen Behandlung, ehe er mir das erste Mal von seinen schlimmen Kopfschmerzen berichtete, die er von früher Kindheit an wegen einer Rückgratverkrümmung hatte. Man habe schon viele Ärzte und Fachärzte konsultiert, alle meinten, bei einer derartigen Wirbelsäulenverkrümmung sei das »normal«. Er habe manchmal so »Schädelweh« gehabt, daß er es als Wohltat empfunden habe, mit dem Kopf gegen die Wand zu schlagen. Der Mann hatte bereits im ersten Halbjahr wegen passagerer Beschwerden für ein paar Wochen *Rhus toxicodendron* Q 6 erhalten. Nach 4 Jahren kam er wegen eines Pruritus am perinealen Scrotum-Ansatz in die Sprechstunde. Der betreffende Hautbezirk war äußerlich kaum verändert. Im 3. Band des KENTschen Repertoriums finden sich auf Seite 734 in der Rubrik »Jucken, Scrotum, erstreckt sich zum Damm« die beiden Mittel *Rhus tox.* (I. Grad) und *Sarsaparilla* (II. Grad). Angesichts des Wirbelsäulenbuckels in der Dorsalregion (KENT II/315) erhielt der Mann *Rhus toxicodendron* Q 18, einmal täglich ca. 5 Tropfen. Voll Dankbarkeit berichtete er mir 6 Wochen später, daß nicht nur seine Hautsache, sondern seine Kopfschmerzen »bis auf 10 %« vergangen seien. Er habe nie davon Erwähnung getan, weil er sich schon so damit abgefunden hatte wie eine Frau mit ihrem monatlichen Unwohlsein.

Für die *Erfolgsbeurteilung* einer Therapie muß man sich eine Vorstellung über die zu erwartende *Behandlungsdauer* bilden. *Faustregel:* man hat mit ebensovielen Behandlungsmonaten wie Krankheitsjahren zu rechnen. Frägt man nun einen *chronisch Kranken* nach seinem Befinden, erhält man gar nicht selten die negative Auskunft, noch sei »alles beim Alten«, weil die Hauptklage unvermindert fortbestehe. Forschen wir nach den übrigen Zeichen und Symptomen *(Symptomen-Inbegriff)* der Krankheit, die wir der Arzneiwahl zugrunde gelegt haben, dann stellt sich im Falle richtiger Similewahl heraus, daß ein großer Teil der Beschwerden Wirkung erkennen läßt oder gar schon verschwunden ist, ohne daß dies dem Leidenden bewußt geworden ist. Nach der HERINGschen Regel heilen die Krankheiten von oben nach unten, von innen nach außen und in der umgekehrten Reihenfolge ihres Vordringens (Seite 30)

Fehler bei der Befragung des Kranken:

1. Die Befragung ist unvollständig; wichtige Symptome bleiben unbekannt. Die Arzneimittelwahl geht nicht von der *Gesamtheit der Symptome* aus.
2. Der Kranke hat uns bewußt ein Symptom verschwiegen, das eine entscheidende Rolle bei der Arzneimittelwahl spielt.
3. Ein Symptom wurde durch ungeschicktes oder suggestives Fragen verfälscht und daher eine falsche Rubrik im Repertorium benutzt.
4. Wertlose Symptome wurden zu wertvollen aufgewertet und zur Mittelwahl herangezogen, obwohl sie nicht deutlich genug und nicht konstant genug im Beschwerdebild vertreten sind. »Eine Schwalbe macht noch keinen Sommer!«
5. Sprach- und Verständigungsschwierigkeiten. In Bayern reicht zum Beispiel der »Fuß« bis zur Leistenbeuge hoch.
6. Die Befragung der Angehörigen in einem chronischen Fall oder bei einem wichtigen Gemütssymptom wurde unterlassen. Die Selbstdarstellung der Kranken gibt mitunter ein ganz unzutreffendes Bild, zumal in puncto ihrer Gemütssymptome.
7. Der Behandlungserfolg wird nicht anhand des Symptomen-Inbegriffs der gewählten Arznei beurteilt und möglicherweise eine erfolgversprechende Therapie vorzeitig abgesetzt.

Fall:

An einem Januarsonntag werde ich gegen 16 Uhr als Arzt des örtlichen Bereitschaftsdienstes dringend zu einer 29jährigen Frau gerufen, die sich verbrüht habe. Wie ihre Schwester habe sie eine große Neigung zu Blasenkatarrhen: einmal kalte Füße, schon müsse sie dauernd rennen. Nun habe sie sich wieder so eine Sache zugezogen und eine Gummiwärmflasche aufgelegt. Durch Einfüllen zu heißen Wassers habe diese offenbar Schaden genommen, sei aufgeplatzt, das heiße Wasser über Unterbauch und Genitale gelaufen. Die Haut unterhalb des Nabels ist handflächengroß stark gerötet und im Begriff eine Blase zu ziehen, die Schleimhäute des Genitales sind ebenfalls stark gerötet.

Auf die verletzte Haut wird ein Salbenverband aufgebracht, die Genitalschleimhaut bleibt ohne lokale Behandlung*.

Für Verbrennungen kennt die Homöopathie eine Reihe vorzüglicher Mittel. Für die schwersten Fälle von Brandwunden und Verätzungen

---

* Hahnemann empfiehlt bei Haut-Verbrennungen als äußerliche Behandlung »Umschlagen von Wasser, mit hoch potenzierter Arsenik-Auflösung gemischt oder stundenlanges, ununterbrochenes Auflegen (in recht heißem Wasser) heiß gemachten Weingeistes)« – *Chron. Krankheiten*, 2. Aufl., Band 1, Seite 164.

kommen Asenicum album und Causticum in Betracht, während bei den Verbrennungen II. Grades mit Blasenbildung besonders Cantharis und Rhus toxicodendron ähnliche Mittel sind (Man denke an das Canthariden-Pflaster und die Toxikologie von Rhus toxicodendron!). In unserem Fall war durch die zystitischen Beschwerden die Simile-Wahl leicht zu treffen. Die betreffende Arznei wurde in Q6 verordnet, stündliche Gaben bis zum Wirkungseintritt, dann seltener. Die Kranke konnte bereits nach wenigen Malen des Einnehmens einschlafen und war nicht wenig verwundert, als sie erst am nächsten Morgen wieder erwachte, ohne auch nur einmal Wasser gelassen zu haben. Die Hautblase sei am Morgen ebenfalls wie »weggeblasen« gewesen. Welches Mittel wurde verordnet? Wo stehen die betreffenden Rubriken im KENT?

Lösung:
Cantharis Q6 (natürlich wäre auch D6 oder C6 gegangen) KENT I/452 »Verbrennungen« und III/671 Harnblase »Entleerung häufig«, siehe auch III/685 Harnblase »Schleimhaut, Entzündung«.

Fall:
Wieder ein akutes Bild, ebenfalls aus dem Bereitschaftsdienst: 42jährige Frau, an ihrem 2. Kind im Ende des VII. Monats schwanger, kommt wegen starker Wehen, die sie zunächst als Senkungswehen aufgefaßt hatte. Beginn dieser Wehen gleich nach dem Frühstückskaffee. An diesem Tag auch besonders heftige Kindsbewegungen. Die Wehen verursachen deutliche Schmerzen an der Symphyse. Als auch am Nachmittag kein Stillstand eintritt, befürchtet die Frau eine Frühgeburt und kommt in die Praxis. Kindliche Herztöne rechts unterhalb des Nabels deutlich zu hören: 150/min. Diagnose: Senkungswehen Mens VII, drohende Frühgeburt. Im Synthetischen Repertorium, Band III (KLUNKER) stehen in der Rubrik »Fehlgeburt Mens VII« die beiden Mittel Ruta und Sepia, ersteres im 2. Grad, das letztere nur im 1. Grad. Welches Mittel wurde gewählt? Aufgrund welcher Angabe kann man zwischen den beiden Mitteln eine Unterscheidung treffen? Da sonntags keine homöopathische Apotheke in der Umgebung offen war, erhielt die Patientin die Arznei aus meiner Hausapotheke. Es war eine Q6. Dazu gab ich das Rezept mit der Bitte, es an einem der nächsten Werktage zu besorgen und das Mittel zurück zu erstatten. 2 Tage später kommt der Ehemann und berichtet ganz erleichtert, daß schon nach dem 2. Einnehmen die Wehen standen. Die Gravidität verlief dann normal weiter.

Lösung: Ruta graveolens, die Weinraute. Ihr wurde wegen der deutlichen Schmerzen an der Symphyse der Vorzug gegeben. Im Arzneibild stehen die Periost-, Knochen- und Muskelschmerzen sowie die Folgen anhaltender Muskelanstrengungen obenan. Das Mittel war schon im Altertum als Abortivum bekannt. In der Homöopathie steht es bei drohender Frühgeburt im 7. Monat vor *Sepia* zur Wahl. Bei Abortus Mens VII, wenn die Frucht also schon abgestorben ist, kommt es als einziges Mittel in Betracht.

Fragen:

31 Welche Symptome verdienen größere Beachtung bei der Krankenbefragung für die homöopathische Arzneimittelwahl, die pathognomonischen oder die unlogischen,»komischen«, die wir von der Pathologie her schlecht oder überhaupt nicht verstehen können?
   Das hat seinen tieferen Grund darin, weil Krankheit ihrem Wesen nach *Verlust* . . von *Ordnung* . . ist.

32 In welchen Paragraphen des Organons finden wir die Anweisungen HAHNEMANNS zur Krankenbefragung? *84 – 104*

33 In § 87 weist HAHNEMANN auf ein wichtiges Gebot hin: keine *Suggestiv Frage* fragen stellen! *trg. sollen wir dem milian mar. zu bedurwo stru sein*
   Wie sollen die Fragen gestellt werden? *soll z. ein Aus. mit eig. Wort*

34 Welcher Behandlungsgrundsatz gilt, wenn ein Kranker Symptome eines akuten und eines chronischen Übels zugleich aufweist? *zuerd. ak. beweil.*

35 Nenne ein paar der angeführten Fehler bei der Befragung!

Das lehrbare Besondere der homöopathischen Krankheitslehre

RIBBERT, H. – H. HAMPERL: Lehrbuch der Allgemeinen Pathologie und der Patholog. Anatomie, 17. Aufl. Springer-Verlag, Berlin: 1944.

HOFF, F.: Klinische Physiologie und Pathologie, 6. Aufl. Thieme-Verlag Stuttgart: 1962.

FLURY, R.: Realitätserkenntnis und Homöopathie. Eigendruck von M. FLURY-LEMBERG, Bern, Aegertenstr. 6 (1979).

An dieser Stelle wollen wir einmal Zwischenbilanz ziehen. Wir haben schon eine ganze Menge über die homöopathische Medizin erfahren und wollen uns nun die *aufschlußreiche Frage* stellen:

> **Worin besteht der charakteristische Unterschied der homöopathischen und der klinischen Betrachtungsweise?**

Universitätspathologie:
LEHRE VON DEN KRANKHEITEN
Die Pathologische Anatomie im speziellen befaßt sich mit den gestaltlich faßbaren Veränderungen an Organen und Zellen. »Es gibt keine Allgemeinkrankheiten, sondern nur lokale und Zellkrankheiten.« (VIRCHOW).

Diese Krankheitsbetrachtung nimmt ihren Ausgang von MORGAGNI und seinem grundlegenden Werk »De sedibus et causis morborum« (1761).

In der Einleitung zum »Lehrbuch der Allgemeinen Pathologie« von RIBBERT-HAMPERL, 17. Auflage, Springer-Verlag 1944, finden sich die selbstkritischen Worte:

»Aber auch wenn wir gestaltliche Veränderungen bei einer Krankheit nachzuweisen imstande sind, so haben wir damit doch niemals ›die Krankheit‹ erfaßt, sondern nur eben ein unseren Sinnen leicht zugängliches Zeichen veränderter Lebenstätigkeit, dessen Wichtigkeit im ganzen Geschehen damit noch lange nicht erwiesen ist.«

Homöopathie:
Nach HAHNEMANN bleibt uns das eigentliche Wesen der Krankheit, ihre tiefste Ursache stets verborgen. Wir erfahren nur ihr nach außen reflektierendes Bild, die objektiven Zeichen und die subjektiven Symptome des Kranken. »Ins Innere der Natur dringt kein erschaffener Geist« (Monita üb. die drei gangbaren Kurarten, 1801)

Eine Krankheit beginnt im allgemeinen lange, ehe sie meßbare und nachweisbare Läsionen setzt. Die Läsionen allein repräsentieren niemals die Krankheit; die *Gesamtheit der Zeichen und Symptome sind das nach außen reflektierende Bild der Krankheit.*
Am präläsionellen Geschehen, am *Prozeß* und *nicht an seinen Defekten,* sieht die homöopathische Methode ihren eigentlichen Ansatzpunkt. Während sich klinische Diagnostik und Therapie an den objektiven, nachweisbaren Daten der Krankheit ausrichten und ihre Bezüge demnach mehr in den Zweigen der pathologischen Anatomie und Histologie finden, geht die homöopathische Arzneimittelwahl hauptsächlich von den individuellen, subjektiven Angaben des Kranken aus, deren Bezüge in der pathologischen Physiologie zu suchen wären. (Vergleiche F. HOFF: Klinische Physiologie und Pathologie).

> **Die Hochschulpathologie ist die Lehre von den Krankheiten, die homöopathische Krankheitslehre geht vom kranken Menschen aus.**

Die Verlagerung des therapeutischen Angriffsortes von der Läsion zum Prozeß bedingt auch am Kranken einen anderen Ausgangspunkt für die Arzneimittelwahl.

Der homöopathische Arzt wählt nach den von HAHNEMANN im »Organon der Heilkunst« gegebenen Anweisungen aus der Gesamtheit der Zeichen und Symptome des Kranken »die auffallendern, sonderlichen, ungewöhnlichen und eigenheitlichen (charakteristischen)«, heraus, um anhand dieses qualitativen *Symptomen-Inbegriffs,* dieses Repräsentativs der Krankheit, das heilende Simile unter den Arzneien zu bestimmen.

»Das Beispiel der *modernen Medizin* ist sehr klar und eindrucksvoll: sie hat sich ganz und gar *an die mathematische Wissenschaft angelehnt,* sie unterwirft alle ihre Experimente und Erfahrungen der Statistik, sie strebt nach der rechnerischen Formel, nach dem Gesetz, das ihr Ableitung, Beweis, Argumentation ermöglicht.
Gerade so intensiv, so ganz und gar, sollen auch wir uns jener Wissenschaft unterwerfen, die zu uns paßt – daß dies nicht die Mathematik sein kann, ist klar. Der Anlehnungsmodus ist vorbildlich, die Wissenschaft aber, an die sich die heutige Medizin anlehnt, paßt zu keiner Art von Heilkunst, am wenigsten zur homöopathischen, die eine *rein qualitative* Heilkunst ist. Ähnlichkeit ist Übereinstimmung der Qualität. Wir erkennen das gesunde und das kranke Leben als reine Qualia, die Heilung erfolgt aus der Begegnung von analogen, d. h. qualitätsgleichen Wesenheiten. Die mathematische Wissenschaft hat keine Gewalt über das Quale, das unteilbar, deshalb mathematisch unerkennbar, unmeßbar ist. Unser einziges Maß ist das analoge Quale. Sobald das Leben beginnt, hört jeder Zugriff der Mathematik auf« (FLURY).
Der Mensch ist Einer (zusammengesetzt) aus Milliarden Teilen. Aus diesem Satz lassen sich zwei verschiedene Wege des Heilens ableiten, ein Weg für das Ganze, Ungeteilte (= Individuum) und ein anderer Weg für die Teile. Die beiden grundverschiedenen Wege erfordern unterschiedliche Denkweisen, haben ihre eigenen Termini und ihre eigenen Exaktheitsideale.

Klinische Medizin	Homöopathische Medizin
für die Krankheit typische (= pathognomische) Zeichen und Symptome	für den Kranken typische (= individuelle) Zeichen und Symptome
Therapie der Teile, des meßbaren Krankheitsgeschehens, quantitative Betrachtung, statistischer Beweis	Therapie des In-dividuum des »Nicht-teilbaren«, qualitative Betrachtung, dokumentierter Einzelfall
Patholog. Anatomie Patholog. Histologie	Patholog. Physiologie

Fragen:

36 Worin sehen Sie den entscheidenden Unterschied zwischen der Hochschulpathologie und der homöopathischen Krankheitslehre?

37 Wovon geht der homöopathische Arzt bei der Erstellung seines Therapieplanes aus, z. B. bei einem Magengeschwür, mehr vom objektiven Schleimhautbild und anderen meßbaren Labordaten oder von der Gesamtheit des individuellen Beschwerdebildes des Kranken?

Der Symptomen-Inbegriff und die Wertigkeit der Symptome (Hierarchisierung)*

HAHNEMANN: Organon der Heilkunst, 6. Auflage, §§ 104 und 153.

FLURY, R.: Realitätserkenntnis und Homöopathie: S. 17–33. M. D. PHILIPPE: Einführung in die Denkweise Rudolf Flurys. Herausgegeben von M. FLURY-LEMBERG, Bern: 1979.

FRÄNTZKI, E.: Die Idee der Wissenschaft bei Samuel Hahnemann. Haug-Verlag, Heidelberg: 1976.

KENT, J. T.: Lectures on Homoeopathic Philosophy (1900), Titel der deutschen Ausgabe »Zur Theorie der Homöopathie«. Übersetzung von J. KÜNZLI V. Fimelsberg. Verlag Grundlagen und Praxis, 295 Leer/Ostfriesland: 1973.

KENT's Minor Writings on Homoeopathy. Hrsg.: K. H. GYPSER. Haug, Heidelberg: 1987.

---

* W. KLUNKER empfiehlt anstelle von »Hierarchisierung« den Begriff »Gewichtung« (ZS f. Kl. Homöopathie 27/1983; S. 221–222

»Symptom« stammt aus dem Altgriechischen und wird meistens mit »Zufall« übersetzt, die Symptome fallen uns zu. Eine andere Übersetzung lautet »was zusammenfällt«. Dieser bedient sich E. FRÄNTZKI in seiner Definition: »Zusammenfallen des Sichzeigenden mit dem Sichnichtzeigenden, mit dem Sichniemals-Zeigenden«. Das Sichniemalszeigende ist die Ursache der Krankheit.

Der »*Symptomen-Lehre*«, wie man dieses Kapitel auch überschreiben könnte, kommt in der Homöopathie eine größere Bedeutung zu als in der klinischen Medizin. Genau die gleichen Symptome, die wir von unseren Kranken zu hören bekommen, finden wir in den Protokollen unserer Arzneiprüfungen wieder, da die homöopathische Medizin ihre Mittel in erster Linie am gesunden Menschen prüft. Meerschweinchen und Froschherz können keine Symptome klagen. Und da es »einzig die Symptome sind, durch welche die Krankheit, die, zu ihrer Hilfe geeignete Arznei erfordert und auf dieselbe hinweisen kann« (§ 7, Organon), gehört dieses Kapitel zu den wichtigsten des ganzen Buches.

Eine »nur symptomatische« Therapie entspricht nicht den Zielvorstellungen der naturwissenschaftlich orientierten Medizin. Ihre Pharmakotherapie will, wenn irgend möglich, »kausal« sein. »Als wissenschaftlich gilt ihr (nur) ein Wissen, das nicht bei der Erscheinung eines Erscheinenden stehen bleibt, sondern das auf deren Ursache zurückgeht und diese für das Wissen beibringt. Wissenschaftliches Wissen besagt ursächliches Wissen« (FRÄNTZKI).

Der Begründer der wissenschaftlichen Homöopathie, Samuel HAHNEMANN, schiebt diese Vorstellung in seiner Einleitung zum »Organon« beiseite und schreibt: »Diese alte Arzneischule bildete sich viel darauf ein, vorgeben zu können, daß sie allein die *Ursache der Krankheit* aufsuche und hinwegzuräumen sich bemühe . . .« »*Sie wähnten nur,* die Krankheitsursache finden zu können, fanden sie aber nicht, da sie nicht erkennbar und nicht zu finden ist . . .«

Um diese Kritik am Kausaldenken der etablierten Medizin zu untermauern, lasse ich E. FRÄNTZKI, Philosophie-Professor in Aachen, nochmal zu Wort kommen: »Hier ist nun freilich zunächst aufs genaueste zu beachten, was die überlieferte Medizin behauptet. Sie behauptet, daß . . . ein Hirntumor *Ursache* ist (oder auch nur sein kann) für die oder die Krankheitserscheinung. Dann ist ebenso genau zu beachten, worauf sich die Hahnemannsche Kritik bezieht. Sie bezieht sich nicht darauf, daß ein Hirntumor nicht sichtbar gemacht werden könnte, vielmehr sagt Hahnemann: Die von der überlieferten Medizin behauptete *Ursächlichkeit* des Hirntumors könne nicht sichtbar gemacht, sondern nur gedacht (vorgestellt) werden. Und in der Tat vermag auch die modernste, nach dem allerletzten Stand der Wissenschaft erbaute Apparatur dies nicht und wird es niemals vermögen. Was die technische Apparatur erkennen läßt, ist lediglich den Hirntumor als ein Erscheinendes, nicht aber als ein Ursächliches.«

HAHNEMANNS Homöopathie ist bewußt phänomenologisch orientiert. Da die Krankheitsursache für den Menschen nicht erkennbar ist, brauchen wir hinter den Symptomen nicht nach Ursachen suchen. Das menschliche Erkennen bewegt sich im Bereich des Erscheinenden, der Phänomene. Spätestens seit KANTS »Kritik der reinen Vernunft« gilt der gebildeten Menschheit dies als Tatsache.

In der Homöopathie sind die Symptome bereits das Eigentliche der Krankheit, weil die Causa prima morbis dem menschlichen Erkennen verschlossen bleibt. Um dies noch einmal vom Begründer der Homöopathie herzuleiten, ein Zitat aus § 7 der 6. Organon-Auflage: »Da man nun an einer Krankheit, von welcher keine sie offenbar veranlassende oder unterhaltende Ursache (causa occasionalis) zu entfernen ist, sonst nichts wahrnehmen kann, als die Krankheits-Zeichen, so müssen ... es auch einzig die Symptome sein, durch welche die Krankheit die, zu ihrer Hülfe geeignete Arznei fordert und auf dieselbe hinweisen kann – so muß die Gesamtheit dieser ihrer Symptome, dieses nach außen reflektierende Bild des innern Wesens der Krankheit, d. i. des Leidens der Lebenskraft, das Hauptsächlichste oder Einzige sein, wodurch die Krankheit zu erkennen geben kann, welches Hilfsmittels sie bedürfe ... so muß, mit einem Worte, die Gesamtheit der Symptome für den Heilkünstler das Hauptsächlichste, ja Einzige sein, was er an jedem Krankheitsfall zu erkennen und durch seine Kunst *hinwegzunehmen* hat, damit die Krankheit geheilt und in Gesundheit verwandelt werde.«

Als naturwissenschaftlich gebildeter Mediziner muß man sich hier darüber klar werden, daß auch die Befunde der pathologischen Anatomie Krankheitsphänomene sind, nicht Ursachen aufzeigen. HAMPERL, ein Pathologe und Lehrbuchautor der Mitte unseres Jahrhunderts, bekennt in der Einleitung zur 17. Auflage des Pathologie-Buchs von RIBBERT-HAMPERL: »... auch wenn wir gestaltliche Veränderungen bei einer Krankheit nachzuweisen imstande sind, so haben wir damit doch niemals »die Krankheit« erfaßt, sondern nur eben ein unseren Sinnen leicht zugängliches Zeichen veränderter Lebenstätigkeit, dessen Wichtigkeit im ganzen Geschehen damit noch lange nicht erwiesen ist.«

Die Symptomen-Lehre der Homöopathie handelt von der verschiedenen Wertigkeit der Zeichen und Symptome in der Simile-Wahl. Wir wählen das Simile nicht anhand sämtlicher Zeichen und Symptome *eines* Krankheitsfalles. Auch der Steckbrief der Kriminalistik bedient sich nicht sämtlicher Tätermerkmale, sondern eines Minimums besonders charakteristischer, einprägsamer Merkmale, die hinlänglich sind, den Täter

94

dingfest zu machen. Der Symptomen-Inbegriff begnügt sich ebenfalls mit dem kleinsten Nenner, auf den das »analoge Quale« (FLURY), der Inbegriff an Qualitäten von Kranksein einerseits und Arznei andererseits zu bringen ist.

Rudolf FLURY beschreibt das Vorgehen der Homöopathie folgendermaßen: »Die Homöopathie ist auf den ersten Blick eine induzierende Medizin, bei welcher Definition und Rechnerei – die Typica der abstrahierenden Medizin – eine kümmerliche Rolle spielen.

Die Methode der induzierenden Wissenschaft Homöopathie ist uns bereits bestens bekannt: nämlich die Hierarchisierung der Symptome. Wir suchen aus den Symptomen, die irgendeine Eigenart aufweisen, jene aus, die am allereigenartigsten sind ... Hier erkennen wir das Ziel, das die Homöopathie verfolgt: Verschiedenen Symptomen ihre Bedeutung zusprechen, sie ordnen, hierarchisieren, um jenes zu finden, das am charakteristischsten, das Maß für alle übrigen ist. Dieses erlaubt uns, den Patienten in seiner Einzigartigkeit zu erkennen, in dem, was ihm am individuellsten ist, und nicht in dem, was als der Gattung eigen-abstrakt bleibt. Man kann keinen abstrakten Menschen heilen; man kann nur das Individuum heilen.«

> **Wie kommen wir nun in der Praxis von den Symptomen des Kranken zum ähnlichen Heilmittel?**

Symptomen-Inbegriff

Den Weg zum Simile hat uns HAHNEMANN mit diesem *genialen Kniff* erschlossen. Mit Hilfe seines § 153 sondern wir eine *Handvoll hochwertiger Symptome* des Kranken aus, die sowohl den Fall wie auch das Arzneimittel determinieren. Mit diesem Kniff wird die Simile-Medizin zur praktikablen Methode. Die Handvoll charakteristischer Symptome nennt HAHNEMANN den *Inbegriff der Symptome.*

Wenn es uns gelingt, einen Krankheitsfall vollkommen und prägnant unter diesen Hut des *Symptomen-Inbegriffs* zu bringen, dann gelingt es meist auch, das in diesen Punkten übereinstimmende Simile unter den Arzneien auszusondern.

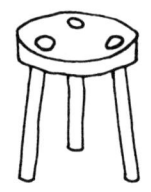»Auf 3 Beinen steht der Stuhl«, hat Constantin HERING* gesagt. Mit drei sehr guten (= charakteristischen) Symptomen läßt sich meist ein Mittel sicher aussondern. Das ist der Idealfall, der Lehrbuchfall. *Selten* begegnen uns Symptome, die so ausgefallen, so *charakteristisch* sind, daß schon zwei von ihnen genügen, ein Arzneimittel auszusondern. *Ganz selten* einmal kommt es vor, daß ein einziges Symptom genügt, das homöopathische Simile auszusondern.

Oder aber wir haben es mit lauter Symptomen geringer Sonderlichkeit, mit Symptomen sehr allgemeiner Natur zu tun. Von ihnen braucht man 5–10 an der Zahl, um einigermaßen sicher ein homöopathisches Heilmittel auszusondern. *Ähnlichkeit in noch mehr Symptomen zu erstreben, ist unnütz und birgt Fehlerquellen in sich.* Immer häufiger kommen dabei Arzneimittel mit vielen Prüfungssymptomen zum Zug, und die weniger gut geprüften Mittel geraten in Nachteil. Die *Qualitäten* geben den Ausschlag, in der Homöopathie, *nicht die Quantitäten, Einheiten* und *Gewichte.*

> **Wir sehen:**
> **Die Symptome haben einen ganz verschiedenen Stellenwert bei der Arzneiwahl.**

Je mehr Symptome benötigt werden zur Wahl des Simile, umso geringer ist ihre Eigenartigkeit, umso geringer ist ihr Wert. Den höchsten Rang in der Hierarchie der Symptome haben jene inne, die für sich allein hinreichen, das ähnliche Arzneimittel auszusondern.

> **Die Wertigkeit der Symptome ergibt sich aus ihrer Ausschließlichkeit, mit der sie das Simile aussondern.**

Eine aufschlußreiche Frage:

Die klinische Medizin schätzt bekanntlich die »pathognomonischen Symptome« besonders hoch ein. Besteht zwischen diesen

---

* HERINGS berühmte Tripode (lat., Plural von »tripus«, Dreifuß): »Three points of rest, according to mathematics, beeing enough to support any object, we may assume that three characteristics should be sufficient to make a cure very probable.« (aus dem Vorwort von HERINGS »Guiding Symptoms of our Materia Medica« Philadelphia: 1879.)

und den, in der homöopathischen Arzneimittelwahl wertvollen Symptomen eine Beziehung?

Man kann sagen, daß die pathognomonischen Symptome in der homöopathischen Arzneiwahl stark in den Hintergrund treten und jene Symptome, die in der Klinik als »subjektive Symptome« verworfen werden, in der Homöopathie meistens die entscheidende Rolle spielen. Das hängt, wie wir im vorausgehenden Kapitel erfahren haben, damit zusammen, daß die homöopathische Medizin Bezüge zum Kranken sucht und nicht solche zur Krankheit, zum nosologischen Begriff. Je eigenwilliger, sonderlicher, auffallender, merkwürdiger, von der Pathologie her unverständlicher, umso individueller ist ein Symptom, umso bezeichnender ist es bei der »Karikatur«, die wir von unserem Kranken hinwerfen. Die wenigen Striche, mit denen wir auszukommen suchen, sind unser *Symptomen-Inbegriff*.

Der Terminus *»Inbegriff der Wirkungen«* begegnet uns bereits in der ersten homöopathischen Publikation des Jahres 1796 (»Versuch über ein neues Prinzip . . .«). HAHNEMANN setzt dort dem »Inbegriff der Wirkungen der Arznei« die »gesammten Symptome der zu heilenden Krankheit« entgegen. Der *»Symptomen-Inbegriff«* bleibt HAHNEMANNS Ausdruck für das *qualitative Repräsentativ der nach dem § 153 ausgesonderten Zeichen und Symptome von Krankheit bzw. Arzneimittelbild.* Er stellt eine Handvoll hochwertiger Zeichen und Symptome des Kranken bzw. der Arznei dar, die unverwechselbar eine homöopathische Übereinstimmung beider Teile ermöglichen. Den Begriff »Symptomen-Inbegriff« kann man vergleichen dem *»Steckbrief«* in der Kriminalistik, mit dem ein unbekannter Täter gesucht wird. Mit dem »Symptomen-Inbegriff« des Kranken fahnden wir nach dem Simile.

Die Erfahrung lehrt, daß wir solch *eigenartige Symptome in den allermeisten Fällen,* selbst noch in vielen epidemischen Krankheiten, zu finden vermögen. Nur ganz selten ist dies nicht mehr möglich; dann sprechen wir von den »einseitigen Krankheiten« (vergl. dieses Kapitel!).
Verarmt an individuellen Symptomen bis zur Unmöglichkeit einer Simile-Findung sind zuweilen auch jene »ausgebrannten« Fälle, die lange unter schwerer *allopathischer Medikation* standen. Ihre Symptome sind häufig genug *nur mehr Arzneisymptome.* Im Fall langdauernder *Corticoidbehandlung und von Drogenmißbrauch* kommt zu irreparablen Schäden auch noch die Reaktionslosigkeit auf jegliche Reiztherapie hinzu.

HAHNEMANN hat uns im »Organon der Heilkunst« eine eingehende Anleitung für die homöopathische Behandlung gegeben. Es ist wie ein Gesetzbuch nach Paragraphen gegliedert. In punkto Symptomen-Inbegriff vermissen wir die sonstige Gründlichkeit in den Anweisungen. Wir lesen im § 104, daß wir *nach der genauen Aufzeichnung der Gesamtheit der Symptome die charakteristischen herauszuheben* haben. Das ist alles!

Wir haben aber im § 153 den Hauptschlüssel, der fast alle Zimmer der Homöopathie aufsperrt. Er bringt uns auch in der Frage des Symptomen-Inbegriffs weiter. Die didaktische Aufschließung dieses Kapitels verdanken wir der amerikanischen Homöopathie, voran J. T. KENT.

KENTS »Lectures on Homoeopathic Philosophy« erschienen im Jahr 1900. Ein oder zwei Jahre vorher erfolgte seine Konversion zum Swedenborgianismus, dessen Gedankenwelt ihn nachhaltig beeinflußte. Es ist aber falsch, nach KENTS »Philosophy« den Geistes- und Gemütssymptomen bedingungslos den ersten Platz im Symptomen-Inbegriff einzuräumen. Nach GYPSER geht aus den Kasuistiken und Schriften von KENTS späteren Jahren (»Minor Writings«) eindeutig hervor, daß er übereinstimmend mit HAHNEMANN den § 153-Symptomen den ersten Platz in der Rangordnung der Zeichen und Symptome bei der Arzneiwahl einräumte.

Natürlich sind in der homöopathischen Symptomenlehre auch eigene Fachausdrücke für typische Symptome entstanden. *Systematisch gesehen,* kann man die *Symptome nach zwei verschiedenen Gesichtspunkten aufgliedern.* Es gibt eine *Terminologie nach topischen Aspekten,* die vom Körperteil bzw. der Funktion des Kranken ausgeht, von dem das Symptom herstammt, z. B. *Geistes- oder Gemütssymptome, Allgemeinsymptome, Sexualsymptome* usw.

Die zweite *Terminologie* bringt dem Schulmediziner eine Reihe neuer Begriffe. Dafür führt sie uns fachgerechter in die homöopathische Sache ein. Sie ist *nach qualitativen Gesichtspunkten* gegliedert. Soweit die Begriffe englischer Sprache sind, verraten sie ihre Herkunft aus der amerikanischen Homöopathie. Wir haben es mit *»Keynotes«* (Schlüsselsymptomen), *»As-if's«* (Als-ob-Symptomen), *Begleitsymptomen, paradoxen Symptomen* zu tun.

Topisches Symptomenregister

1) Geistes- und Gemütssymptome	4) Schlafsymptome
2) Allgemeinsymptome	5) Sexualsymptome
3) Verlangen und Abneigungen	6) Lokalsymptome

Hierarchisches Symptomenregister
§ 153-Symptome

1) Ätiologische (auslösende) Symptome
2) Keynotes (Schlüsselsymptome)
3) As-if-Symptome (Als-ob-Symptome)
4) Paradoxe Symptome
5) Begleitsymptome (Comitantien)
6) Entweder-oder-Symptome (Alternantien)
7) Periodische Symptome (Periodika).

Was versteht man in der homöopathischen Medizin unter dem Begriff »Modalität«?

Unter den Modalitäten verstehen wir die *näheren Umstände der Verschlimmerung oder Besserung,* mit deren Hilfe wir die Symptome des Kranken wie die Arzneibeschwerden der Prüfpersonen während der homöopathischen Arzneimittelprüfungen genauer bestimmen. Dadurch wird »das jedem Symptom Eigentümliche und Charakteristische offenbar« (§ 133, Organon). Zu einem *vollständigen Symptom* gehört, wie wir bereits erfahren haben, die Angabe seiner Lokalisation (Ort), seiner Sensation (Empfindung) der Modalitäten von Verschlimmerung und Besserung und, falls vorhanden, seiner Begleitsymptome.

Ihren Rang innerhalb der Hierarchie erhalten die Symptome entsprechend § 153 zugemessen. An erster Stelle stehen jene Symptome, auf welche die Eigenschaften des § 153 am hervorstechendsten zutreffen.

Unsere Aufgabe besteht darin, unter den ähnlichen das passendste Einzelmittel auszusondern. Je differenzierter ein gestörtes System ist, desto weniger vermögen Masse und Gewicht der Gegenanstrengung, um so wirksamer wird die Steuerung durch pharmakologische Signale an den entscheidenden, an den primär gestörten Regelkreisen. Die Zielvorrichtung dazu ist der § 153.

Wir beginnen unsere systematische Besprechung mit dem

Hierarchischen Symptomenregister – § 153-Symptome

Bei den nun folgenden Symptomen handelt es sich um solche besonderen Ranges. Immer sind sie für die Mittelwahl entscheidend und gehören in den »Inbegriff der Symptome«. Umgekehrt kann man sagen, wenn ein Kranker ein solches Symptom aufweist und dieses wurde bei der Arzneimittelwahl nicht berücksichtigt, dann ist ein durchschlagender Erfolg meist nicht zu erwarten.

Das auslösende oder ätiologische Symptom (= Causa)

Auf seine Bedeutung weist schon HAHNEMANN in §§ 5, 24 und 93 des Organon hin. Der Begriff »Causa« ist in der Einzahl nicht sehr glücklich, da für das Zustandekommen von Krankheiten kaum jemals eine einzige Ursache maßgebend ist. Allenfalls bei den grob-mechanischen Umwelteinflüssen und ihren direkten Folgen, den Verletzungen mag er zutreffen. Wir sprechen also allgemein besser von Auslösungen.

Die Vorrangstellung, die das ätiologische Symptom nach allgemeiner Auffassung einnimmt, hat sich erst in unserer Zeit herauskristallisiert. Wir sind uns heute weithin einig, daß jener Reiz, der eine akute oder gar chronische Erkrankung auszulösen vermag, eine besondere Stelle in der Beurteilung von Krankheit und Patient einnehmen muß. Ihrer Natur nach haben wir es mit *zwei verschiedenen Arten von ätiologischen Symptomen zu tun.*

Die eine Art ergibt sich aus grob-mechanischen Umwelteinwirkungen. Die Folgen sind *Verletzungen, Zerrungen, Überanstrengungen.* Die Ursache ist *äußere Gewalt,* die bei allen Opfern mehr oder weniger gleichförmige Läsionen hervorruft. Die Arzneien dafür sind unsere Trauma-Mittel, voran *Arnica montana* und andere Vertreter aus der Pflanzenfamilie der Compositen, sodann *Hypericum perfoliatum* für die Nervenverletzungen einschließlich dem Schleudertrauma der Wirbelsäule, *Rhus toxicodendron* für die vielfältigen Zerrungen, Verrenkungen und Überanstrengungen. Alle diese Mittel haben ihre besonderen Wirkungsrichtungen und lassen, lege artis und in potenzierter Form angewandt, an Wirkung nichts zu wünschen übrig.

Die zweite Art ätiologischer Symptome steht in Zusammenhang mit *Erkrankungen.* Die dauernde Auseinandersetzung mit den mannigfaltigsten Umwelteinwirkungen deckt lokale wie temporäre Abwehrschwächen des Organismus auf. Der auslösende Reiz ist oft genug *unterdurchschnittlich klein* und *nur bei entsprechender Krankheitsbereitschaft (»Psora«)* in der Lage, Störungen auszulösen. Sowohl der auslösende Reiz wie die krankhafte Reaktion können *charakteristisch im Sinne des § 153* sein. Bei langwierigen chronischen Übeln ist freilich gegenüber der auslösenden Rolle eines ätiologischen Umstandes zuweilen Skepsis angebracht, weil chronische Krankheiten multifaktoriell veranlagt sind und oft mit vielen Wurzeln konstitutionell verankert sind. Dann können »jene angeblichen Veranlassungen nur Hervorlockungs-Momente eines chronischen Miasm abgeben«, weil diese Veranlassungen viel zu klein sind, um »eine langwierige Krankheit« *in einem gesunden Körper* zu erzeugen, lange Zeit zu unterhalten und von Jahr zu Jahr vergrößern (Anmerkung zu § 206 des Organons). In einem solchen Fall ist dann der *nächstbeste Reiz* hinlänglich, das Übel zum Vorschein zu bringen. Dieser *nächstbeste Reiz* ist dann weder charakteristisch, noch spezifisch auslösend, sondern er war lediglich der letzte Tropfen, der das Faß zum Überlaufen brachte.

Alle Überlegungen zum Kapitel der Auslösung erstrecken sich zwischen dem Organon-Paragraphen 5 auf der einen Seite und der Anmerkung des § 206 auf der anderen Seite.
Im KENTschen Repertorium sind die ätiologischen Rubriken als »Folgen von . . .«, »Beschwerden durch . . .« bezeichnet. Sie finden sich unter Gemüt »Schreck, Beschwerden durch . . .« oder unter Verletzungen im Kapitel Allgemeines, häufig auch unter Modalitäten bei den jeweiligen Begriffen. In dem neu erschienenen »Synthetischen Repertorium« von BARTHEL und KLUNKER finden wir im 1. Band in den Spalten 12–22 eine Zusammenfassung der ätiologischen Symptome unter dem Titel »Beschwerden infolge von . . .«

Fall:
78jährige Frau, kommt schon jahrelang wegen verschiedener Altersbeschwerden in meine Sprechstunde. Sie ist weitgehend erblindet, findet sich aber in ihrer näheren Umgebung noch einigermaßen zurecht und verläßt alleine ihr Einfamilienhaus, das noch zu Lebzeiten ihres Mannes gemeinsam mit dem einzigen Sohn gebaut wurde. Seit gut 4 Jahren liegt sie mir wegen ihrer Darmbeschwerden in den Ohren. Schon morgens um 4.30 Uhr erwache sie mit der Sorge, ob sie wohl in die Messe zurecht komme. Wenn sie was vorhabe, habe sie dauernd Stuhldrang. Um dieser Misere zu entgehen, nimmt sie laufend Abführmittel. Dann müsse sie in der Frühe 4–5mal »hinaus«, aber dann könne sie wenigstens zur Kirche. Bisher konnte ihr niemand den Abführmittelmißbrauch ausreden. Bei der rektalen Untersuchung finden sich äußere Hämorrhoiden, ein auffallend schlaffer Sphinkter und eine weite Ampulle. Die klinische Untersuchung ergibt aber keinen Anhalt für einen malignen Prozeß und bestätigt die funktionelle Natur der Störung. Nux vomica, unser Hauptmittel bei Störungen der Darmmotilität in der einen oder anderen Richtung, wenn Abführmittelabusus eine ursächliche Rolle spielt, bringt keinerlei Wirkung. Auch die verschiedenen Altersmittel, voraus Barium carbonicum

und Ambra grisea, bleiben ohne Erfolg, obgleich beide Mittel ähnliche Tenesmen im Arzneimittelbild aufweisen. Ich weiß, daß die alte Frau mit ihrer Schwiegertochter in gespanntem Verhältnis lebt, aber sie ist bereits seit 15 Jahren verwitwet und lebt seither allein im Haushalt ihres Sohnes. Sie trägt ihren Kummer verschwiegen, weil ihr in dieser Angelegenheit »ja doch niemand helfen kann«. »Komisch sei nur«, meinte sie unlängst, »bei meiner Schwester war das alles auf einmal gut. Da war ich neulich 14 Tage.« Daraufhin kam mir der rechte Gedanke. Ich fragte die Frau, ob ihr Sohn sie denn noch möge. Ein Seufzer bestätigt mir die richtige Vermutung. Das sei es eben, ihr Sohn habe sich von ihr abgewandt und höre nur mehr auf seine Frau. Früher sei er doch mal auf eine Stunde zu ihr gekommen, das habe sich seit einigen Jahren geändert. Auf diesen Sachverhalt hin war die Ätiologie endlich klar und konnte der Frau das richtige Mittel verordnet werden, das sie sehr zufriedenstellte.

Lösung:
Es handelt sich um die Folgen von Kummer, genauer noch um einen stillen Kummer. Die alte Frau kann sich mit niemand aussprechen. Die Enttäuschung durch ihren einzigen Sohn ist im Grunde ein Liebeskummer. Wir haben es mit einem ätiologischen Gemütssymptom zu tun. Das Mittel war Ignatia und wurde in Q6, 3mal täglich 5 Tropfen, verabreicht. KENT'sches Repertorium I/66 »stiller Kummer« und I/70 »Beschwerden durch unglückliche Liebe mit stillem Kummer«. BARTHEL, Synthetisches Repertorium, Band 1 »Beschwerden infolge von Enttäuschung«, Spalte 15, »Beschwerden infolge von enttäuschter Liebe« Spalte 19 (Ignatia ist hier einziges Mittel im 4. Grad).

Die Keynotes (= Schlüsselsymptome)

Nächst den ätiologischen Symptomen sind die Schlüsselsymptome oder Keynotes die signifikantesten Wegweiser zum homöopathischen Arzneimittel, die wir kennen. Der Begriff »Keynote« soll auf eine Diskussionsbemerkung von H. N. GUERNSEY während einer Sitzung der Homöopathischen Gesellschaft von Philadelphia im Jahre 1867 zurückgehen (v. KELLER: Allg. homöop. Ztg. 225, S. 51, 1980).

Keynotes sind Einzelsymptome höchster Wertigkeit, die ausschließlich für ein (oder zwei) Arzneimittel typisch sind.

Bedeutet es schon ein erfreuliches Ereignis, auf ein einwandfreies ätiologisches Symptom zu stoßen, so ist es jedesmal wieder ein faszinierendes therapeutisches Erlebnis, wenn man ein Schlüsselsymptom erfährt. Bei den ätiologischen Symptomen handelt es sich oft um Rubriken im Repertorium, die mehrere, ja viele Arzneimittel aufweisen, bei den Keynotes lesen wir ein oder zwei Arzneimittel.

Berichtet uns ein Kranker ein Schlüsselsymptom, dann ist in aller Regel der Fall erledigt, das Heilmittel gefunden.

Freilich muß der Arzt die Bedeutung des Symptoms erkennen. Patienten, die Schlüsselsymptome eines Heilmittels hervorbringen, stimmen auch in den anderen Modalitäten des Arzneimittels so weitgehend überein, daß man ihnen auf den Kopf zusagen kann, was sie noch an Krankheitssymptomen haben müssen. Nur solche Patienten, die ganz eindeutig auf ein Arzneimittel hin angelegt sind, können ein Keynote dieses Mittels entwickeln.

> Die Arzneimittelwahl auf *ein Schlüsselsymptom hin* stimmt *a priori* weitgehend mit der Gesamtheit der Zeichen und Symptome des Kranken überein. Sollte dies ausnahmsweise einmal nicht zutreffen, ist die Mittelwahl unsicher.

Es wird kaum einen Arzt geben, der sich dem Zauber der Keynotes entziehen kann. Das gibt es nur in der Homöopathie! Umgekehrt ist die Versuchung groß, Schlüsselsymptome zu finden, wo keine sind. Vor dieser Gefahr sollte man sich hüten!

Fall:

40jähriger Mann, vor einigen Jahren rudimentärer Herzinfarkt, Diabetes, starke Neigung zu Venenentzündungen und Hämorrhoiden. Die Arzneimittelwahl bereitet noch etwas Schwierigkeiten. Da verrät mir seine Ehefrau, daß ihr Mann immer ganz »leichenblaß« aus der Toilette »herausgeschlichen« komme, so übel werde ihm vom eigenen Stuhlgeruch. Das ist ein Schlüsselsymptom! Nur ein Mittel steht dafür. Es hat dem Mann immer wieder bestens geholfen, bis er 3 Jahre später an einem Unfall ums Leben kam. Um welches Mittel handelt es sich, welche zwei Rubriken stehen uns hierfür im KENT'schen Repertorium zur Verfügung?

Lösung:

KENT III/145 und III/477: Sulfur – »Geruchssinn empfindlich gegen Stuhl« und »Übelkeit durch Gerüche des eigenen Körpers«.

Literatur

ALLEN, H. C.: Keynotes and Characteristics of the Materia Medica with Nosodes. Jain Publishing Co, New Delhi 110055. Deutsch: ›Leitsymptome wichtiger Arzneimittel der homöopathischen Materia Medica‹. Übersetzt u. herausgeg. von M. v. Ungern-Sternberg. Burgdorf-Verlag, Göttingen: 1982.

BRADFORD, T. L.: Dr. Lippe's charakteristische Symptome. HAUG-Verlag, Heidelberg 1967.

NASH, E. B.: Leitsymptome in der homöopathischen Therapie. 6. Auflage, Haug-Verlag, Heidelberg 1972.

Die As-if-Symptome (Als-ob-Symptome)*

Nicht weit hinter den Keynotes rangieren in der Hierarchie der § 153-Symptome die As-if's. Sie begegnen uns bereits recht zahlreich in den Arzneiprüfungen HAHNEMANNS, beispielsweise: »Drücken in den Augen, als wenn Sand darin wäre« (Chronische Krankheiten, Bd. 3, Seite 95, Causticum) oder »Gefühl, als wenn Schweiß ausbrechen wollte« (Reine Arzneimittellehre, Bd. 2, Seite 186, Ignatia).

> **Als-ob-Symptome sind Sinnestäuschungen, die aber als solche von den Kranken erkannt werden im Gegensatz zu den Halluzinationen Geisteskranker.**

Die Inhalte dieser Sinnestäuschungen sind mit dem gebräuchlichen Wortschatz nicht mehr darzustellen und erheischen den »als-ob«-Vergleich. Ihr Rang hinsichtlich der Similewahl ist meist hochwertig, seltener auch nur mittelmäßig, wie schon aus den oben angeführten Literaturstellen ersichtlich ist. Ein Fremdkörpergefühl im Auge ist zum Beispiel nicht besonders sonderlich, kommt demgemäß auch bei vielen Arzneimitteln vor (KENT III/45 und KENT III/50). Erst bei einem äußerlich völlig gesunden Auge und wiederholtem Auftreten werden wir diesem Sandgefühl eine Bedeutung in der Arzneiwahl zumessen und es zur Bestätigung unserer Entscheidung heranziehen. Oft genug treten die As-if's jedoch in ihrer eigentlichen, klassischen Rolle als wahlanzeigende Symptome auf, wie dies in dem folgenden Fall-Beispiel aus meiner Praxis anschaulich wird. Wir finden die As-if-Symptome im KENT im 1. Band Gemüt unter

---

* der Terminus ›As-if‹ dürfte von T. F. ALLEN (geb. 1837), Prof. am New Yorker ›Homoeopathic Medical College‹, Verfasser der ›Encyclopaedia of Drug Pathogenesy‹ stammen. Nicht zu verwechseln mit H. C. ALLEN in Chicago!

104

»Sinnestäuschungen« oder in den anderen Bänden bei den entsprechenden Körperregionen in der Rubrik Empfindungen.

Fall:

26jährige Frau, seit 7 Jahren verheiratet, hat vor wenigen Tagen wegen einer Stippchenangina der li. Mandel Mercur solubilis HAHNEMANNI in der D6 erhalten. Zwei Tage später, die Stippchen waren zu diesem Zeitpunkt verschwunden, bekam sie als bewährtes Folgemittel des Quecksilberpräparates eine 6. Dezimalpotenz von Hepar sulfuris calcarea. Beide Mittel wurden in Tablettenform verabreicht (tiefste herstellbare Dilution von Mercur solubilis und Hepar sulfuris ist die D8). Etwa eine Woche später erscheint die junge Frau voller Aufregung und verängstigt in der Ordination. Ein Blick in den Rachen zeigt, daß jetzt die rechte Tonsille einige weiße Stippchen zeigt. Davon nimmt die Kranke aber überhaupt keine Notiz. Was sie zu mir führt, sind die aufregenden Erlebnisse der letzten drei Nächte. Es sei fast »zu komisch«, darüber zu sprechen, aber das mache sie sonst noch verrückt. Sie fürchte Spinnen ohnehin so. Jede der drei letzten Nächte sei sie aus dem Schlaf erwacht und habe dann auf der Bettdecke eine Spinne auf sich zukrabbeln sehen. In der letzten Nacht sei das ein Riesending gewesen (zeigt mit beiden Händen etwa Apfelgröße an). Jedesmal, wenn sie dann das Licht angeknipst habe, sei der Spuk sogleich weg gewesen. Es handelt sich also wohlgemerkt nicht um einen Traum, sondern um eine Sinnestäuschung, die als solche erkannt wird, also ein klassisches As-if-Symptom. Es führt direkt zum richtigen Heilmittel für die Kranke und den hormonellen Hintergrund ihrer rezidivierenden Anginen.
Welches Mittel war es?

Lösung:

Lac caninum, KENT I/136 »sieht Spinnen«, BARTHEL Synthetisches Repertorium Band 1, Spalte 343 »sieht Spinnen« (Lac caninum ist das einzige Mittel).

Literatur

ROBERTS, H. A.: Sensation as if. A Repertory of Subjective Symptoms. Calcutta Economic Homeo Pharmacy 1960 (Vorwort trägt Datum vom 10. 1. 1937).

WARD, J. W.: Unabridged Dictionary of Sensations »As if«. San Francisco, California, Wobbers 1939.

BRAUN, A.: »Sieht Spinnen« nach einer, nicht mit dem richtigen Simile behandelten Tonsillitis. Zeitschrift für klassische Homöopathie XVI, 266–271, 1972.

KLUNKER, W.: Als-ob-Symptome. Zschr. klass. Homöopathie. XXXI, 179–187, 1987.

Paradoxe Symptome

Die paradoxen Symptome sind durch ihre *scheinbare Unlogik* ausgezeichnet. Das ist das Auffallende an ihnen, je weniger wir sie von der Pathologie her erklären können, umso wertvoller sind sie für die Arzneimittelwahl – vorausgesetzt, sie sind im Repertorium auffindbar.

Ein Symptom wird erst durch eine Arzneibeziehung wertvoll. Wenn es in keinem Repertorium auffindbar ist, kein Arzneimittel jemals dieses Symptom hervorgebracht hat, dann ist auch das eigenartigste Symptom wertlos.

Beispiele paradoxer Symptome:

Körperliche Anstrengung bessert: Ignatia, Rhus toxicodendron, Sepia u. a. KENT I/491

Darmverstopfung bessert das Befinden: Calcarea, Mercur, Phosphor KENT I/526

Durstlosigkeit bei Fieber (»Leckt sich die Lippen, ohne zu trinken«): Hauptmittel sind Apis, Cina, Gelsemium, Pulsatilla, Sabadilla. Sepia KENT III/438

Kann trotz größter Trauer nicht weinen: Gelsemium, *Natrium muriaticum* KENT I/66

Zahnschmerzen, besser durch Kauen: Bryonia, Rhododendron, Senega KENT III/232

Literatur

SCHMEER, E. H.: Das Paradoxon in der Homöopathie. Acta Homoepathica, XIII(1), 110–113, 1969.

KÜNZLI, J.: Mittel mit widersprüchlichen Modalitäten. Zschr. klass. Homöopathie 27, 188–191, 1983.

Die Begleitsymptome (Concomitants)

Sie treten *zeitlich gemeinsam* und *örtlich getrennt vom Hauptleiden* auf. Meist sind es *Lokalsymptome*. Sie wären eigentlich minderwertig ohne das Besondere an ihnen. *Charakteristisch an ihnen ist ihre nur scheinbare Zusammenhanglosigkeit mit dem Hauptleiden.* In Wirklichkeit besteht eine »unterirdische Verbindung« mit ihm, weshalb das Begleitsymptom immer wieder gemeinsam mit ersterem in Erscheinung tritt. Natürlich kann auch ein Gemütssymptom in der Rolle eines Begleitsymptoms auftreten.

Fall »Bärenwirtin« (aus Rudolf FLURY: Realitätserkenntnis und Homöopathie, Seite 72.)
Eine Bärenwirtin aus dem Seeland kommt zu mir und sagt, sie bekomme

keine Kinder. Sieben Jahre verheiratet, beim Mann, bei ihr alles in bester Ordnung. Sie geht, die gute Frau, seit sechs Jahren nach Biel zum Gynäkologen und ißt seit sechs Jahren Östrogen, aber Kinder hat sie noch keine. Ich kann sie auf den Kopf stellen, ich finde überhaupt keine weiteren Symptome. So nehme ich die Karte »weibliche Sterilität«* und schaue, was dort im dritten Grad vermerkt ist. Ich gebe ihr *Sepia*. Nichts. Sie kommt wieder, ich gebe ihr *Borax*. Wieder nichts. Merkwürdigerweise kommt sie mit bernischer Treue immer wieder, sie ist offenbar sogar entschlossen, auch sechs Jahre lang zu mir zu kommen. Endlich sagt sie mir so ganz zufällig, mein Mann hat gesagt, sag dann auch dem Doktor, du stinkst jeden Morgen so jämmerlich aus dem Mund, kann man da nichts machen? Ja, sage ich, da kann man schon etwas machen und nehme die Karte »Mundgeruch am Morgen«* hervor. Ich finde dort etwa ein halbes Dutzend Mittel, darunter *Aurum* im dritten Grad und *Aurum* ist auf der Sterilitätskarte auch dick vermerkt. Sie bekommt *Aurum* mit dem Resultat, daß nur noch eine Periode stattfindet.

Wir haben wieder eine Comitanz. Es gehört gar nicht zur Sterilität, daß sie am Morgen aus dem Munde riecht. Eine Comitanz ist ein Symptom, das aus einem anderen Bereich hinzukommt. Was bedeutet das in diesem Fall? Die Sterilität selber ist ein ganz grobes organisches Symptom. Das andere Symptom besteht aus einer Sensation und einem Ort und einer Modalität »am Morgen«. Wenn sie mir nicht gesagt hätte »am Morgen«, wäre ich viel schlechter dran gewesen. Sie hat mir eine gute Modalität für ihren Mundgeruch gegeben, und darum war die Determination in diesem Fall *Aurum*.

Entweder-oder-Symptome (Alternantien):

Es handelt sich um abwechselnde Symptome, die an die Stelle bestimmter anderer treten, immer in derselben Folge. Die Kranken klagen: »wenn ich das eine habe, dann fehlt das andere Symptom«. Im *§ 232 des Organons* weist HAHNEMANN auf die psorische, selten auch syphilitische Natur der *Alternantien* hin und meint, ›es können zwei- und selbst dreierlei Zustände miteinander abwechseln.‹

Im KENT'schen Repertorium finden wir solche Symptome unter dem *Stichwort* »abwechselnd«, z. B. in Band I/239: »Kopfschmerz, abwechselnd mit Aftervorfall: Arnica« (als einziges Mittel!), »Kopfschmerz, abwechselnd mit Brustbeklemmung: Glonoinum« u. s. w.

---

* Praktisches Repertorium Dr. Flury. Repertorium und Buch »Realitätserkenntnis und Homöopathie« sind von Frau M. Flury-Lemberg, Bern, im Selbstverlag herausgegeben worden und im einschlägigen Buchhandel erhältlich.

Periodische Symptome (Periodika)

Die Wiederkehr bestimmter Körperereignisse in regelmäßigen Abständen ist nichts Ungewöhnliches. Die physiologischen Vorgänge der Energieaufladung und -entladung sind letztlich auf den Tag-Nacht-Rhythmus zurückzuführen. Wir kennen den Einfluß des Mondes auf den menstruellen Zyklus und die jahreszeitliche Biorhythmik unserer Gesamtvitalität. *Rhythmus* ist nach L. KLAGES (»Vom Wesen des Rhythmus« Gropeniesser, Zürich 1933) nicht Wiederholung von Gleichem in gleichen Abständen, sondern Wiederkehr von Ähnlichem in ähnlichen Zeitabständen. Die Aufrechterhaltung der Biorhythmen ist ein Kriterium der Ordnung in unserem Organismus. Merkwürdigerweise haftet aber auch manchen Krankheitsabläufen noch eine Art Rhythmik an, bei der wir besser von *Periodizität* sprechen. Umgekehrt gibt es in der Materia medica bei bestimmten Arzneiprüfungen Beobachtungen solcher Periodizität: ein sonderliches Phänomen ganz im Sinne des § 153 des Organon.

Im KENT'schen Repertorium finden wir im 1. Band, Seite 490 die entsprechende Allgemeinrubrik und bei einer Reihe von Lokalbeschwerden unter dem Stichwort »periodisch« weitere Angaben: z. B. »Zahnschmerz periodisch jeden 7. Tag« die Mittel Arsen, Calc. ars., Phosphor und Sulfur, alle im einfachen Grad ihrer Wertigkeit.

Als Fallbeispiel kann ich auf den Zahnarzt verweisen, der jeden Donnerstag an einem Zervikalsyndrom litt und mit *Rhus toxicodendron* davon geheilt wurde (Seite 68).

Topisches Symptomenregister

Die Reihenfolge im topischen Symptomenregister von 1–6 bezeichnet gleichzeitig auch den Rang des jeweiligen Symptoms. Diese Rangstellung der Symptome von 1–6 ist jedoch keineswegs unantastbar. So kann ein rangniedrigeres Symptom durch besondere Ausprägung von § 153-Eigenschaften an eine höhere oder gar die erste Stelle rücken. Solche Eigenschaften sind besondere *Aufdringlichkeit,* ja Dramatik, die *Sonderlichkeit* oder das *wiederholte Auftreten in immer gleicher, charakteristischer Form.*

Die Geistes- und Gemütssymptome

Allgemein kann man sagen, daß die Geistes- und Gemütssymptome höher zu bewerten sind als andere Körpersymptome, sofern letztere nicht durch Kriterien des § 153 aufgewertet werden. Dabei nehmen jene Gemütssymptome den höchsten Rang ein, die sich gegen das eigene Leben (Selbstmordneigung) und die Erhaltung der eigenen Art (Familie) wenden.

Zur Vorrangstellung der Geistes- und Gemütssymptome sind einige *einschränkende Bemerkungen* anzuheften:
Nicht jedes Charaktermerkmal, beispielsweise bei Cholerikern die Reizbarkeit, verdient im Sinne KENT's automatisch die erste Stelle. Um ein *höchstwertiges Krankheitssymptom* kann es sich nur handeln, wenn *zugleich mit Krankheitsbeginn* die deutlich ausgeprägte Änderung des Geistes- und Gemütszustandes in Erscheinung getreten ist. Im § 213 des Organons empfiehlt HAHNEMANN »mit auf das Symptom der Geistes- und Gemüts-*Veränderungen*« zu achten. In seiner Anmerkung spricht er dann wiederum auch von Charaktermerkmalen, die für *Aconit, Nux vomica, Pulsatilla* und *Ignatia* eine gewisse Voraussetzung sind.

Sicher verdienen *Temperament* und *Charakter* Berücksichtigung, zumal bei der chronischen Krankheit, wenn es gilt, deren Boden mit zu erfassen. Aber an die erste Stelle gehören nur Geistes- und Gemütssymptome, die mit der Krankheit gemeinsam auftreten.

Die zweite, noch einschneidendere Einschränkung der Vorrangstellung der Geistes- und Gemütssymptome wird durch das Vorliegen einer *endogenen Psychose* (nicht einer reaktiven Psychose) wirksam. Im Falle einer endogenen Psychose sinken die Geistes- und Gemütssymptome auf die Stufe einseitig erhöhter Lokalsymptome herab (§ 218, Organon).

Die Allgemeinsymptome
Symptome, die den ganzen Menschen, nicht nur Teile von ihm, betreffen, nennen wir Allgemeinsymptome (Fieber, Hunger, Durst, Verhalten gegenüber kosmischen Einflüssen, Zeitmodalitäten usw.). Hierher gehören auch alle Umwelteinwirkungen, die die ganze Person des Kranken bessern oder verschlechtern. Sie werden meist vorgebracht mit Redewendungen wie »ich habe . . .«, »ich bin . . .«, »mir ist . . .«, »mir tut dies oder jenes gar nicht gut«. Im Gegensatz dazu sprechen die Kranken bei Lokalsymptomen von *ihrem* Rücken, *ihrem* Magen. Natürlich steigt und fällt auch ein Allgemeinsymptom mit dem Grad der Sonderlichkeit, der Intensität und anderen Kriterien des § 153 an Wert. Bei chronisch Kranken wird man von Allgemeinsymptomen auch eine gewisse Stetigkeit erwarten, wenn sie wahlanzeigend für ein Arzneimittel sein sollen, das die Krankheit an der Wurzel fassen soll.

Die Verlangen und Abneigungen
Die Symptome dieser Kategorie dürften dem Verständnis kaum Schwierigkeiten bereiten. Genaugenommen gehören sie zu den *Allgemeinsym-*

ptomen, sie werden aber wegen ihrer besonderen Bedeutung eigens abgehandelt. Auch sie müssen von einer gewissen Deutlichkeit und Konstanz sein, wenn sie Eingang in den Symptomen-Inbegriff und damit in die Arzneimittelwahl finden sollen. Auch ihre Individualität sollte sicher gestellt sein. Wenn jemand Butter nur ablehnt, weil es ihm geboten wurde oder rationale Schlankheitsüberlegungen dahinter stehen, dann kann man nicht von einem individuellen Symptom in unserem Sinn sprechen. Hinsichtlich des Ranges stehen die *Abneigungen* bis hin zum unwiderstehlichen Ekel höher als die Verlangen gleicher Intensität. Wenn Kinder gerne naschen, bedeutet das kein hochwertiges Symptom, solange sie nicht in jeder Schublade Vorräte an Süßigkeiten anlegen, um diese immer bei der Hand zu haben. Auch die Damen naschen allgemein lieber als die Männer. Verlangen nach Süßigkeiten verdient also am ehesten bei Männern Beachtung, wenn es nicht eine besondere Intensität auszeichnet. Bei den Abneigungen spielt die Milchabneigung nicht selten eine Rolle und ist wertvoll.* Dabei ist zwischen roher und gekochter Milch zu unterscheiden.

Die Schlafsymptome

Was uns die Menschen von ihrem Schlaf berichten, ist meist von großer Individualität und kann wertvolle Symptome liefern. Von Bedeutung ist jedoch nur, was von der Norm abweicht. Der Rang des Symptoms ergibt sich anhand des § 153. Wenn ein Herzpatient oder ein älterer Mensch nur auf der *linken* Seite schlafen kann, dann ist das auffallend, sofern nicht gerade ein Situs inversus vorliegt.

> Die meisten Schlafsymptome erfährt man allerdings nur von den Eltern oder Ehegatten des Schläfers. Auch entstammen eine ganze Reihe von Schlafsymptomen der *Intimsphäre unserer Kranken* und werden nur ungerne offengelegt. Es ist erstaunlich, was alles den Kranken »unaussprechlich peinlich« sein kann. Schon bei der Befragung der Schlafsymptome ist Feingefühl und ruhige Sachlichkeit angezeigt.

Beispiel:
Eine Kranke zittert vor Erregung am ganzen Leib, als sie sich schließlich nach monatelanger erfolgloser Behandlung überwindet, mir zu verraten, daß sie in den Zeiten ihres schlechtesten Befindens und größten Lebens-

---

* Nach amerikanischen Untersuchungen von J. W. GERRARD hatten 7,5% von 758 Kindern, die von Geburt an beobachtet wurden, eine Milchallergie. 41% entwickelten die Allergie bereits innerhalb einer Woche. Viele davon litten an multiplen Allergien, außerdem erkrankten sie signifikant häufiger an Infekten und gastrointestinalen Erkrankungen als allergiefreie Kinder (Medical Tribune Nr. 42, Seite 46, Ausg. vom 20. 10. 1972)

überdrusses »merkwürdigerweise« immer wieder davon träume, daß sie Stuhlgang habe. Diese Träume seien so deutlich, daß sie sich am Morgen immer daran erinnere. Unter den 5 Mitteln, die dieses Symptom aufweisen, fand sich auch Zincum, das die Kranke aus ihrer tiefsten Lebenskrise herausführte. (KENTsches Repertorium I/399 »Träume vom Stuhlgang«, KLUNKER, Synthetisches Repertorium Bd. III/281 und 338).

Auch das *Schlafwandeln* erfährt man nicht immer bereitwillig. Die Rubrik steht im KENT unter den Gemütssymptomen auf Seite 86 (Band 1) und ist bewährt (BARTHEL, Synthetisches Repertorium Band I/906).

Weitere wichtige Schlafsymptome sind, wenn sie deutlich in Erscheinung treten: Zähneknirschen (KENT III/220), Bewegungen (KENT I/100 – stößt), Zuckungen (KENT I/383, I/404, I/457). Auch die Gewohnheit mancher Leute, nur nackt zu schlafen, ist bemerkenswert und im KENT unter Gemüt I/73 »nackt sein« zu finden (KLUNKER, Synthetisches Repertorium Band III/62). Das Hauptmittel ist Sulfur, seltener kommen Mercur und Pulsatilla in Betracht.

Die Sexualsymptome

Die Symptome der Sexualsphäre liefern uns nicht selten entscheidende Hinweise zur Arzneimittelwahl. Schon die *Menses-Eigentümlichkeiten* der Frau sind ihrer Art und Bedeutung nach eigentlich Allgemeinsymptome und damit hochwertig, wenn sie als Symptome im Sinne des § 153 bemerkenswert sind.

Die *Sexualsymptome der Intimsphäre* ermöglichen tiefe Einblicke in die Psychophysiologie und stehen im Rang den Geistes- und Gemütssymptomen wenig nach. Um das Verständnis für die »unangenehme Fragerei« bei der Anamnese zu erwerben, erkläre ich meinen Kranken, daß uns eine instinktive Scheu hindert, Blößen aufzudecken. Ich erinnere an den Germanenhelden Siegfried, der nach der Sage seine verwundbare Stelle niemanden verriet. Aus gutem Grund, wie wir wissen. Der Arzt kann diese verwundbaren Stellen jedoch nur heilen, wenn er sie kennt.

Die Lokalsymptome

An letzter Stelle unserer topischen Gliederung stehen die Lokalsymptome. Sie spielen bei der Similefindung die untergeordnetste Rolle, falls es sich um bloße Lokalsymptome handelt und diese nicht durch besondere Begleitsymptome im Sinne des § 153 aufgewertet werden oder durch eine auffallende Intensität sich in den Vordergrund drängen. *Kopfsymptome* haben beim »homo sapiens« naturgemäß eine höhere Dignität als weiter unter angesiedelte. Die Symptome an den Händen sind gemeinhin wertvoller als jene an den Füßen.

Klinische Symptome

Am Krankenbett (ex usu in morbis) beobachtetes Symptom, das unter der Behandlung mit einem Arzneimittel verschwunden ist, aber bisher bei den Arzneiprüfungen am Gesunden noch nicht als Prüfungssymptom registriert wurde. Solange diese klinischen Symptome noch der Nachprüfung am Gesunden entbehren, sind sie mit einer gewissen Vorsicht zu genießen. Andererseits gibt es eine Reihe »*bewährter Indikationen*«, die ausschließlich am Kranken beobachtbar sind, wie beispielsweise solche bei Tumorerkrankungen. Auch die Anzeigen aus Schwangerschaft und Wochenbett gehören größtenteils hierher, soweit sie nicht toxikologischer Herkunft sind, d. h. aus Vergiftungen gewonnen wurden. Nicht zu verwechseln mit den *klinischen Symptomen* sind die *klinisch bestätigten Symptome* (siehe »Verifikation«, Seite 52).

> **Schlußendlich kommen wir zur Erkenntnis: jeder Fall ist anders. Haben wir einmal das Eigentliche (nach FLURY das »Proprium«, nach EICHELBERGER »die Idee des Falles«) erfaßt, ergibt sich ganz von selbst auch der Symptomen-Inbegriff.**

Fragen:

38 Mit welchem genialen Kniff HAHNEMANNs gelingt uns der Analogievergleich zwischen den Symptomen des Kranken und dem ähnlichen Arzneimittel?

39 Was verstehen wir unter dem »Inbegriff der Symptome«?

40 Wieviele Symptome genügen im Idealfall für den »Inbegriff der Symptome«, d. h. reichen zur Wahl des homöopathischen Mittels aus?

41 Es gibt Symptome, die im höchsten Maß charakteristisch sind und für sich allein hinreichen, das Arzneimittel auszusondern. Das sind
   a) die . . . . oder mit ihrem englischen Namen . . . .
   b) die . . . . Symptome oder mit ihrem englischen Namen, die . . . . Symptome.

42 a) Was verstehen wir unter einem ätiologischen Symptom?
   b) Welche Bedeutung kommt ihm bei der Arzneiwahl zu?

43 Erkläre die Bedeutung der Geistes- und Gemütsymptome bei der homöopathischen Arzneiwahl!
   Welche Einschränkungen sind zu nennen
   a)   b)

44 Welche Rolle spielen die Lokalsymptome in der homöopathischen
     Arzneimittelwahl?
     Gibt es Ausnahmen? ja – nein
45 Das . . . . Symptom (engl. Name . . . .) ist ein hoch-
     wertiges Lokalsymptom.
     Was ist typisch daran?
46 Was ist ein klinisches, was ein klinisch bestätigtes Symptom?

Über das Unterdrückungssyndrom

HAHNEMANN: Organon der Heilkunst, 6. Aufl. § 7 (Anmerkung 2), § 58.
HODIAMONT, G.: Über Unterdrückung. Zeitschrift für klassische Ho-
   möopathie XII, 109–122, 1968.
ENSINGER, Th.:»Unterdrückung« bei KENT. Zeitschrift für klassische
   Homöopathie XII, 123–129, 1968.

Im *Unterdrückungssyndrom* erkennen wir die nachteiligen Folgen
suppressiver Einwirkungen bzw. Eindrücke, die ein wichtiges
Reaktionsphänomen in einem erkrankten Organismus zum Verschwinden brachten, die Krankheit selbst aber in ihren wesentlichen pathogenetischen Bezügen unbeeinflußt ließen. Der Kranke
fühlt sich in der Folge nicht erleichtert, sondern erfährt eine
allgemeine Verschlimmerung unter Verlagerung der Symptomatik auf andere Organe und Funktionsbereiche.

Das *Unterdrückungssyndrom* verdankt seine Existenz nicht der homöopathischen Medizin, wie man meinen möchte, wenn man erstmals darüber in der homöopathischen Literatur liest. Es ist so etwas wie ein
Adoptivkind der Homöopathie. Die eigentlichen Eltern kümmern sich
nicht um ihren Sprößling. Der homöopathisch geschulte Arzt begegnet
dieser Erkrankung nicht selten und kann sie meist auch heilen.

Die *Unterdrückung* wirkt *auslösend,* was ihre besondere Bedeutung bei der homöopathischen Arzneimittelwahl erklärt (vergleiche das »ätiologische Symptom«, Seite 100).

Einer Reiztherapie wie der Homöopathie ist es, von Ausnahmen abgesehen, unmöglich, ein Unterdrückungsphänomen zustande zu bringen.
Selbst den allopathischen (= unterdrückenden) Behandlungsverfahren
gelingt es nur selten, ein regulatives Symptom so nachhaltig zu verhindern, wie dies für das Zustandekommen eines Unterdrückungssyndroms
erforderlich erscheint. In der Regel lassen sich wichtige Symptome erst
unterdrücken, wenn sie ihre Rolle ausgespielt haben. Zum anderen
stehen abwehrtüchtigen Organismen offenbar auch noch andere Aus-

wege zur Verfügung, mit denen sie derartige Störungen ihrer Regulation parieren können. *Abwehrschwache, dis-ponierte, »psorische« Kranke* versagen in solchen Bewährungsproben und geben den Boden für ein Unterdrückungssyndrom ab. Bezeichnenderweise ist das Hauptmittel für das Unterdrückungssyndrom der Sulfur, Hahnemanns Antipsoricum Nummer eins.

Ein Unterdrückungssyndrom bringt eine allgemeine Verschlechterung solchen Ausmaßes mit sich, daß schon die Wiederherstellung der alten Verhältnisse für den Kranken wünschenswert wäre. Mit dem Wiedererscheinen des unterdrückten Symptoms tritt die Erleichterung sogleich ein. Im Falle einer Heilung ist die Freiheit von jeglichen Symptomen und Störungen des Wohlbefindens zu fordern. Mit dem homöopathischen Simile gelangen wir nicht selten über die bloße Beseitigung des Unterdrückungssyndroms hinaus und können den Kranken auch von der Störung befreien, die zum Unterdrückungssyndrom geführt hat.

Der Annahme eines Unterdrückungssyndroms liegt notwendigerweise eine andere Krankheitsauffassung zugrunde wie jener Medizin, die es zustande bringt. Seine Pathogenese ist nur zu verstehen, wenn man unterstellt, daß das unterdrückte Symptom zweckmäßig war, eine Aufgabe in der Krankheitsabwehr hatte oder zumindest ein tragender Pfeiler jener Notordnung war, die sich ein kranker Organismus zurechtgerichtet hatte. Da in der chronischen Krankheit die Abwehrbemühungen nicht zielführend sind, kommt es zum Persistieren der Symptome. Auch im Falle angeborener Defekte sind die Mängel selten voll auszugleichen. *Entzündungen, Fieber, Ausscheidungen* stellen *Reaktionsphänomene* dar, auf die der Kranke, zumal der *chronisch* Kranke nicht immer verzichten kann. *Sie dürfen nicht blindlings unterdrückt werden!*

Andererseits ist es erstaunlich, welch massive Defekte ein Organismus auszugleichen bzw. ohne Störung seines Wohlbefindens hinzunehmen vermag, wenn zeitweilige Leistungsschwächen seiner Regeleinrichtungen wieder überwunden sind. An diesem Hebel des Geschehens, an der »Verstimmung der Lebenskraft« wie HAHNEMANN sich ausdrückt, greift das homöopathische Heilmittel an. Nach dem Wiederingangkommen ausgleichender Regeleinrichtungen treten die alten Mängel wieder in den dispositionellen Untergrund zurück, werden wieder latent.

Wir unterscheiden nach der Weise des Zustandekommens *3 Arten von Unterdrückungssyndromen:*
1. das »zufällige«* Unterdrückungssyndrom (aus emotionellen, klimatischen, nahrungsbedingten Umwelteinflüssen),

---

* »zufällig« analog dem griechischen Wort Symptom, d. i. Zufall. Die Symptome »fallen uns zu«.

2. das medikamentöse Unterdrückungssyndrom,
3. das chirurgische Unterdrückungssyndrom.

Am Unterdrückungssyndrom lassen sich *3 Elemente* unterscheiden: das *unterdrückte Symptom,* die *Auslösung* und das *neu entstandene Unterdrückungssyndrom.* Nicht ganz gleichbedeutend mit *Unterdrückung* ist der Ausdruck HAHNE-MANNS *»Verlarvung«* für die Vikariationen von Krankheiten, die durch äußere Einflüsse, besonders solche unterdrückender Arzneien entstehen: »verlarvtes Fieber« nach Chinin-Mißbrauch (»Belehrung über das herrschende Fieber«, 1809), »verlarvte venerische Krankheit« (Organon § 41 und Chron. Krankheiten, Bd. 1, S. 116). Wenn wir von einem Unterdrückungssyndrom sprechen, haben wir die unterdrückte Krankheit, besonders aber den ätiologischen *Vorgang der Unterdrückung* im Blick, während der Begriff »Verlarvung« mehr das, auf den Unterdrückungsvorgang folgende, *Ergebnis,* die *verlarvte Krankheit* sieht.

Beispiel eines *zufälligen Unterdrückungssyndroms:*

Fall:
Ein junges Ehepaar besucht mit seinem Kleinkind per Auto die 60 km entfernt wohnenden Großeltern des Kindes in Unterhaching. Das kleine Mädchen hat bei Antritt der Fahrt einen Schnupfen, ist aber fieberfrei und bei gutem Appetit. Man setzt die Kleine auf den Babysitz im Fond des Wagens und öffnet nach einiger Fahrt das Ausstellfenster an der vorderen Wagentüre. Am Abend bei den Großeltern ist das Kind auffallend still und hat keinen Appetit mehr. Vor dem Schlafengehen hat es einen ganz roten Kopf und klagt über Ohrenschmerzen. Die Fiebermessung zeigt über 39 Grad C. Dabei ist die Nase völlig trocken, der Schnupfen ist weg. Wir haben das Bild einer akuten Entzündung der Nasennebenhöhlen mit beginnender Mittelohrentzündung. Die Ursache ist ein unterdrückter Schnupfen infolge des kalten Luftzuges im Auto an einem Wintertag.
Zwei Mittel bieten sich an, die dem Kind nacheinander gegeben werden und die ganze Sache innerhalb weniger Tage beheben. Wie heißen die beiden Mittel?

Lösung:
Folgen eines unterdrückten Schnupfens KENT III/171 und III/181, Otitis media III/87, Entzündungsfieber II/34. Nach einer Gabe Belladonna D30 wurde Pulsatilla D6 verabreicht, letzteres stündlich 5 Tropfen, später seltener.

Beispiel eines *medikamentösen Unterdrückungssyndroms* (Fall aus der Kasuistik von O. EICHELBERGER):

Fall:

Junge Frau, 30 Jahre, kam am 22. Februar 72 in die Sprechstunde wegen einer, wie sie sagte,»chronischen Gastritis«, die bereits 6 Jahre dauerte.

Es begann damals mit einer Magen-Darmgrippe, fieberhaft mit Durchfall und Erbrechen. Dieser Durchfall war 2 Tage sehr massiv mit bis zu 30 Darmentleerungen aufgetreten, wie die Kranke angab. Da habe sie es mit der Angst zu tun bekommen. Sie erhielt schließlich Tabletten, starke; daraufhin war der Durchfall »gleich weg«. Gefragt nach der möglichen Ursache dieser Stuhlstörung meinte die Frau, daß es sich wahrscheinlich um eine Lebensmittelvergiftung gehandelt habe.

Im Anschluß an diese Sache begann die Stuhlträgheit, die bis heute besteht. Seither Empfindlichkeit gegen viele Speisen, speziell gegen schwere Kost, gegen Obst und Zwiebel. Kuchen und sogar Butter sind nicht mehr verträglich. Die Obstipation ist begleitet von Flatulenz und Völlegefühl.

Vor einem Jahr wiederum Brechdurchfall mit Fieber und Gliederschmerzen. Diesmal wurde gleich ein modernes Stopfmittel gegeben und die Sache war »bald wieder weg«.

Welches Mittel kam hier in Betracht? In der Q18, 1mal täglich 5 Tropfen, nach wenigen Tagen Besserung der Flatulenz, aber 3 Tage lang starke Verstopfung. Ich ließ das Mittel trotzdem weiternehmen. Nach 6 Wochen kam der Bescheid: Alles in Ordnung, auch der Stuhl ganz normal geworden – keine Verstopfung mehr. Vor einigen Tagen war der Ehemann hier. Er sagte spontan:»Meiner Frau geht es übrigens seit ihrer Behandlung sehr gut mit ihrem Magen. Sie hat keine Beschwerden mehr gehabt.«

Dieser Fall ist ein Musterbeispiel für eine bestimmte Art von Erkrankungsbild, das heutzutage recht häufig zu finden ist. Wenn solche Patienten zu uns kommen, können wir ihnen mit an Sicherheit grenzender Wahrscheinlichkeit tuto et iucunde helfen.

Lösung:

Eine einzige Bemerkung charakterisierte die Erkrankung dieser Frau! Sie hatte eine beinahe 6 Jahre dauernde »chronische Gastritis« wie sie sagte und konnte sich bei der Rückblende sogleich daran erinnern, daß a) damals eine Darmentleerung an die 30mal pro die stattgefunden hatte, 2 Tage lang stattgefunden hatte und daß b) nach starken Tabletten der Durchfall »gleich weg« war. Wenn jemand danach gesund ist und bleibt, erübrigt sich eine besondere Betrachtung. Wenn jemand aber genau seit diesem Ereignis darmkrank ist und bleibt trotz aller Mittel der modernen Medizin, dann ist hier etwas los gewesen und die Krankheit kann nur und niemals anders als von da aus aus den Angeln gehoben werden. Für den Homöopathen heißt das: Folgen von Unterdrückung einer aus irgendeinem Grund vorhandenen und meist nötigen Absonderung. Unsere Frau bekam eine Stuhlträgheit und Leber-Darmstörung. Ein anderer bekommt einen chronischen Rheumatismus, wieder ein anderer ein Augenleiden, eine Lungensache und andere unangenehme Störungen und – wie gesagt – wiederum ein anderer hält die Unterdrückung aus, verarbeitet sie selbst erfolgreich und erkrankt nicht daran.

Man dachte damals an eine Lebensmittelvergiftung. Das Mittel war aber Sulfur und das hat keine Beziehungen zu Vergiftungen solcher Art. Im Falle einer Lebensmittelvergiftung wäre nicht Sulfur, sondern Arsen das Mittel gewesen.

Eine Rubrik »Verstopfung nach Unterdrückung einer Absonderung« gibt es nicht im KENT. Im Grunde ist ein Unterdrückungssyndrom immer mehr als eine lokale Störung an einem Organsystem.

Beispiel eines *chirurgischen Unterdrückungssyndroms:*

Fall:
41jähriger kräftiger, vollblütiger Mann von cholerischem Temperament kommt nach mehrjähriger, vergeblicher Behandlung einer »Colitis ulcerosa« in meine Behandlung. Zuletzt habe er von einem Professor für innere Medizin *Alzulfidine, Limbatril, BVK forte* und *Redoxon* Brausetabletten verordnet bekommen. Die Durchfälle mit Blut- und Schleimabgängen beginnen immer mit Erbrechen.

Aus der Vorgeschichte erfährt man, daß er im Alter von 12 Jahren nach der 2. Pockenschutzimpfung eine Art Schuppenflechte bekommen habe, einen »furchtbaren Ausschlag«. Die ganze Kopfhaut sei voller Schorf und blutigen Krusten gewesen. Nach der Pubertät sei dies bis auf spärliche Reste an den Ellbogen vergangen. 1945 Blinddarmoperation, vorher mehrmals Reizungen. Bei der Operation habe man eine Eiterung bis kurz vor dem Durchbruch des Appendix angetroffen. 1950 haben dann die Mandeln herausgemußt, die seien auch ganz vereitert gewesen. 1952 Vergiftung mit Kampferspiritus, wovon er versehentlich ein Schnapsglas voll getrunken habe. Ein halbes Jahr lang habe er sich von Pudding und Kakao ernährt, bis das wieder vorüber gewesen sei. Um diese Zeit dann ein paar Jahre lang Furunkulose in der Aftergegend, wovon ihm dann eine Analfistel geblieben sei. Diese habe man ihm dann im Februar 1964 herausoperiert. Im Oktober 64 erste Zeichen der

Kolitis. Mit der Fistel sei es übrigens nicht gleich nach der Operation vorbei gewesen. Da habe man einige Wochen später mit dem Rektoskop nochmal »nachschauen« müssen, dann sei die Fistel weggegangen. Zum Habitus des Patienten ist nachzutragen, daß er immer zu viel Wärme habe. Auch in der kalten Jahreszeit könne er ohne warme Unterkleider auskommen. Wenn er wirklich einmal fröstle, dann wisse er, jetzt sei er krank. Durst habe er immer, doch mache ihm jeder kalte Schluck sofort Durchfall. Seine schlimmste Jahreszeit sei der Übergang vom Winter zum Frühling, wenn es warm werde. Er sei kein Stillsitzer, eher ein ruheloser Mensch. Bei ihm müsse sich immer was rühren.

Welches Mittel half dem Kranken sofort und heilte die »Colitis ulcerosa«, normalisierte seinen zu hohen Blutdruck, ohne daß die Analfistel wieder in Erscheinung trat?

Lösung:
Natürlich kommt auch hier nur Sulfur in Frage. Wir haben im KENT III/ 623 eine Rubrik für die Analfistel mit 35 Mitteln, darunter auch Sulfur im 2. Grad. Eine Rubrik »operative Unterdrückung einer Analfistel« gibt es nicht. Sinngemäß kann man nur auf die kleine Rubrik im neuen deutschen KENT I/490 hinweisen: »Absonderungen bessern: Cimicifuga, Lachesis, Sulfur«. An weiteren wichtigen Symptomen bietet der Fall die Neigung zu Abszessen und Eiterungen, die allgemeine Unverträglichkeit von Wärme mit der Verschlimmerung im Frühling, das hitzige Temperament, die Ruhelosigkeit und letzten Endes die bedeutsame Unverträglichkeit der Pockenschutzimpfung. In dieser Rubrik im KENT I/503 ist Lachesis beispielsweise nicht vertreten. Beobachtungszeit mehr als 5 Jahre; Sulfur hilft ihm immer wieder am besten bei seinen gesundheitlichen Störungen.

> Das *Hauptmittel für das Unterdrückungssyndrom* ist der potenzierte Sulfur.
> Beim unterdrückten Schnupfen spielt der Schwefel jedoch eine auffallend geringe Rolle und treten einige andere Mittel an seine Stelle (KENT III/171 und III/181, sowie I/262 »Kopfschmerz nach unterdrücktem Schnupfen«).

Fragen:

47 Was wird beim Unterdrückungssyndrom unterdrückt
   a) die Krankheit?
   oder
   b) ein regulatives, in der Krankheitsabwehr unersetzliches Symptom?

48 Woran erkennt man, daß ein Unterdrückungssyndrom vorliegt?
49 Wodurch erhält die Unterdrückung ihren besonderen Rang in der Hierarchie der Symptome?
50 Das Zustandekommen eines Unterdrückungssyndroms ist an eine bestimmte Voraussetzung beim Kranken geknüpft. Um welche Individuen handelt es sich bei Patienten, die ein Unterdrückungssyndrom zustande bringen?
51 Wir unterscheiden 3 Arten von Unterdrückungssyndromen nach ihrem Zustandekommen. Nenne diese 3 Arten, womöglich Beispiele dazu!

In den letzten Kapiteln haben wir gelernt, wertvolle von wertlosen Symptomen zu unterscheiden und den »Symptomen-Inbegriff« zu bilden. Mit diesem Kniff kommen wir normalerweise ohne weiteres zum homöopathischen Arzneimittel, zum Simile.
Manchmal hat es einen Haken, da erreichen wir unser Ziel nur auf Umwegen.

Da sind zunächst die

Hypochonder (Organon § 96):

In wortreichen Schilderungen machen sie aus jeder Mücke einen Elefanten, aus einfachen dramatische Symptome, um sich der gebührenden Aufmerksamkeit und Hilfe ihres Arztes zu versichern. Mit ihnen wird man fertig, indem man von den gewucherten Pfunden die Zuwaage in Abzug bringt.

Die entgegengesetzte Variante sind die

Wortkargen und Maulfaulen (Organon § 97):

Sie haben Symptome, aber können sie nicht in Worte kleiden, sind schwerfällig im Ausdruck. Ihre ungelenke Redeweise birgt noch dazu die Gefahr unrichtiger Darstellung in sich. Diesen Kranken müssen wir die Symptome einzeln »herausziehen« und die Ergebnisse unserer Bemühungen auch noch auf Richtigkeit prüfen: ein oft sehr mühsames Geschäft, das unsere Geduld, ja Nächstenliebe auf harte Proben stellen kann. Manchen Volksstämmen sind diese Eigenschaften eigen, was der homöopathischen Heilweise nicht gerade entgegenkommt. Man lernt als homöopathischer Arzt auch damit fertig zu werden. Solche Schwierigkeiten vervollkommnen unsere Kunst der Anamnese-Erhebung.

An die Grenze unserer Methode führt jedoch eine Gruppe von Krankheiten, mit der wir uns im folgenden Kapitel befassen werden.

Die einseitigen Krankheiten und Lokal-Übel

HAHNEMANN: Organon der Heilkunst, 6. Auflage, §§ 172–203.

Hierbei handelt es sich um Fälle, die durch eine echte *Symptomen-Armut* die Arzneimittelwahl zu einer schwierigen, zuweilen unlösbaren Aufgabe werden lassen. Diesen Kranken gebricht es nicht an der Redegewandtheit, sondern an der *Reaktionsfähigkeit ihres Organismus,* der nur mit einem oder wenigen Symptomen auf die Bedrohung seiner Gesundheit antwortet.

HAHNEMANN drückt das einsichtsvoll so aus, daß »ein paar Hauptsymptome hervorstechen, welche fast den ganzen Rest der übrigen Zufälle verdunkeln«. Die einseitigen Krankheiten gehören größtenteils zu den chronischen.

Hauptsymptom kann ein inneres Leiden sein, eine Cephalgie, stereotype Durchfälle o. ä. oder es kann ein äußeres Übel sein. Letztere pflegt man vorzugsweise *Lokal-Krankheiten* zu nennen (Organon § 174).

Häufig, aber eben nicht immer, fördert eine gründlichere Befragung des Kranken und seiner Angehörigen doch noch Symptome zutage, mit denen man ein homöopathisches Mittel bestimmen kann. Indes gibt es – wie HAHNEMANN im § 176 zugibt – doch »einige wenige Übel, die außer einem paar starker, heftiger Zufälle, die übrigen nur undeutlich merken lassen.«

> Man wählt bei solchen »einseitigen Krankheiten« die auf diese Symptome am besten passende Arznei. Zuweilen trifft man damit die Krankheit doch so hinlänglich, daß man sie als geheilt betrachten kann.

Meist jedoch paßt die gewählte Arznei nur unvollkommen und erregt bei längerem Einnehmen weitere Symptome. Diese sind jedoch nach HAHNEMANN *keine Arzneisymptome, sondern Krankheitssymptome,* die, wenn auch selten und ohne Eindruck zu hinterlassen, beim Patienten schon früher einmal in Erscheinung traten. Der Kranke bringt also auf das ähnliche Mittel hin nur solche Reaktionsphänomene hervor, mit denen er auch auf die entsprechenden Krankheitsreize schon hätte antworten sollen. »Es werden Zufälle sich entdecken, die der Kranke kurz vorher gar nicht oder nicht deutlich wahrgenommen hatte« (§ 180).

»Man werfe nicht ein, daß die jetzt erschienenen Nebenbeschwerden und neuen Symptome dieser Krankheit auf Rechnung des eben gebrauchten Arzneimittels kämen. Sie kommen von ihm*; es sind aber doch nur immer solche Symptome, zu deren Erscheinung *diese* Krankheit und in *diesem Körper* auch für sich schon fähig war.«

Man hat somit aus dem ganzen, erst jetzt sichtbar gewordenen Erscheinungsbild den »Inbegriff der Symptome« herauszuschälen und nach ihm das Arzneimittel zu bestimmen.

Das wegen der vorherrschenden Symptomenarmut fast unvermeidlich schlecht gewählte, nur mäßig passende Arzneimittel leistet uns immerhin den Dienst, Symptome hervorzulocken, die zum Reaktiv des Kranken gehören. Mit ihrer Hilfe können wir ein besseres Simile ermitteln.

Die neue Arznei lassen wir solange einwirken, bis keine Besserung mehr zu erreichen ist. Dann wird das Mittel abgesetzt und wieder der status morbi aufgenommen, um das auf seinen Symptomen-Inbegriff passende Heilmittel aufs neue auszusuchen. Mit diesem wird man nochmals ein Stück vorwärtskommen und nach Ausschöpfung der Arzneiwirkung, falls notwendig und möglich, abermals ein neues Simile ausmitteln bis schließlich Genesung oder eine hinlängliche Befindensbesserung erreicht ist.

Bei diesem Vorgehen kommen naturgemäß verwandte Mittel nacheinander zur Wahl, die einerseits als Antidote die Wirkungen des jeweils vorausgehenden Mittels aufheben, andererseits besonders gut anschlagen, wenn sie nacheinander zum Einsatz kommen (J. BUCHNER, zit. nach E. ALTSCHUL: Syst. Lehrbuch d. theoret. u. prakt. Homöop. – Die Antidotenlehre der homöop. Schule. Nachdruck in: Allg. homöop. Ztg. *200,* 34–38, 1955).

Notfalls ein Analgetikum

In chronischen Fällen selten, wohl aber in akuten Zuständen kommt es vor, daß außer einem Übermaß an Schmerzen keine zur Arzneiwahl ausreichenden Symptome vorhanden sind. Ja, die von den Schmerzen herrührende Sinnesbetäubung steht einer geordneten Wahrnehmung und Erhebung der Symptome und ihrer Modalitäten sogar im Wege. Dann ist es nicht nur geboten, sondern auch vernünftig, zu einem schmerzstillenden Mittel zu greifen. »Da tilgt Mohnsaft diese Betäubung des inneren Gefühls-

---

* wenn nicht schwerwiegende andere krankmachende Einflüsse in dieser Zeit hinzugetreten sind.

Sinnes und die Symptome der Krankheit kommen in der Nachwirkung deutlich zum Vorschein« (Organon, § 183).

Sobald freilich der Kranke uns seine Symptome deutlich genug und in ausreichender Zahl berichten kann, werden wir nach dem heilenden Simile suchen, ehe eine stete Wiederholung analgetischer Verabreichungen nachteilige oder gar unterdrückende Folgen zuwege bringen kann. Außerdem treten bei längerem Gebrauch dieser Mittel unweigerlich Arzneisymptome auf, die die Simile-Wahl zusätzlich erschweren. Der Fall würde unserer Behandlung entgleiten, wird »verkorkst« und wir bekommen ihn nie mehr richtig in den Griff.

Die Lokal-Übel

An den äußeren Teilen des Körpers erscheinende Veränderungen und Beschwerden nennen wir Lokal-Übel.
Für jene Veränderungen und Beschwerden, die »keine Beschädigungen von außen« erkennen lassen oder nur von unverhältnismäßig kleinen Verletzungen ausgelöst wurden, müßten wir notgedrungen eine innere Ursache annehmen.
»Keinen Lippen-Ausschlag, kein Nagelgeschwür gibt es ohne vorgängiges und gleichzeitiges inneres Übelbefinden des Menschen.«
(Organon § 189)

> Offenbar entschließt sich (instinktartig) die menschliche Lebenskraft, wenn sie mit einer chronischen Krankheit beladen ist, die sie nicht durch eigene Kräfte bewältigen kann, zur Bildung eines Lokal-Übels an irgend einem äußeren Teil, bloß aus der Absicht, durch Krankmachung und Krankerhaltung dieses zum Leben nicht unentbehrlichen äußeren Teils, das schwerwiegendere, lebensbedrohliche innere Übel zu beschwichtigen. *»Indessen bleibt immer das Local-Übel weiter nichts als ein Teil der Gesamtkrankheit, aber ein, von der organischen Lebenskraft einseitig vergrößerter Teil derselben, an eine gefahrlose (äußere) Stelle des Körpers hin verlegt, um das innere Leiden zu beschwichtigen.«* (Organon, § 201)

Ersatzleistungen, Ersatzbefriedigungen kennen wir in den verschiedensten Bereichen der belebten Welt bis hin zu den psychischen bei den höheren Lebewesen und den Primaten.

»Jede äußere Behandlung solcher Local-Übel ist die allgemeinste Quelle aller der unzähligen, benannten und unbenannten chronischen Leiden geworden« (Organon § 203)

In der Tat bringt es bei den meisten, aus innerer Ursache entstandenen Lokal-Übeln nichts ein, mit äußeren Mitteln vorzugehen. Zumal die unterdrückenden, entzündungswidrigen Lokal-Kortikoide leisten in den Augen der Spezialisten »sehr Gutes«. Mit den üblen Folgen hat sich dann leider nicht selten der Allgemeinarzt und Internist auseinanderzusetzen (siehe unser Kapitel über das Unterdrückungssyndrom!). Wir sehen das äußere Übel nur dann dauerhaft verschwinden, wenn wir die »innere, auf das Ganze gerichtete Arznei passend homöopathisch gewählt« haben (Organon § 191).

Die Anweisung dazu erhalten wir im § 192. Neben der genauen Beschaffenheit des Lokal-Übels (Lokalisation, Sensation, Modalitäten, Begleitsymptome) fahnden wir nach allen übrigen Befindensänderungen allgemeiner und lokaler Natur, die zugleich oder schon vor Beginn des Übels eingetreten sind. Aus der Gesamtheit der Symptome wählen wir dann die zur Arzneimittelwahl qualifizierten Zeichen und Symptome, den Symptomen-Inbegriff, für unser Lokal-Übel aus und bestimmen danach eine Arznei, die den inneren Zusammenhang des Lokal-Übels mit erfaßt und die Gesamtkrankheit beheben wird. Wenn die zugrunde liegende Störung beseitigt ist, dann verschwinden die Warzen, die lokale Dermatitis, das Ulcus, die Hämorrhoiden, die Fissur oder Fistel ganz von selbst.

Nicht ganz verzichten brauchen wir auf den Gebrauch von mehr oder weniger lokal wirkenden homöopathischen Mitteln zur *Nachbehandlung zurückbleibender Befunde*. Diese Mittel, so Arnica, Ruta, Hypericum, Formica rufa, Harpagophytum, Viscum album u. ä., können peroral oder zuweilen wirksamer als lokale subkutane oder intrakutane Injektionen verabreicht werden. Ebenso kann man nicht immer auf eine örtliche Versorgung nässender Ekzeme oder anderer Hautübel verzichten und wählt dann indifferente Maßnahmen wie Umschläge mit physiologischer Kochsalzlösung bei nässenden, Cardiospermum-Salbe oder pH5 Eucerin bei trockenen Dermatitiden, Calendula-Salbe o. ä. bei traumatischen Defekten. *Voraussetzung dafür* ist freilich die kunstgerechte Behandlung im Sinne des § 192 zur Beseitigung der inneren Ursache des lokalen Übels. Bei den restierenden Befunden handelt es sich zum Teil um örtliche Defekte, die durch die abgelaufenen Krankheitsprozesse gesetzt wurden und diese zuweilen überdauern.

Solche lokalen Maßnahmen bis hin zu notwendigen chirurgischen Eingriffen zwecks Entfernung oder Korrektur irreparabler Defekte widersprechen nicht dem bisher Vorgetragenen. Ein Teil davon fällt ohnehin in jenen Bereich hygienischer Maßnahmen, denen bereits eingangs das Wort geredet wurde (Beseitigung von Hindernissen der Genesung, Herdsanierung usw.).

Das Krebsproblem aus homöopathischer Sicht

An dieser Stelle fügt es sich, auch noch das Krebsproblem anzuschneiden. Die malignen Erkrankungen müssen wir nach dem Verhalten des Organismus den »einseitigen Krankheiten« zuschlagen, wenn auch als ein Sonderfall dieses Kapitels. Beim Krebs haben wir es nicht mit einer Krankheit im üblichen Sinn zu tun. Vielmehr liegt eine chaotische Wucherung von Zellen zugrunde, denen die Grundinformation oder Informationsverarbeitung des genetischen Code verloren gegangen ist. Diese Zellen vermehren sich, ohne eigentlich krank zu sein, nach der veränderten Information ohne geordneten Zusammenhang mit dem Gesamtorganismus. Sie gehorchen der Befehlszentrale überhaupt nicht mehr. Unser therapeutisches Problem ergibt sich aus der Tatsache, daß diese lebensbedrohliche Störung vom Organismus von allem Anfang an nicht wahrgenommen wird, daß er nicht oder zu wenig darauf reagiert. Keine medizinische Schule hat bisher Richtlinien für eine Behandlung anzugeben vermocht, mit der auch nur halbwegs befriedigende Ergebnisse zu erzielen wären. Der Reaktionsmangel ist das Hauptverhängnis; seinetwegen fehlen auch die »auffallendern, sonderlichen, ungewöhnlichen und eigenheitlichen (charakteristischen)«, die individuellen Symptome für den homöopathischen Therapieansatz.
Das *allopathische Konzept* ist auf Ausschaltung der jeweils sichtbaren Herde ausgerichtet: chirurgische Entfernung der Primärgeschwulst und der Tochtergeschwülste, Nachbestrahlung des Operationsfeldes oder Bestrahlung der primären oder sekundären Geschwulstbildung, Zytostatika. Bei den letzteren sowie bei den strahlentherapeutischen Maßnahmen wiegen die schädigenden Wirkungen auf die ohnehin zu geringe Abwehrhaltung des Körpers oft schwerer als die Vorteile. Um so schlimmer, wenn wir letzten Endes als einzige Barriere gegen die Tumorausbreitung auf sie angewiesen bleiben. Wir wissen, daß nicht nur durch den Strahlenkater das Immunverhalten geschädigt wird, vielmehr scheint es sich dabei auch um eine primäre immunsuppressive Wirkung der Strahlen zu handeln, die man zur Vermeidung der Abstoßung implantierter Organe bereits therapeutisch auszunutzen suchte.
Die *Alternativen zur tumorunterdrückenden Therapie* sind bisher zu

124

wenig genutzt und zu wenig erforscht worden. Hoffnungen auf eine erfolgversprechende Immunotherapie des Karzinoms beginnen sich abzuzeichnen. Hier ergäben sich Möglichkeiten gemeinsamen Vorgehens; denn in diese Richtung zielt auch die Methode der Homöopathie. Über eigene Geldmittel zu Forschungen im erforderlichen Umfang haben wir nie verfügt, aber therapeutische Erfahrungen haben wir gesammelt, deren wir uns nicht zu schämen brauchen, und wie sie vor allem dem niedergelassenen Arzt vonnöten sind. In einem wichtigen Punkt besteht vorläufig immer noch Einigkeit: der Primärtumor sollte nach Möglichkeit frühzeitig entfernt werden. Die Frühdiagnose bleibt also das erste Gebot.

Indessen gilt auch für das maligne Wachstum der Satz, der sowohl Louis PASTEUR wie Claude BERNARD zugeschrieben wird: *»Der Keim ist nichts, das Terrain ist alles!«.*

Wir empfehlen als Basistherapie die *Injektionsbehandlung* mit potenzierten Mistelpräparaten. Dieses Vorgehen hat zuerst die anthroposophische Medizin entwickelt. Seine Anzeige findet es in der Signatur, daß sich die Wirtspflanze dieses Schmarotzers ebenfalls nicht des Schädlings zu erwehren vermag. Die biochemischen Untersuchungen und unsere Erfahrungen am Krankenbett bestätigen die Richtigkeit dieses Hinweises aus der Signaturenlehre. Wir befinden uns beim Karzinom in der Tat noch in einer Hilflosigkeit wie die alten Ärzte und nehmen, wie sie, Zuflucht zu den geschmähten Signaturen: »Alles prüfen, das Gute behalten.«

Leider reicht die Misteltherapie nicht aus. Die *Ergänzung mit homöopathischen Einzelmitteln nach den jeweiligen Symptomen* oder konstitutionellen Merkmalen des Kranken bringt uns noch ein Stück weiter. Aber immer reicht es noch nicht zur Überwindung des heimtückischen Feindes. *Was unser Vorgehen vorteilhaft unterscheidet* von der allopathischen Behandlungsweise, ist der schmerzärmere, menschenwürdigere Verlauf und das Fehlen der unangenehmen Opiat-Nebenwirkungen.

Was unserer Therapie noch fehlt, sind gezielte Tumor-spezifische Maßnahmen. Möglicherweise brächten uns Nosoden aus dem körpereigenen Tumorgewebe ein kleines Stück weiter. Auch sie wären wegen des informativen Charakters der potenzierten Arznei unbedingt zu potenzieren.

Das Ideal stellen uns die wenigen Beispiele von Spontanheilungen vor Augen, in denen Tumor mitsamt Metastasen zur Heilung ad integrum geführt wurden – ganz ohne ärztliches Zutun, aus den Kräften der Natur! Das anzuregen könnte am ehesten einer pharmakologischen Information möglich sein – eine Therapieform, deren Know-how bisher am besten von den homöopathischen Ärzten beherrscht wird.

Fragen:

52 Was ist das besondere Merkmal der »einseitigen Krankheiten«?

53 Wie gehen wir sie therapeutisch an?

54 Was haben wir von den Symptomen zu halten, die auf die Arznei hin auftreten, die wir nach den wenigen Symptomen der »einseitigen« Krankheit gewählt haben?
Wozu dienen sie uns?

55 Der homöopathische Arzt gibt
a) auf keinen Fall ein Analgetikum,
b) bei einem Übermaß an Schmerzen ein Analgetikum und kann dies selbstverständlich bei Bedarf wiederholen, bis der schmerzhafte Zustand nicht mehr auftritt.
c) bei einem Übermaß an Schmerzen ein Analgetikum, notfalls auch ein Opiat. Sobald jedoch der Kranke seine Symptome deutlich und in genügender Zahl berichten kann, wird das heilende Simile gesucht.
a, b oder c – was ist richtig?

56 An äußeren Teilen des Körpers auftretende Veränderungen und Beschwerden nennen wir . . . .»Indessen bleibt immer das Local-Übel weiter nichts als ein Teil der Gesamtkrankheit, aber ein von der organischen Lebenskraft einseitig vergrößerter Teil derselben, an eine gefahrlose (äußere) Stelle des Körpers hin verlegt, um das innere Leiden zu beschwichtigen« (Organon § . . . .)

57 Nach welcher Anweisung (Organon § . . . . . .) ist es zu behandeln?
Dieser Paragraph besagt, daß neben der genauen Beschaffenheit des Lokal-Übels (. . . . ., ..., ...) die Gesamtheit der . . . . und . . . . zur Arzneimittelwahl heranzuziehen ist.

58 Wegen welcher nachteiligen Wirkung paßt die Nachbestrahlung des operierten Karzinoms nicht zum Konzept der homöopathischen Karzinom-Behandlung?

Die Geistes- und Gemütskrankheiten

HAHNEMANN: Organon der Heilkunst, 6. Auflage, §§ 214–230.

WIPP, B.: Die Homöotherapie in der nervenärztlichen Praxis, Zeitschrift für klassische Homöopathie XVII, 61–68, 1973.

BODMAN, F.: Psychiatrische Störungen im Alter, Zeitschrift für klassische Homöopathie XVI, 83–84, 1972 (ref. aus The British Homoeopathic Journal, 160, 185–191, 1971).

JAHR, G. H. G.: Die Geisteskrankheiten. III. Band der »Therapie nach d. Grundsätzen d. Homöopathie« von B. BÄHR, Verlag Weigel, Leipzig 1866.

HAHNEMANN hat sich sehr gründlich mit den psychiatrischen Krankheiten auseinandergesetzt und ist aus der Sicht seiner Lehre schon zu einer Zeit, da die Psychiatrie als Fach erst im Entstehen begriffen war, zu erstaunlichen, heute noch gültigen Aussagen gelangt. Seine Anweisungen finden wir bereits 1810 in der 1. Auflage des Organons. Sie haben sich in den folgenden 5 Auflagen nicht nennenswert verändert. Im Kapitel über »Das lehrbare Besondere der homöopathischen Krankheitslehre« wurde daran erinnert, daß die heutige Krankheitsbetrachtung der Fakultäten ihren Ausgang vom Werk MORGAGNIS »De sedibus et causis morborum« (1761) genommen und in der Pathologie VIRCHOWS schließlich einen gewissen Höhepunkt erlangt hat. Bezeichnenderweise konnte auf diesem Boden die wissenschaftliche Psychiatrie mehr schlecht als recht gedeihen und wurde schon 1896 in MEYERS Konversationslexikon als »wohl der am meisten zurückstehende Spezialzweig der Medizin« bezeichnet. Noch in den 50er Jahren unseres Jahrhunderts stand die Irrenheilkunde arzneitherapeutisch so gut wie mit leeren Händen da. Die Ära der Somatiker ging zu Ende. Man hatte eingesehen, daß das Gehirn nicht gut »das materielle Substrat der Seele« sein könne und man dachte über den Satz GRIESINGERS (1817–1868) »Geisteskrankheiten sind Gehirnkrankheiten« hinaus. Die Suche nach dem Wesen der Psychosen verlagerte oder besser verteilte sich nunmehr vom pathologischen auf den pathophysiologischen und biochemischen Bereich. Heute ist man dabei, über die Grundlagenforschung auf breitester Basis und aus den Erkenntnissen ex iuvantibus kleine Schritte vorwärts zu kommen. Dabei gerät man unversehens aus dem lokalpathologischen ins ganzheitsmedizinische Fahrwasser, was dem Betrachtungsgegenstand angemessener ist und auch erfolgreicher sein wird.

Auf den polemischen Gegeneinwand, das Verharren der homöopathischen Medizin auf den Lehrsätzen ihres Gründers sei bezeichnend für ihre Sterilität und den Stillstand ihrer Forschung, brauche ich gerade hier nicht näher eingehen*. Im Falle der sittlich-humanen Einstellung HAHNEMANNS zu den Geisteskranken geht der Vorwurf ohnehin ins Leere und würde allenfalls auf den Gegeneinwand stoßen, daß sich die »wissenschaftliche Psychiatrie« heute noch so mancherlei Bedenklichkeiten auf diesem Gebiet gestattet.

---

* Vergleiche das Vorwort des Verfassers. Im übrigen ist Forschung mit den unermeßlichen Mitteln der Universitätsmedizin kein stichhaltiges Argument gegen die homöopathische Medizin, der der finanzielle Rückhalt aus öffentlichen Kassen vorenthalten wird.

Aus dieser Kritik ist nun leider nicht zu schließen, daß die Homöopathie die Frage gelöst hätte. Aber mit ihrer ganzheitlichen Betrachtungsweise wurde sie ihr von allem Anfang an gerechter. Wer die psychiatrische Diagnostik beherrscht und die homöopathische Methode wirklich meistert, wird den heilbaren Kranken dieses Fachgebietes ohne jeden Zweifel auf die Dauer bessere Hilfe bieten können als dies bislang anderweitig möglich ist. Damit sollen die Fortschritte der modernen Psychopharmaka nicht geschmälert werden. Sie sind beachtlich; doch das Urteil des Verfassers fußt auf der Kenntnis beider Methoden.

In schweren Fällen ist bisher jegliche Arzneitherapie zum Scheitern verurteilt, weil wir um die konstitutionellen Gegebenheiten nicht herumkommen. Wo Mangelerscheinungen zugrundeliegen, was in einem Teil des Krankengutes ohne Zweifel der Fall sein dürfte, wird man eines Tages vielleicht mit einer Substitutionstherapie ähnlich helfen können wie bei anderen Mangelkrankheiten. Die Hoffnung, daß eine Erweiterung des homöopathischen Arzneischatzes eine fühlbare Änderung bringt, ist nicht ganz abwegig, aber doch gering; denn mit *einem* Mittel ist bei der Vielschichtigkeit des Problems nicht viel gewonnen, und daß so sehr viel erfolgversprechende Wirkstoffe bisher unentdeckt geblieben wären, ist nicht allzu wahrscheinlich.

Wenn ich im Titel dieses Kapitels am Begriff der Geistes- und Gemütskrankheiten festhalte wie ihn HAHNEMANN in seinem Organon gebraucht, so deshalb, weil wir unsere therapeutische Aufgabe didaktisch so am leichtesten lösen können und die Nosologie KRAEPELINS ohnehin nur solange Bestand haben wird, wie die endogenen Psychosen »kryptogen« bleiben.

Unter »Geistes- und Gemütskrankheiten« versteht HAHNEMANN die endogenen Wahnkrankheiten und endogenen Depressionen.

> Entscheidend für die homöopathische Behandlung ist die diagnostische Unterscheidung in endogene, reaktive, symptomatische und luetische Psychosen, sowie die Erkennung der Neurosen.
> Die degenerativen Psychosen des Rückbildungsalters bedürfen weniger wegen der Art des Vorgehens als wegen ihrer prognostischen Beurteilung einer Unterscheidung. Auch bei ihnen ist jedoch der Versuch einer homöopathischen Behandlung angezeigt; ich habe jahrelange eindrucksvolle Besserungen erlebt.

Wir haben im historischen Teil des Buches die Leistung HAHNEMANNS als Irrenarzt im Falle des schwer psychotischen KLOCKENBRING gewürdigt. Ein Jahr brachte HAHNEMANN in der Zeit von 1792/93 in einer geschlossenen Anstalt allein mit diesem Kranken zu: ohne Ketten, ohne Züchtigung und mit dem damals noch sehr dürftigen Schatz an hinlänglich geprüften Arzneien. Zu dieser Zeit verfügte er noch nicht einmal über die methodischen Grundlagen der Arzneiprüfung am Menschen. Seine Arbeit »Versuch über ein neues Prinzip zur Auffindung der Heilkräfte der Arzneisubstanzen« in Hufeland's Journal war erst zwei Jahre alt. Vom Potenzieren hatte er noch keine Ahnung. Unter diesen Umständen erscheint uns die Wiedererringung der Arbeitsfähigkeit bei seinem Patienten als eine beispielhafte Tat, die die Ausdauer und Unnachgiebigkeit HAHNEMANNS, aber auch seine ärztlichen Qualitäten deutlich hervortreten läßt. Später, auf der Höhe seines Wissens, wußte er sich im Kampf gegen die Geistes- und Gemütskrankheiten sehr viel besser gerüstet und hat ihn ohne Zweifel oft genug erfolgreich bestanden, was wir seinen Lehrsätzen im Organon entnehmen können.

Es ist bezeichnend, daß in kaum einer Geschichte der Psychiatrie von HAHNEMANN die Rede ist. So schreibt beispielsweise J. ZUTT in seiner Abhandlung über die Psychiatrie im Fischer-Lexikon »Medizin«, Band 3, Seite 250: »In eindrucksvoller Weise symbolisiert diesen Wandel der Bericht, daß Ph. PINEL 1798 (!) in Paris seinen Kranken die Ketten abnahm. Der Verzicht auf Zwangsmittel setzte sich aber nur allmählich durch. Noch 1839 war es eine Tat, als der Engländer J. CONOLLY in seiner Anstalt radikal alle Zwangsmittel abschaffte.«

Wir betrachten uns zunächst die beiden §§ 214 und 215 des Organons.

Im § 214   stellt HAHNEMANN fest, daß die homöopathische Methode zur Heilung der Geistes- und Gemütskrankheiten geeignet ist, ja, daß es gar keine andere *Heilungsmöglichkeit* als diese gebe. Über diesen Ausschließlichkeitsanspruch mag man sich heute vielleicht streiten, zu HAHNEMANNS Zeiten war er nichts weniger als eine Überheblichkeit.

Wichtig ist § 215:   Wahnideen, Schwermut, die führenden Symptome der Geistes- und Gemütskrankheiten sind von solcher Aufdringlichkeit, daß sie unwillkürlich verleiten, sie bei der Arzneimittelwahl voran zu stellen. Gerade das ist die *Fallgrube bei den endogenen Psychosen.* Wie bei einem Lokal-Übel sind hier die Gemütssymptome zur »auffallendsten Einseitigkeit erhöht« und müssen hintangesetzt werden. Hintangesetzt heißt nicht, daß sie unter den Tisch fallen dürfen; denn das Simile muß in der Lage sein, ähnliche Symptome hervorzubringen. *An die erste Stelle im Symptomen-Inbegriff rücken bei den endogenen Psychosen die Körpersymptome, die Allgemeinsymptome, geordnet nach dem*

Grad ihrer Auffälligkeit, Sonderlichkeit usw. (§ 153): Abmagerung, Haarausfall, Geruch des Kranken, dann Schlaf und Sexualität und erst zuletzt die Geistes- und Gemütssymptome.

§ 216 befaßt sich mit den *symptomatischen Psychosen* einschließlich der Wochenbettpsychosen. »Die Fälle sind nicht selten, wo eine den Tod drohende, sogenannte Körper-Krankheit eine Lungenvereiterung, oder Verderbnis irgend eines anderen, edlen Eingeweides, oder eine andere hitzige (akute) Krankheit, z. B. im Kindbette usw., durch schnelles Steigen der bisherigen Gemüts-Symptome in einen Wahnsinn, in eine Art Melancholie oder in eine Raserei ausartet und dadurch alle Todesgefahr der Körpersymptome verschwinden macht; letztere bessern sich indes fast bis zur Gesundheit oder verringern sich vielmehr bis zu dem Grade, daß ihre dunkel-fortwährende Gegenwart nur von dem beharrlich und fein beobachtenden Arzt noch erkannt werden kann. Sie arten auf diese Weise zur einseitigen Krankheit, gleichsam zu einer Lokal-Krankheit aus ...«

Der *Vergleich mit den Lokal-Übeln* trifft im allerreinsten für die endogenen Psychosen zu, nicht viel weniger für die symptomatischen Psychosen. Dahingegen sind die *Gemütsveränderungen bei den reaktiven Depressionen hochwertige Gemütssymptome,* die zusammen mit ihrer *Auflösung* (Folgen von Liebeskummer, des Todes eines nahen Angehörigen, von beruflichem Mißerfolg, von Demütigung usw.) in der Hierarchie der Symptome obenan stehen, vorausgesetzt, daß es sich wirklich um ein reaktives Geschehen handelt, was meist, aber nicht immer der Fall ist. Die Erhebung einer genauen biographischen Anamnese und des Befundes wird in den meisten Fällen eine Klärung ermöglichen, ob es sich um ein reaktives oder ein endogenes Krankheitsbild handelt.

Die Grundlinie der homöopathischen Behandlung der endogenen und symptomatischen Psychosen entnehmen wir den §§ 217–220. Wir gehen wie bei den *einseitigen Krankheiten* vor:
Dabei ist der Aufdeckung der Vorkrankheiten besonderes Augenmerk zu zollen. Dazu gehört selbstredend auch der serologische Status, d. h. die Lues-Serologie, um die metaluetischen Psychosen zu erkennen. Ebenso unerläßlich für die psychiatrische Anamnese ist der Bericht der Angehörigen und anderer nahestehender Personen des Kranken. Unser Vorgehen bei der Simile-Findung im Falle der endogenen Psycho-

sen ist ausgesprochen *paradox*. Es widerspricht allem, was wir bisher gelernt haben: Wir haben erfahren, daß den auffallenden Geistes- und Gemütssymptomen sonst eine Vorrangstellung in der Arzneimittelwahl zukommt. Ausgerechnet bei den endogenen Psychosen ist dies umgekehrt! Was einseitig erhöht ist, muß erniedrigt werden! Auch von der Psychiatrie her sind wir geschult, die Diagnose und Therapie nach den pathognomonischen Geistes- und Gemütssymptomen auszurichten. Selbst die modernen Psychopharmaka können wir noch nicht anders als nach Geistes- und Gemütssymptomen wählen, obwohl die kryptogene Ursache der endogenen Psychosen längst in extrazerebralen Körpervorgängen vermutet wird, von welchen seit HAHNEMANN die homöopathische Arzneimittelwahl ihren Ausgang nimmt.

Die Arzneimittelwahl gestaltet sich verhältnismäßig einfach bei den *symptomatischen Psychosen*. Doch auch bei ihnen ist auf ein gutes Repertorium nicht zu verzichten (KENT'sches Repertorium, möglichst ergänzt durch das neue »Synthetische Repertorium« von BARTHEL und KLUNKER). Aus den jeweiligen Rubriken, wie sie dem klinischen Begriff der symptomatischen Psychose entsprechen, wird dann anhand des Symptomen-Inbegriffs das Arzneimittel gewählt (Geisteskrankheit im Kindbett KENT I/55, BARTHEL 624; Säuferwahn KENT I/55, BARTHEL 217–219; im Klimakterium KENT I/55, BARTHEL 617; bei fieberhaften Erkrankungen KENT II/37, BARTHEL 202 und 621 usw.)

Bei den *endogenen Psychosen* ist man häufig auf ein paar Allgemeinsymptome mit Riesenrubriken im Repertorium angewiesen. Hier berücksichtigt man nur die Mittel des 2. und 3. Grades (im Synthetischen Repertorium 2., 3. und 4. Grad) und wählt dann aus den in Betracht kommenden Mitteln nach den vorliegenden Geistes- und Gemütssymptomen das Simile aus. Anhand der Körperzeichen und -symptome trifft man die Vorwahl, mit dem Bild der Geistes- bzw. Gemütssymptome sondert man dann das Mittel aus. Dabei wird man nicht selten in den Arzneimittellehren, ja sogar Prüfungsberichten nachzulesen haben. Gerade bei der Vorwahl anhand von mehreren Allgemeinsymptomen mit Riesenrubriken ist die *Lochkartei von H. LEERS* (KENT's Repertorium in Lochkartenform) eine wertvolle Hilfe. Es ist vielleicht kein Zufall, daß der Autor selbst Nervenarzt ist.

Eine *weitere Besonderheit* bei den Geistes- und Gemütskrankheiten erfahren wir aus dem *§ 221:* Neben dem *Grundmittel aus der Reihe der antipsorischen Arzneien* (siehe nächstes Kapitel) kommen wir in manchen Fällen nicht ohne ein *zweites Mittel* aus.

Dieses »apsorische« Mittel (z. B. Aconit, Belladonna, Stramonium, Hyoscyamus, Mercur, Veratrum usw.) ist angezeigt bei akuten Aufloderungen und wird ausschließlich nach Gemütssymptomen gewählt. Mit »hochpotenzierten, feinen, homöopathischen Gaben« dieses apsorischen Mittels wird der Kranke wieder soweit beruhigt, daß die »Psora in ihren vorigen, fast latenten Zustand zurückkehre, in welchem der Kranke fast genesen erscheint.« Falls die apsorischen Mittel nicht zur Sedierung ausreichen, kann anfänglich ausnahmsweise auch ein modernes Psychopharmakon erforderlich sein, besonders auch ein Schlafmittel. Man sollte jedoch nicht dabei verweilen und wertvolle Zeit verlieren, sondern sofort mit dem antipsorischen oder antisyphilitischen (siehe nächstes Kapitel) Mittel fortfahren (§ 222), um neuerliche Ausbrüche der ins Latenzstadium zurückgekehrten Psychose zu verhindern.

> **Bei Suizidgefahr muß die Behandlung in einer geschlossenen Abteilung durchgeführt werden!**

§ 223

»Wird aber die antipsorische, (auch wohl antisyphilitische) Kur unterlassen, so ist bei noch geringerer Veranlassung als bei der ersten Erscheinung des Wahnsinns stattfand, bald ein neuer und zwar anhaltender, größerer Anfall davon, fast mit Sicherheit zu erwarten, während welchem sich die Psora vollends zu entwickeln pflegt und in eine entweder periodische oder anhaltende Geistes-Zerrüttung übergeht, welche dann schwieriger antipsorisch geheilt werden kann.«

> Diesem Paragraphen ist nicht viel hinzuzusetzen. Er beweist uns die große Erfahrung, die HAHNEMANN im Umgang mit den psychiatrischen Erkrankungen hatte.

Es entspricht auch unserer heutigen Kenntnis, daß jeder weitere schizophrene Schub irreparable Defekte setzen kann und die Prognose verdüstert. Die Krankheitsphasen der endogenen Depressionen setzen zwar keine Defekte, vertiefen sich aber bei unbehandelter Psora doch immer mehr und werden immer schwerer angreifbar.

Um Mißverständnissen vorzubeugen, betone ich ausdrücklich, daß die antisyphilitische homöopathische Behandlung eine antibiotische Behandlung gegen die Spirochaeta pallida nicht erübrigt. Gleichfalls ist aber bekannt, daß diese nicht sicher vor späteren Folgen schützt, bei welchen auf die homöopathische Behandlung nicht verzichtet werden sollte.

Einen *differentialdiagnostischen Hinweis zur Unterscheidung der endogenen Psychosen von den Neurosen* enthält § 224 des Organons. Wie wir mittlerweile aus psychotherapeutischer Erfahrung wissen, verschlimmern sich echte endogene Psychosen meistens unter Psychotherapie und Hypnose. HAHNEMANN stellt fest, daß durch »verständiges, gutmeinendes Zureden, durch Trostgründe oder durch ernsthafte und vernünftige Vorstellungen dieselben (gemeint sind die Neurosen) nachlassen und sich bessern, dagegen aber wahre, auf Körper-Krankheit beruhende Gemüts- oder Geisteskrankheit schnell dadurch verschlimmert, Melancholie noch niedergeschlagener, klagender, untröstlicher und zurückgezogener, so auch boshafter Wahnsinn noch mehr erbittert und thörichtes Gewäsch offenbar noch unsinniger wird.«

Die Erfahrung, daß sich die »vom Gemüt aus, Anfang und Fortgang nehmenden« Erkrankungen *(Neurosen)* durch »psychische Heilmittel schnell in Wohlbefinden verwandeln lassen« (»bei angemessener Lebensordnung«) wird in §§ 225 und 226 nochmals ausdrücklich betont und in § 227 angefügt, daß auch beim Zustandekommen dieser Erkrankungen eine psorische Grundlage gegeben sei. Um die Gefahr neuerlicher neurotischer Erkrankungen zu bannen, ist eine antipsorische neben der psychotherapeutischen Behandlung erforderlich. HAHNEMANN gibt im Organon noch eingehende Ratschläge für den Umgang mit Geistes- und Gemütskrankheiten, die seine reiche nervenärztliche Erfahrung bestätigen. Wir entnehmen dem § 228 noch den *wichtigen praktischen Hinweis,* die »kleinen (= hoch potenzierten) Gaben hülfreicher *Arznei dem Kranken unbemerkt in seinem Getränke zu verabreichen«.*

Wer sich der Mühe unterzieht, sich in diese Methode der Behandlung Geistes- und Gemütskranker einzuarbeiten und die Kraft besitzt, soweit ins ganze Krankheitsbild dieser bedauernswerten Menschen hinabzusteigen wie es die Simile-Findung erfordert, wird der Homöopathie eine neue faszinierende Seite abgewinnen. Sie ist keine einfache Methode und nicht so mühelos zu handhaben wie das palliative Unterdrücken von Symptomen, aber sie ist *erlernbar und damit auch nachprüfbar.* Ein Werturteil darüber kann sich aber nur der erlauben, der die Methode beherrscht. Der ehemalige Münchner Ordinarius für Psychiatrie und Neurologie Oswald BUMKE meint in seinem geistreichen Buch »Gedanken über die Seele« (3. Auflage, Seite 11, Springer-Verlag Berlin: 1942): »Für uns bleibt der Prüfstein für die Wahrheit und damit die Wissenschaftlichkeit einer Erkenntnis nach wie vor der, daß sie sich nachprüfen läßt; in dem Augenblick, in dem man uns diese Nachprüfung verwehrt, scheidet eine Behauptung für die Wissenschaft aus.«

Fall:
Ein Fall von Zyklothymie und ihre homöopathische Heilung mit Aurum von B. WIPP, München (auszugsweise referiert aus Zeitschrift für klassische Homöopathie XVI, 263–266, 1972).

»Dr. phil. H. D., 60 Jahre alt, kommt in meine Praxis wegen Störungen des Schlafrhythmus: Er erwacht früh 5 Uhr in Schweiß gebadet und muß ein frisches Nachthemd anziehen, in dem er dann noch bis zum Wecken um 7 Uhr früh »döst«. Dabei hat er dann Träume vom erlebten verflossenen Tag und kämpft ihn noch einmal durch. Es wird ihm dabei bewußt, daß er ein wahres menschliches Scheusal ist und nichts taugt. In dieser Stimmung erwacht er und geht wieder an die Arbeit. Abends hat er dasselbe seelische Empfinden, wenn er bei seiner Familie weilt. Es überkommt ihn dann eine tiefe Schwermut und das Gefühl der Verlassenheit: Niemand versteht ihn, weil ihn niemand wirklich liebt und alle Welt ist auf ihn böse. So lebt er nun schon 30 Jahre dahin und verzehrt sich in Schwermut und Selbstkritik. Tage der gemütlichen Stimmungslockerung werden von Tagen tiefster Depression oder gereizter Stimmungslage in ständiger Wiederkehr abgelöst. Auf meine Frage, ob alles daraus resultiere, was ihm Beschwerden macht, antwortet er mit: Ja! In sämtlichen anderen Funktionen erhalte ich das gleiche »Ja«, das heißt: »frei von krankhaften Störungen«. Was die Familien-Anamnese angeht, so stellt sich heraus, daß seine Mutter mit 45 Jahren Selbstmord durch Ertrinken beging.

Er ist ein »self-made-man« und hat sich sein Studium als Werkstudent verdient. Nachher bezahlte er noch seinem Bruder das Studium. Von seiner Tochter erfahre ich, daß er daheim ein wahrer Tyrann ist, und Mutter und sie in ständiger Angst ihr Leben mit ihm teilen müssen. Er sei leicht reizbar und gerate schnell in Zorn. Daß dies ihre Mutter in wahrhaft heldischer Haltung erträgt, ist weitgehend der starken religiösen Einstellung derselben zuzuschreiben. Ganz zu schweigen vom Martyrium der ständigen Angst um sein Leben, vollbringt diese Frau ein Werk echtester geistlicher Andacht, indem sie ihn immer wieder geduldig zu trösten weiß und zu gemeinsamer Haltung im abendlichen Gebet anhält. Aber jetzt könne sie es nicht mehr länger aushalten und bittet um meine Hilfe. Ich lasse ihn nichts davon merken, daß ich objektiv schon dasselbe weiß, was er mir erzählt hat.

Ich frage nur noch nach seinem Tagesrhythmus und erfahre, daß er nachmittags sowohl körperlich als auch geistig sehr erschöpft ist. Sachte wird das Problem der häuslichen Atmosphäre gestreift, und er gibt sachlich zu, daß er ein Haustyrann sei. Zur Frage nach zeitweiliger Stimmungsaufhellung erfahre ich noch, daß ihm derartige Auflockerungszeiten dann seine ganze tyrannische Art zum Bewußtsein brächten und er dann alle um Verzeihung bitte, denen er vorher in der Phase der Verstimmung weh getan habe.

In all seiner depressiven Haltung spürt man das Herz eines hochkultivierten Geistes und Gemütes. Man fühlt sich zu ihm hingezogen und man zaudert nur noch ihn zu trösten, weil man einen Gefühlsausbruch vermeiden will. Immer wenn ein depressiver Kranker so auf den Arzt wirkt, dann ist das ein Zeichen von echter Melancholie anstatt von der schwer zu unterscheidenden Depression des Neurotikers und des schizophren erkrankten Menschen. Dazu kommt noch, daß ein depressiver Psychotiker immer noch ein zusätzliches unverkennbares Zeichen aufweist: den nach Mäuse-Urin stinkenden Mundgeruch. Wer diesen Geruch einmal wahrgenommen hat, vergißt ihn ein Leben lang nicht wieder.

Ich nehme das alles zur Kenntnis und beginne mit der Untersuchung; erst körperlich-intern und dann körperlich-neurologisch. Zu meiner Überraschung hat der Patient eine Stinknase, daneben einen käseartigen Mundgeruch; das Gesicht ist gerötet.

Ich habe nun genügend Anhaltspunkte, um alles unter einen Hut zu bringen. Somit kann die Mittelwahl beginnen: Ich eröffne die Repertorisation mit dem Krankheitszeichen der Blutüberfülle des Gesichtes; darauf folgt als Zeichen der inneren Störung die Stinknase mit übelriechender Absonderung. Anschließend kommen die seelischen Symptome: Zorn, Reizbarkeit, Schwermut und Gefühle der Verlassenheit, sowie das schwerwiegende Symptom der nervlichen und geistigen raschen Erschöpfbarkeit. Ich finde als Simillimum bei KENT *Aurum*, das ich ihm in LM6 verordne. Er nimmt es regelmäßig und zwar in einer Dosis von maximal 5 Tropfen in ½ Glas Wasser das ganze Jahr lang und dann nur noch in einer Dosis von 2 Tropfen in ½ Glas Wasser auf die Dauer von insgesamt vier Jahren. Das heißt aber nicht, daß nach vier Jahren erst die Wirkung einsetzte; im Gegenteil, allabendlich eingenommen, begann die auffallende Besserung schon eine Woche nach Beginn der Medikation. Innerhalb eines Vierteljahres war die ganze Schwermut, von allem Nebensächlichen gar nicht zu reden, verschwunden.

Seit Jahren ist der Patient nun von seiner Zyklothymie und seiner Stinknase geheilt, wie alljährliche Kontrollen erwiesen. Der Patient empfand diese Arzneimittel als ein »Lebenselixier« und wollte es gar nicht mehr zu nehmen aufhören. Allem Anschein nach wirkte es ausgesprochen belebend auf ihn. Ich konnte diese Ansicht nicht teilen, weil das Mittel als »Zimmermann eines Sarges« wirkt, wenn es länger als unbedingt nötig gegeben wird.

Zum Schluß noch eine Anmerkung: In meiner Praxis verwende ich zur Heilung von Nerven- und Geistes- sowie Gemütsleiden nur die LM-Potenzen von LM6 bis LM30; mit ihnen habe ich noch jede der obigen Krankheiten zur Heilung gebracht, sofern ich die Behandlung selbst durchführen konnte.«

Fall:

(Wochenbettpsychose aus der Praxis des Verfassers):
28jährige, mittelgroße, kräftig gebaute Frau von leicht dysplastischem Habitus wurde am 19. 12. 69 von ihrem ersten Kind entbunden. Vor 7 Jahren Operation wegen rechtsseitigem Eierstocktumor, der andauernde Blutungen verursacht habe. Der Operateur, Dozent für Frauenheilkunde, habe anschließend gemeint, eine Schwangerschaft könne sie kaum mehr erwarten. Die Gravidität sei übrigens mit Ausnahme der ersten Wochen, in denen sie zu Erbrechen und Heulen geneigt habe, von ausgesprochenem Wohlbefinden begleitet gewesen. Sie sei guter Dinge und froher Laune gewesen. Die Geburt habe 5 Stunden gedauert und sie außerordentlich erschöpft, so daß sie am ganzen Körper gezittert habe. Mit den Nerven habe sie früher schon zu tun gehabt. Allerdings sei ihre Kindheit auch nicht gerade schön gewesen: ihr Vater sei tödlich verunglückt, als sie 6 Jahre alt war und die Mutter habe wieder geheiratet, sei dann an Leberkrebs gestorben. Da sei sie selbst aber schon 19 Jahre alt gewesen.

1 Bruder, 2 Stiefschwestern. 2 Schwestern des Vaters seien mit den Nerven nicht »fest«. Bei einer habe wohl ein echtes Gemütsleiden vorgelegen. Jetzt, nach der Entbindung, habe sie zu Hause einen richtigen Stimmungswandel durchgemacht. Sie müsse unentwegt heulen, was sie in den ersten Schwangerschaftswochen auch schon etwas gehabt habe. Auch keinen Appetit habe sie mehr. Morgens Erbrechen, Durchfälle wie Wasser. Durst sehr stark, trinke Tee. Ihr Mann sei so gut zu ihr; in den 7 Jahren ihrer Ehe habe sie eigentlich keinen Grund zum Weinen gehabt. Wenn er sie trösten wolle, werde es nur noch schlimmer. Abends sei ihr immer besser, aber Schlafen könne sie auch nicht.

Seit einigen Tagen habe sie, was erst durch eingehendere Befragung aufgedeckt wird, ziehende Schmerzen am linken Unterschenkel außen (lateral von der Tibiakante).

Das verordnete Mittel brachte einen raschen Wandel. Eine Woche später: Stuhl normal, Appetit im Kommen. Erbrechen noch einmal beim Aufstehen in der Frühe und wenn sie sich aufrege, weil das Kind schreie. Die Nervenschmerzen am Unterschenkel seien nach 3 Tagen vergangen, nachdem sie sich kurz vorher noch einmal stark bemerkbar gemacht hatten. Sie habe gestern schon nicht mehr geweint, heute auch noch nicht, könnte es gar nicht mehr. Nur schlafen könne sie noch nicht – früher habe sie so gut schlafen können. Vor 4 Tagen sei sie noch so fertig gewesen, daß sie sich umbringen wollte. Sie habe sich gesagt, »wenn das jetzt nicht besser wird, dann bringe ich mich um«. »Mit Schlaftabletten«, gibt sie auf Befragen an. Heute müsse sie darüber lachen. Suizidal war mir die Kranke bei meinem ersten Besuch nicht vorgekommen – vor

136

schmerzlichen Überraschungen ist man hier nie sicher. Es wurde ein Mittel in Q 6 verordnet, zur Nachbehandlung ein antipsorisches Mittel (Sepia) über längere Zeit verabreicht.

Lösung:

Das Einstiegssymptom ist der Brechdurchfall. Appetitlosigkeit und Durst sind in unserem Fall nicht sehr hochwertig; sie sind beinahe selbstverständlich. Durstlosigkeit bei diesem Brechdurchfall hingegen wäre sehr viel auffallender und differential-therapeutisch für Pulsatilla zu verwerten gewesen. Allenfalls, daß man die Intensität des Durstes (»sehr stark«) ein wenig als Bestätigung für die Mittelwahl am Schluß heranziehen kann. Im Grunde genügen die beiden Symptome Brechdurchfall während einer Wochenbettpsychose für die Wahl von *Veratrum album*. Ich habe dieses Mittel eingesetzt, obwohl ich die ziehenden Schmerzen an der linken Tibia nicht dafür verwerten konnte. Dazu ist aber die klinische Beobachtung nachzutragen, daß *Veratrum* album einen deutlichen Bezug zu diesen Beschwerden hatte, die nach anfänglicher Verschlimmerung in der typischen Reihenfolge der HERINGschen Regel abklangen: die Beschwerden, die zuletzt aufgetreten sind, verschwinden als erste wieder.

Fragen:

59 Was ist bei der homöopathischen Arzneimittelwahl im Falle der endogenen Psychosen an erster Stelle zu berücksichtigen?
   a) die auffallendsten Geistes- und Gemütssymptome
   b) das ganze Bild der Geistes- und Gemütssymptome
   c) die auffallenden (extrazerebralen) Körperzeichen und -Symptome.
   d) Warum ist dies so?
60 Wegen der unterschiedlichen Behandlung bei der homöopathischen Arzneimittelwahl ist die diagnostische Unterscheidung der ursächlich grundverschiedenen . . . . und . . . . . . Depression von ausschlaggebender Bedeutung. Ebenfalls noch wichtig ist es, die meta . . . . Psychosen zu erkennen.
61 In manchen Fällen benötigt man zwei verschiedene homöopathische Arzneien, eine . . . . . . .psorische und eine . . . . . .psorische. Die eine, das Hauptmittel, wird aufgrund der . . . . der Zeichen und Symptome gewählt, die zweite benötigt man für die . . . . der Krankheit.
62 Im § 228 gibt HAHNEMANN den praktisch wichtigen Rat, bei den Geistes- und Gemütskrankheiten die homöopathische Arznei in hoher Potenz und . . . . dem Kranken beizubringen.

63 Bei den Neurosen empfiehlt HAHNEMANN psychotherapeutische Behandlung. Weil aber auch für sie eine Krankheitsbereitschaft (eine »Psora«) die latente Voraussetzung ist, hat eine . . . . Nachbehandlung zu erfolgen.

Die chronischen Krankheiten

Hahnemanns Psora-Lehre

HAHNEMANN: Die chronischen Krankheiten, ihre eigentümliche Natur und homöopathische Heilung. 2. Auflage, 1835–1839. Neudruck bei Haug 1956.

HAHNEMANN: Organon der Heilkunst, 6. Auflage §§ 77–82, 232–234.

HÄNNI, A.: Die Werke HAHNEMANNS. Allgemeine homöopathische Zeitung *216*, 2–12, 69–78, 1971.

LEESER, O.: Lehrbuch der Homöopathie. Allgem. Teil »Grundlagen der Heilkunde, 3. Auflage, S. 533. Karl F. HAUG-Verlag, Ulm: 1963.

Gegen Ende seines Lebens hat HAHNEMANN versucht, seine Erfahrungen mit der Ähnlichkeitsregel in einem tieferen Sinn zu deuten, eine umfassende Krankheitslehre zu hinterlassen. Dem Optimismus der ersten Jahre nach Herausgabe der 1. Auflage des Organons folgte eine gewisse Ernüchterung, als sich zeigte, daß es Krankheiten gab, die sich nach vorübergehender Besserung oder scheinbarer Ausheilung in anderer Form wieder einstellten. Die Früchte 12jährigen* Nachdenkens und Forschens über dieses »tausendköpfige Ungeheuer von Krankheit« legte er in seinem 1828–1830 in erster Auflage erschienenen Werk über die chronischen Krankheiten nieder.

»Nach und nach lernte ich hülfreichere Mittel gegen dieses so viele Leiden erzeugende Ur-Übel, das ist die mit einem allgemeinen Namen zu benennende Psora (innere Krätzkrankheit mit oder ohne Hautausschlag) finden . . .« (»Chronische Krankheiten«, Bd. I, 2. A. S. 8)

»Die chronischen Krankheiten, ihre eigentümliche Natur und homöopathische Heilung« gliedern sich, wie der Titel schon verrät, in zwei Teile. Was HAHNEMANN über die *»eigentümliche Natur« der chronischen Krankheiten* zu sagen hat, finden wir auf den ersten hundert Seiten des 1. Bandes. Die Mißerfolge mit den bisher bekannten Heilverfahren bei chronischen Krankheiten drängen ihm die Erkenntnis auf,

daß der homöopathische Arzt es bei chronischen Krankheitsfällen »nicht allein mit der eben vor Augen liegenden Krankheits-Er-

* laut Anmerkung zu § 80, Organon, 6. Aufl. Einen noch früheren Hinweis finden wir bereits in den »Monita . . .« von 1801 in dem Satz ». . . Ansteckung von sich ziemlich gleichbleibenden Miasmen – Lustseuche, Krätze) . . .«

scheinung zu tun habe, sie nicht für eine in sich abgeschlossene Krankheit anzusehen und zu heilen habe«, sondern daß er es »immer nur mit einem abgesonderten Teil eines tief liegenden Ur-Übels zu tun habe, dessen großer Umfang in den von Zeit zu Zeit sich hervortuenden neuen Zufällen sich zeige.«

Ausgehend von dieser *umfassenden Krankheitsschau löst* HAHNEMANN *die schwierige Aufgabe der Arzneitherapie der chronischen Krankheiten.* Dieses historische Verdienst ist zunächst einmal allen weiteren Erörterungen über das Werk voranzustellen.

Seine Hypothese über die »eigentümliche Natur« der chronischen Krankheiten gelingt ihm weniger gut, was nicht verwundert. Einer medizinischen Lösung der *Frage nach dem Wesen der Krankheit* stehen bis heute unüberwindliche Wissenslücken entgegen. Die innere Überzeugung, mit der das Genie HAHNEMANN seine diesbezüglichen Vorstellungen enthüllt, bringt ihm zweifachen Widerspruch ein: das Hurra seiner erklärten Feinde, aber auch viel Unverständnis und Kritik von seiten mancher Anhänger.

HAHNEMANN bleibt zwar durchaus bemüht, seine Aufgabe innerhalb der ärztlich-medizinischen Ebene zu lösen, aber eben das ist nicht möglich. Was er über die Entstehung des »Ur-Übels« ausführt, verliert sich zwangsläufig im Dunkel der Frühgeschichte der Menschheit, reicht bis ins 3. Buch MOSE, Kapitel 13 zurück. Dort ist von den Vorschriften über »rein« und »unrein« der Hautkrankheiten die Rede, werden Aussatz und gutartige, nicht seuchenartige Hautausschläge beschrieben und voneinander unterschieden. Von dieser Stelle nimmt HAHNEMANNS *Psora-Begriff* (»innere Krätzekrankheit mit oder ohne ihren Hautausschlag«) seinen historischen Ausgangspunkt (Band I, Seite 8 und 12).

Was der Autor über die »miasmatisch*-chronische Natur« des Ur-Übels verkündet, steht ganz offensichtlich nicht in Einklang mit dem zeitgenössischen Inhalt des Miasma-Begriffes. Es deckt sich aber auch nicht mit unseren modernen Vorstellungen mikrobiologischer Prägung. Vielleicht hätte HAHNEMANN 50 Jahre später anders formuliert, nachdem 1882 Robert KOCH seine Tuberkelbakterien als Erreger der Tuberkulose vorgestellt hatte, aber sicher hätten wir ihn nicht auf Seiten KOCHS, sondern PASTEURS und PETTENKOFERS gefunden, die nicht den Keim, sondern das Terrain für das Entscheidende hielten. Man wird der Schöpfung HAHNEMANNS nicht gerecht, wenn man Anstoß an zeitbedingten Unvollkommenheiten nimmt; umgekehrt wird man heute auch den

---

* Miasma, griechisch: »Besudelung, Verunreinigung«, nach überholter Anschauung bösartige, giftige Ausdünstungen aus kranken Körpern, Sümpfen oder schlechten Materialien.

Arzt aus der ersten Zeit der bakteriologischen Ära der Medizin verstehen, wenn er dieses Werk vorschnell als »überholt« beiseite gelegt hat. Als Mediziner war HAHNEMANN in diesem Punkt von seiner Aufgabe eindeutig überfordert. Noch heute ist man gut beraten, Erörterungen über das Wesen und das Warum der Krankheit den Philosophen und Theologen zu überlassen. Letztere, die *ontologische Frage nach dem Grund der Krankheit,* hat HAHNEMANN in den »Chronischen Krankheiten« wohlweislich nicht berührt.

Die Kritik, auch jene vieler homöopathischer Ärzte, setzte besonders daran an, daß HAHNEMANN alle chronischen Krankheiten auf nur 3 Miasmen* zurückführen wollte. Mittlerweile haben wir Abstand gewonnen und sehen, wie sich die Waagschale immer mehr zugunsten der »Chronischen Krankheiten« senkt. Auch den theoretischen Gedankengängen HAHNEMANNS gegenüber haben wir eine freiere Haltung gewonnen. Sie waren bis heute Ausgangspunkt manch fruchtbarer Überlegung. In seiner praktischen Nutzanwendung war uns das umstrittene Werk Anstoß und Grundlage zu einer wesentlich erfolgreicheren Bewältigung des Problems der chronischen Krankheiten als dies vordem möglich war.

Obwohl seine Vorstellungen über die chronischen Krankheiten nicht konstitutionell, sondern »miasmatisch« angelegt waren, haben sie die homöopathischen Ärzte nachhaltig auf die Wichtigkeit des konstitutionellen Denkens hingewiesen. Gerade in seinen »Chronischen Krankheiten« hat HAHNEMANN ausdrücklich gefordert, der *Vorgeschichte* der Erkrankungen größte Bedeutung beizumessen. Otto LEESER meint dazu: »Die HAHNEMANNsche Methode der Erfassung und therapeutischen Auswertung der individuellen Anlage darf wohl als die bedeutendste Errungenschaft der Homöopathie für die gesamte Heilkunde gelten.« Wesentlich bei allem Irrtum im Detail ist der neue Weg für den Arzneieinsatz bei chronischen Krankheiten, »den Ursprung einer chronischen Krankheit in die Geschichte des Kranken zurückzuverfolgen bis zu dem Wendepunkt, an dem ein Syndrom zuerst akut war; daraufhin einen Arzneireiz einzusetzen, der das ursprüngliche Syndrom wieder hervorzurufen vermag. Die Absicht ist, ein chronisches Krankheitsgeschehen, bei dem sich die Einstellung des Arzneireizes auf die gerade gegenwärtigen Symptome als unzulänglich erweist, gleichsam an der Quelle zu erfassen und ihm von da aus eine neue, günstigere Wendung zu geben.«

Jedenfalls haben wir bis heute noch keinen besseren Zugang zum *Heilen* der chronischen Krankheiten als das Werk HAHNEMANNS. Darauf kommt es letztlich immer an; denn das Heilen ist »des Arztes höchster und *einziger* Beruf« (§ 1 des Organon).

Hauptbestandteile von Hahnemanns Psora-Lehre

Es gibt nur 3 Typen chronischer Krankheiten: die *Syphilis,* die *Sycosis* oder Feigwarzenkrankheit (= Trippersiechtum) und die von HAHNEMANN so bezeichnete *»Psora«.* Psora bedeutet nach LEESER im Alten Testament ansteckende Hautkrankheiten, bei HAHNEMANN »Krätzekrankheit« in seinem ausgeweiteten Sinn. Von allen drei chronischen Krankheiten ist die Psora die »älteste miasmatisch-chronische Krankheit, die wir kennen« und die »allgemeine Mutter der chronischen Krankheiten.« Sie ist zugleich »unter allen die *alleransteckendste* und *allgemeinste* unter den chronischen Miasmen geworden.« Von ihr stammen »wenigstens *sieben Achtel* aller vorkommenden chronischen Siechtume«, »während das *übrige Achtel* aus *Syphilis* und *Sycosis* oder einer Komplikation von zweien dieser drei miasmatisch-chronischen Krankheiten, oder (was selten ist) aller dreier entspringt«.

Prof. H. RABE erläutert HAHNEMANNS Theorien in seinem *Vorwort zur Neuherausgabe der »Chronischen Krankheiten«* des Jahres 1956: »Die uralte Psora hat nach seiner Vorstellung sich als miasmatische Krankheit seit vielen Jahrtausenden durch Millionen Menschen fortgepflanzt, deren Konstitution, Lebensverhältnisse und ihren Charakter gemodelt und eine unglaubliche Vielfalt der Symptome zur Folge gehabt, die wir bei chronischen Kranken beobachten. Freilich verwischt sich ihm das Bild dadurch, daß er neben verdrängter Skabies, offenbar unbewußt, auch Tuberkulose, Rachitis, Tropenkrankheiten, selbst endemische Kropfbildung in den Psorabegriff einordnen möchte, aber klärend wirkt dann immer wieder seine gewissenhafte Arzneimittelwahl, die höher steht als die seiner Zeit gemäß noch ungenügende Diagnostik.«

Was nach *schlecht überstandenen Seuchen* an chronischer Krankheit zurückbleibt, das toxische Erbe, bezeichnet HAHNEMANN als Psora. Die im Innern schlummernde, latente Psora wird oft auch durch epidemische Krankheiten geweckt. Pocken, Masern, Scharlach, Keuchhusten, Ruhr, Typhus u. a. schwächen den Organismus und lassen »krätzeähnliche Ausschläge« oder andere chronische Leiden hervortreten, welche dann, wenn sie nicht gehörig antipsorisch behandelt werden, wegen der anhaltenden großen Erschöpfung in kurzer Zeit einen hohen Grad erreichen. »Diese Folgen sind aber die, bis jetzt nach ihrem Urgrunde unerkannt, folglich ungeheilt gebliebenen, unzählbaren chronischen Krankheiten in zahllosen Formen entwickelter Psora.« (Band 1, Seite 167).

A. HÄNNI hat mit gediegener Sachkenntnis über *»Die Werke HAHNEMANNS«* berichtet und dazu die zeitgenössischen Kulissen aufgezogen. Die Krätze war seinerzeit eine wahre Geißel der Menschheit, die sogar

Feldzüge scheitern ließ. Ihr Krankheitsbild war damals noch keineswegs ätiologisch genau abgegrenzt. Die Krätzemilbe, zwar schon den alten Arabern bekannt, wurde erstmals 1683 von den Italienern BONOMI und CESTONI nachgewiesen, womit sie die galenische Säftelehre gründlich ins Wanken brachten. Nach Reiner MÜLLER kannte schon ARISTOTELES die Krätzemilben, hielt sie aber für »junge Läuse«. Die Erregerschaft der Milbe wurde noch lange in Zweifel gezogen. Noch in HAHNEMANNS Spätzeit wandten sich HUFELAND und Joh. Lucas SCHÖNLEIN gegen die »Milbentheorie«. Im Jahre 1805 schreibt HUFELAND in seinem »System der praktischen Heilkunde« von einer »psorischen Dyskrasie, welche vom Leben in unreiner, verdorbener Luft oder von Fehlern der Diät herrührt.« Man unterscheidet skrofulöse, gichtische, syphilitische und andere Formen der Krätze. Nach weitverbreiteter Ansicht waren Hautausschläge die Folge natürlicher Abwehrleistung zur Milderung von Krankheiten. Daher hielt man auch bei der Krätze die Unterdrückung der Hauterscheinung für nachteilig. AUTHENRIET, Vorsteher der Tübinger Klinik, wird als Vertreter dieser Ansicht von HAHNEMANN u. a. im 1. Band der »Chronischen Krankheiten« angeführt. Wenn dieser auch von der ätiologischen Rolle der Milbe überzeugt war, schrieb er doch 1808 eine Arbeit über »Nachkrankheiten, welche auf vertriebene Krätze folgen«.

HÄNNI stellt die Tatsache heraus, daß HAHNEMANN in seiner vorhomöopathischen Zeit zu den Ärzten zählte, die von der ursächlichen Bedeutung der Krätzemilbe überzeugt waren. In seiner Übersetzung der MONROschen Arzneimittellehre von 1791 gibt er an, daß sich ihm mehrmaliges Waschen mit konzentrierter Schwefelleberlösung oft bewährt habe, was beweise, daß es sich bei der Krätze nicht um eine Dyskrasie, sondern um einen lebendigen Stoff als Krankheitsursache handeln müsse, weil »alle Insekten und Würmer durch Schwefelleberluft getötet werden.« Nach HÄNNI hat HAHNEMANN nach 1796, dem Geburtsjahr der Homöopathie, die Krätzemilbe mit keinem Wort mehr erwähnt und nur noch von dem dynamisch aufgefaßten Krätzemiasm gesprochen.

1844, ein Jahr nach HAHNEMANNS Tod, erbrachte HEBRA (1816–1860) den wissenschaftlichen Nachweis, daß die Milbe durch Einbohren in die Haut (per contactum irrepens wie schon 1683 BONOMI und CESTONI feststellten) die Entzündungserscheinungen auslöst. Da die »Psora interna« HAHNEMANNS nicht mit der »Scabies« identisch ist, lösen Vernichtung der Krätze-Milben und Verschwinden ihrer Hauterscheinungen nicht das Psora-Problem. Ein *psorisches Terrain* ist ebenso Voraussetzung für das Angehen der Krätze wie ein tuberkulinisches für das Angehen der Tuberkulose; es geht um die der krankhaften Störung vorausbestehende *Prädisposition zur Krankheit*. Sicher hat die Krätzemilbe ihren Anteil an der »Psora interna« im Laufe der Menschengenerationen, aber sie ist nicht ihr alleiniger Urheber. HAHNEMANN und HEBRA lassen sich *prinzipiell* genau so wenig gegeneinander ausspielen wie PASTEUR und KOCH. Es kommt immer auf den jeweiligen Fall an. Nach HAHNEMANNS Vorstellungen geschieht die *Ansteckung* mit dem Psora-Miasm nicht nur durch direkten Kontakt mit Skabiösen, sondern auch »indem die mit der psorischen Feuchtigkeit unsichtbar verunreinigten Dinge« unwissend von anderen Menschen berührt werden« (Seite 14, Bd. I), während er bei den venerischen Übeln nur den »unreinen Beischlaf« als Ansteckungsquelle nennt, bei dem die Miasm durch »Einreibung« beigebracht werden. Dann benötige das Miasm eine gewisse Zeit, um sich im Organismus auszubreiten. Erst nach einer Inkubationsperiode kommen Krätzeausschlag wie Schanker und Tripper zum Vorschein.

Auf Seite 125 des 1. Bandes der Chronischen Krankheiten beschreibt HAHNEMANN genau den Krätze-Ausschlag »in der ursprünglichen, unzerstörten Form, das anfänglich durchsichtige, dann schnell mit Eiter angefüllte Krätz-Bläschen, mit einem schmalen roten Rande rundum.« Lediglich in 2 von 10 chronischen (nicht venerischen) Krankheiten konnte HAHNEMANN (nach einem Brief an GERSDORFF vom 4. 9. 1828 – laut R. HAEHL, 2. Bd., S. 160) das psorische Miasma nicht eruieren. Er schloß hier ex iuvantibus auf eine psorische Genese.

Organon § 81:

»Es wird dadurch, daß dieser uralte Ansteckungs-Zunder nach und nach, in einigen hundert Generationen, durch viele Millionen menschlicher Organismen ging und so zu einer unglaublichen Ausbildung gelangte, einigermaßen begreiflich, wie er sich nun in so unzähligen Krankheitsformen bei dem großen Menschen-Geschlechte entfalten konnte. Vorzüglich wenn wir uns der Betrachtung überlassen, welche Menge von Umständen zur Bildung dieser großen Verschiedenheit chronischer Krankheiten (sekundärer Symptome der Psora) beizutragen pflegen, auch außer der unbeschreiblichen Mannigfaltigkeit der Menschen in ihren angebornen Körper-Constitutionen, welche schon für sich so unendlich von einander abweichen, daß es kein Wunder ist, wenn auf so verschiedene, vom psorischen Miasm durchdrungene Organismen, so viele verschiedene, oft dauernd, von innen und außen einwirkende Schädlichkeiten auch unzählbar verschiedene Mängel, Verderbnisse, Verstimmungen und Leiden hervorbringen, welche unter einer Menge eigner Namen fälschlich als für sich bestehende Krankheiten bisher in der alten Pathologie aufgeführt wurden.«

LEESER bezeichnet die Psora-Lehre als »kühnen Versuch, mit Ausnahme der venerischen Krankheiten, alle chronischen Leiden auf *eine einzige* Infektion zurückzuführen«. Nachdem aber auch die venerischen Krankheiten von der Psora, der Mutter der chronischen Krankheiten letztlich ihren Ausgang nehmen, kann man in der *Psora-Lehre einen Erklärungsversuch der Krankheit schlechthin sehen.* KENT hat in seinen »Lectures on Homoeopathic Philosophy« diesen Faden über die Grenze unserer geschichtlichen Erfahrung hinaus weitergesponnen und endet dabei folgerichtig beim Alten Testament, »denn keine andere Geschichtsschreibung beginnt so weit vorne ... Solange der Mensch nur die Wahrheit dachte und gerecht blieb, solange blieb der Mensch auf Erden frei von jeglicher Krankheitsanfälligkeit. Das war der Zustand, in dem er erschaffen worden war. Solange er darin verblieb, seine Integrität bewahrte, solange war er immun gegen jegliche Krankheit.« Der Weg zurück zum allerersten Malum führt uns gleichzeitig zurück zum Arztpriestertum. Hans BLÜHER geht in seinem »Traktat über die Heilkunde« auf diese Zusammenhänge ein und gibt in dem Kapitel über den »pathologischen Ort« seine Erklärung über die »prima causa morbi«.

Auch wenn HAHNEMANN immer wieder die miasmatische Natur der Psora hervorhebt, ist seine *Psora-Behandlung mit den antipsorischen Mitteln* im Grunde doch nichts anderes als eine *konstitutionelle Therapie* und die Arzneikonstitutionen der Homöopathie entstammen in erster Linie dem Erfahrungsgut am chronisch Kranken. Sein umfassendstes und wichtigstes *Homöopsoricum* ist der *potenzierte Schwefel.*

Unter den *antipsorischen Mitteln* versteht HAHNEMANN tiefer und dauerhafter wirkende Arzneien und schreibt auf Seite 100 des 1. Bandes der Chronischen Krankheiten darüber:

> »Da nun, zudem die übrigen, obgleich ebenfalls nach Symptomen-Ähnlichkeit gewählten Arzneien lange nicht so dauerhafte und gründliche Heilung in sogearteten chronischen Krankheiten gewähren, als die für antipsorisch anerkannten und eben so homöopathisch gewählten, weil diese für den ganzen Umfang der unendlichen Zahl von Symptomen der großen Psora-Krankheit mehr als jene geeignet sind; so sehe ich nicht ein, warum man letzteren (wie es scheint, bloß aus Rechthaberei) die Benennung der vorzugsweise *anti*psorischen verweigern will.«

Die Frage nach den Kriterien der Arzneiwahl bei den chronischen Krankheiten ist damit auch schon beantwortet:

> Die *antipsorischen Arzneien sind wie die anderen homöopathischen Mittel nach Symptomen-Ähnlichkeit* zu wählen, aber nicht

aus den Symptomen der »eben vor Augen liegenden Krankheits-Erscheinung«, sondern aus der Gesamtheit aller Zeichen und Symptome der ganzen langen Krankheit.

Dann erst, wenn in mehreren Sitzungen das vollständige Bild der Krankheit entworfen ist, können die sonderlichen und charakteristischen Symptome ausgewählt werden, nach denen das erste antipsorische Arzneimittel nach möglichster Übereinstimmung mit dem Symptomen-Inbegriff für den Anfang der Kur bestimmt wird (vergleiche § 209, Organon der Heilkunst, 6. Auflage).

Nicht immer einfach ist die unerläßliche Frage zu beantworten, was die chronische Krankheit ausgelöst haben mag. Diese Übel entwickeln sich häufig ganz allmählich, mehr endogen als reaktiv. HAHNEMANN warnt in solchen Fällen in einer Anmerkung zum § 206 der 6. Auflage des Organons davor, auf jedwede Behauptung der Kranken oder ihrer Angehörigen hereinzufallen, dieser oder jener Anlaß habe sie krank gemacht. So hoch auch ein echtes *ätiologisches Symptom* einzuschätzen ist, muß man doch in jedem Einzelfall prüfen, besonders bei chronischen Krankheiten, ob die betreffende Veranlassung nicht zu nichtig war, in einem halbwegs gesunden Körper die vorliegende langwierige Krankheit zu erzeugen. HAHNEMANN bezeichnet diese *Schein-Anlässe* als bloße *»Hervorlockungs-Momente eines chronischen Miasms.«*

Die antipsorischen Mittel finden wir in Band 2–5 der Chronischen Krankheiten in alphabetischer Reihenfolge veröffentlicht, während Band 1 den theoretischen Vorspann enthält.

Acid.muriatic.	Carbo animalis
Acid.nitric.	Carbo vegetab.
Acid.phosphoric.	Causticum
Acid.sulfuric.	Clematis
Agaricus	Colocynthis
Alumina	Conium
Ammon.carb.	Cuprum metall.
Ammon.mur.	Digitalis purp.
Anacardium	Dulcamara
Antimon.crudum	Euphorbium
Arsenicum alb.	Graphites
Aurum metallicum	Guajacum
Barium carb.	Hepar sulfuris
Borax	Jodum
Calc.carb.	Kalium carb.
Kalium nitr.	Platinum

Lycopodium	Sarsaparilla
Magnesium carb.	Sepia
Manganum	Silicea
Mezereum	Stannum
Natrium carb.	Sulfur (HAHNEMANNS wichtigstes
Natrium mur.	Homöopsoricum)
Petroleum	Zincum
Phosphorus	

Diese Liste ist längst ergänzungsbedürftig. Die Zahl der o. a. 46 HAHNE-MANNschen *Homöopsorica* wurde von Pierre SCHMIDT aus der Literatur auf über 160 Mittel erweitert. An der gleichen Stelle sind auch die *Homöosycotica* und *Homöosyphilitica* zusammengestellt (P. SCHMIDT: Heilmittel gegen die drei chronischen Miasmen Hahnemanns. Zeitschrift für klassische Homöopathie VIII, 57–63, 1964).
Mit dieser Einführung in die Psora-Lehre soll nur ein Rahmen abgesteckt werden. Ein Teil des ursprünglichen Gebäudes ist im Lauf von 150 Jahren abgebröckelt. Was bleibt, mag sich beim Leser zu einer eigenen Vorstellung formen, die hier nicht weiter eingeengt werden soll. Sicher hätte HAHNEMANN aus der Entwicklung der Universitätsmedizin viel hinzugelernt und würde heute seine Lehre von den chronischen Krankheiten anders darstellen. Auf jeden Fall wäre es ein großer Verlust, wenn die Psora-Lehre nicht geschrieben worden wäre. Sie hat die Behandlung der chronischen Krankheiten entscheidend befruchtet. Schon manche Hypothese hat sich sehr nützlich erwiesen, obwohl sie von falschen Voraussetzungen ausging.
Das Nachfolgende stellt eine Auslese aus dem praktisch wichtigen Kapitel über die **»Heilung der chronischen Krankheiten«** in Band 1 seines Werkes dar, ergänzt durch Erfahrungen des Verfassers.
Die *Behandlung tiefsitzender Übel* erfordert im allgemeinen hochpotenzierte und mehrere, nacheinander anzuwendende Mittel (§ 171). Jedes Arzneimittel wird gegeben, solange es wirkt. Nach 3–4 Wochen ist in der Regel eine Pause erforderlich. Störende Nebensymptome werden während dieser Pause mit einer Gabe *Nux vomica* C30 (oder D30) abgebaut, um dann nach einigen Tagen mit dem Homöopsorikum wieder fortzufahren bis Heilung eingetreten ist bzw. ein anderes Mittel erforderlich geworden ist, weil das erste nicht die ganze Krankheit behebt.
Bei *weiblichen Kranken* pausiert man während der Menses mit dem Homöopsorikum und gibt nach HAHNEMANN »am 4. Tag eine kleine Gabe Krähenaugen« (*Nux vomica* C30), um 4–6 Tage darauf mit dem Homöopsorikum fortzufahren. An die Stelle von *Nux vomica* kann

natürlich auch ein anderes Antidot oder auch ein Reaktionsmittel treten, falls der Kranke mangelhafte Responsibilität aufweist.

Man kann sich der *Q*-Potenzen* bedienen und wird mit Q 12 oder Q 18 (anfangs etwa einmal täglich 5 Tropfen, nach wenigen Tagen seltener) bei einer chronischen Krankheit fast alles erreichen, was man erwarten kann. Wenn nach Eintritt der Besserung und weiterer Arzneieinnahme alte, bereits verschwundene, Beschwerden zurückkehren, kann nach § 280 der 6. Auflage des Organons die Behandlung als abgeschlossen betrachtet werden. Der Behandelte hat in diesem Fall als Gesunder im Sinne einer Arzneiprüfung reagiert und die kurz zuvor abgelegten Krankheitssymptome als Arzneiprüfungssymptome reproduziert. Ein solches Erlebnis kann man vor allem in jenen chronischen Krankheitsfällen beobachten, die man mit einem einzigen Simile zur Heilung führen kann. Behandelt man nicht mit Q-, sondern mit *C-Potenzen* wie HAHNEMANN in seiner Köthener Praxis, ist anders vorzugehen, wie dies in der 5. Auflage des Organons der Heilkunst weitgehend nachzulesen ist.

»Die *Wirkungsdauer der Centesimalpotenzen* unterscheidet sich sehr von jener der Q-Potenzen. HAHNEMANN spricht in Band I seiner *Chronischen Krankheiten* auf Seite 151 f. davon, daß eine wohlgewählte »gehörig gemäßigte Gabe« bei einer chronischen Krankheit je langwieriger diese sei, desto anhaltender wirke und erst am »40sten, 50sten Tage gewöhnlich ihre gute Wirkung vollends ausgewirkt« habe. In einer Anmerkung der Seite 153 räumt er ein, »daß man sich schon sehr zu überwinden habe, um zu glauben, eine solche Kleinigkeit, eine so ungeheuer kleine Gabe Arznei werde überhaupt das Mindeste im menschlichen Körper wirken . . ., daß aber dem Arzte der Verstand still stehen müsse, wenn er glauben solle, jene ungeheuer kleine Gabe werde nicht nur etwa 2, 3 Tage, nein! 20, 30, 40 Tage und länger wirken und bis zum letzten Tage noch wichtige, unersetzlich wohltätige Wirkungen hervorbringen.« Indeß gehört dieser wahre Satz nicht unter die zu begreifen seyn sollenden, noch auch zu denen, für welche ich blinden Glauben fordre. Ich fordre gar keinen Glauben dafür, und verlange nicht, daß dies Jemanden begreiflich sey. Auch ich begreife es nicht; genug aber, die Tatsache ist so und nicht anders. Bloß die Erfahrung sagt's, welcher ich mehr glaube als meiner Einsicht.«

»Bei den akuten Krankheiten ist die Wiederholung denselben Regeln und Beschränkungen unterworfen, aber in kürzeren Zeitabschnitten, etwa von wenigen Minuten bis zu 2, 4, 8, 12, 24 Stunden . . .« (HAHNEMANN auf die Anfrage einer Madame BAGDASAR im Jahr 1834, zitiert

---

* Darüber finden sich in den »Chronischen Krankheiten« noch keine Angaben, sondern nur in der 6. Auflage des Organons.

nach E. UNSELD: »Zur Wiederholung homöopathischer Arzneigaben« –
Dtsch. homöopathische Monatsschrift, 6. Jg., 140–148, 1955).

Grundregel:

> **Jede Gabe »ungestört auswirken lassen, solange sie sichtbar die Heilung befördert und die Besserung des Übels merklich zunimmt«.**

Sicher hängt die *Wirkungsdauer* in erster Linie von der *Homöopathizität der Gabe* ab, von der Genauigkeit der Arzneiwahl. Zum anderen hängt sie von der *Responsibilität des Kranken* ab und vom *Zeitpunkt der Gabe*. Man wird beispielsweise eine Migräne nicht gerade unmittelbar vor dem nächsten Anfall zu behandeln beginnen, sondern besser unmittelbar nach einem Anfall. Dies gilt für alle chronischen Übel: der *beste Zeitpunkt für den Behandlungsbeginn* ist eine Phase relativ guten Befindens.

Wenn der *Heilverlauf stockend* wird, kann man eine Gabe *Sulfur als Reaktionsmittel* einsetzen. Auch eine *Nosode* kann diese Rolle des Reaktionsmittels übernehmen.

Mehrere Tage oder gar Wochen ohne Arznei zu verharren, fällt den meisten Kranken sehr schwer. Besonders bei Potenzen, die über die C30 hinausgehen, ist man genötigt, die Wartezeiten mit *Placebo-Gaben* zu überbrücken. Schon HAHNEMANN bediente sich des Milchzuckers als Scheinarznei und meint dazu auf Seite 161 des 1. Bandes: »Ich bemerke hierbei, daß ich den Milchzucker zu dieser Absicht als unschätzbare Gabe Gottes ansehe.« Der Gebrauch von Placebo-Gaben zur Überbrückung von Wartezeiten bis eine neuerliche Arzneigabe erfolgen kann (oder auch bis das homöopathische Simile gefunden ist), spricht für das Beobachtungsvermögen HAHNEMANNS. Wozu benötigen die Homöopathen eine Scheinarznei, wenn ihre Arzneien schon Placebos sind, wie man von gewisser Seite so klüglich behauptet?

HAHNEMANN betont mehrfach, daß der Krätze-Ausschlag nicht unterdrückt werden darf, da dies der inneren Heilung der Krätze sehr hinderlich sei. Auch nach dem Wiedererscheinen eines krätzeartigen Ausschlags sei die Psora nicht mehr so leicht heilbar wie beim Primär-Ausschlag.

> Überhaupt darf »*kein Hautausschlag*«, gar keiner, er sei von welcher Art er wolle, durch äußere Mittel vertrieben werden. Die menschliche Haut bringt aus sich allein, ohne Zutun des übrigen lebenden Ganzen, keinen Ausschlag hervor, wird auch auf keine Weise krank, ohne vom allgemeinen, krankhaften Befinden, von

der Innormalität des ganzen Organismus dazu veranlaßt und genötigt worden zu sein. Allemal liegt ein ungehöriger Zustand des ganzen innern, belebten Organismus zum Grunde, welcher daher zuerst zu berücksichtigen und also auch nur durch innere, das Ganze umändernde, bessernde und heilende Arzneien zu heben ist ...«

Die ausschließlich innerliche Behandlung der Scabies scheint bei HAHNE-MANN viele Wochen beansprucht zu haben. Schon die Homöopathen der nachfolgenden Generation sind kombiniert vorgegangen, ohne jedoch den Hautausschlag zu unterdrücken. E. A. FARRINGTON, ein vorzüglicher Schüler Constantin HERINGS, Professor am ›Hahnemann Medical College‹ in Philadelphia lehrte nach S. 142 seiner ›Klinischen Arzneimittellehre‹: »Wir finden Psorinum auch indiziert bei den üblen Folgen unterdrückter Krätze. Wie Sie wissen, entsteht die Krankheit durch die Krätzemilbe. Sie sind berechtigt, zur Lokalanwendung irgendeines Mittels, um die Milbe zu töten, aber nicht die Krankheit zu unterdrücken. Solch ein Mittel haben Sie im *Lavendelöl,* das sowohl die Insekten wie ihre Eier tötet ...«
Ganz *frische Krätze* könne zuweilen mit einer Gabe potenzierten Schwefels geheilt werden, länger bestehende wohl kaum. Hier müssen die übrigen antipsorischen Arzneien zu Hilfe genommen werden.
Zur *antipsorischen Kur* gehört auch die Einhaltung einer Diät und Regelung der Lebensweise. HAHNEMANN verbietet scharfe Gewürze, rät zur Entwöhnung von Kaffee und Alkohol. Wer im Sitzberuf lebt, solle mehr bewegt werden, wobei er auf die Schwierigkeiten der Durchführung dieser Vorschriften bis ins einzelne eingeht. »Mäßigkeit in allen, selbst unschädlichen Genüssen ist eine Hauptpflicht für chronisch Kranke.« Auch den Tabakgenuß sollte man womöglich für die Zeit der Kur abstellen. »Wohl ist das Tabak-Rauchen in einigen Fällen chronischer Übel zu gestatten, wenn der Kranke von jeher ununterbrochen daran gewöhnt war.«

Hindernisse bei der antipsorischen Kur

Ununterbrochener Kummer oder *Ärgernis* sind zuweilen unüberwindliche Hindernisse für eine erfolgreiche homöopathische Behandlung chronischer Krankheiten. Sind sie nicht abzustellen, so solle man lieber die Kur unterlassen »und den Kranken seinem Schicksal überlassen, weil selbst durch die meisterlichste Führung mit den ausgesuchtesten und dem Körper-Leiden angemessensten Heilmitteln nichts, gar nichts Gutes bei irgend einem chronischen Kranken unter fortwährendem Kummer und Verdrusse auszurichten ist ...«

Als weiteres Hindernis, das sich einer erfolgreichen Behandlung entgegenstelle, nennt HAHNEMANN die *unterdrückenden allopathischen Kuren* einschließlich der *Bade-Kuren*. Von letzteren sagt er in einer Anmerkung auf Seite 141 des 1. Bandes, daß sie »selbst wenn das Wasser an sich dem Übel nicht unangemessen ist, als Gebrauch großer, oft wiederholter Gaben einer und derselben heftigen Arznei anzusehen« sei, »deren stürmische Einwirkung selten zum Heile gereichen kann.«

In der Tat sind die Badereaktionen nicht selten zu heftig, überfordern den Kranken, so daß ich die Indikation dazu mit den Jahren immer zurückhaltender stelle und die Luftkurorte, Kneipp- und Moorbäder vorziehe.

Die Schäden solcher Kuren verschwinden häufig nicht von selbst, ja lassen sich auch nicht durch eine regelrechte homöopathische Therapie beheben, »sie weichen nicht«. HAHNEMANN meint, der Organismus oder die »so schonungslos angegriffenen, zarten innern Organe« hätten sich gleich der Haut der Hände »wohltätig mit dem gefühllosen Überzuge harter Hornhaut« abgestumpft. »Der Arzt hat da keine natürliche Krankheit vor sich ... Erst müssen die vielen, das wankende Befinden durchkreuzenden, chronischen Arznei-Krankheiten nach und nach (etwa während eines mehrmonatlichen Aufenthaltes, fast ohne Arznei, auf dem Lande) oder bei einigem Anfange antipsorischer Kur, bei gebesserter Lebensweise und geregelter Diät, gleichsam von selbst entweichen.«

Gott sei Dank ist auch nach Cortison-Behandlung nicht immer der Weg verbaut. Oft genug ist es der Fall, daß Lebensumstände und medikamentöse Belastungen ein dauerndes Hindernis für die homöopathische Behandlung bleiben und der Kranke trotz einleitender Gaben von *Nux vomica* oder *Okoubaka gegen die Arzneivergiftung* (M. KUNST: Okoubaka, ein neues homöopathisches Arzneimittel. Allgemeine homöopathische Zeitung, *217*, 116–121, 1972.) und Behandlung mit *Sulfur* zur *Entriegelung blockierter Funktionen* (Unterdrückungssyndrom) nicht mehr auf gut gewählte homöopathische Behandlung anspricht.

Als ähnliches Hindernis homöopathischer Behandlung stellt HAHNEMANN Entnervung und Schwelgerei hin, »welche die Jugend sich, von begüterten Eltern verzogen«, zuzuziehen pflege.

Über notwendige Unterbrechungen der antipsorischen Kur

Die Kur mit einem wohlgewählten homöopathischen Mittel solle man nicht durch kleinliche Beschwerden unterbrechen: leidliche Schmerzen, etwas durchfällige Stühle sind meist Arzneireaktionen auf dem Wege zu

Besserung bzw. Heilung und sollen nicht gestört werden, zumal wenn es sich um *Beschwerden* handelt, die von *früher schon bekannt* sind. *Symptome,* die *früher nie in dieser Art* da waren, sollen zunächst keine Unterbrechung der Kur veranlassen. Sie vergehen oft von selbst. Nur wenn sie »von lästiger Stärke« sind, sollen wir sie nicht dulden, da sie Zeichen sind, daß die Arzneiwahl nicht ganz richtig war. Deren Wirkung werden wir dann durch ein *Antidot* hemmen oder, wenn kein Antidot bekannt ist, eine besser gewählte Arznei an die Stelle der vorherigen setzen.

Die *Antidote* finden wir in dem *Büchlein* »Beziehungen der Arzneien unter sich« von G. MILLER (Haug-Verlag). Auch Komplementärmittel und Arzneien, die gut folgen auf die jeweiligen Mittel, sind darin verzeichnet. Ich habe ein solches Büchlein auf meinem Schreibtisch und ein anderes in meiner Arzttasche. »*Die Antidotenlehre der homöopathischen Medizin*« hat Mitte des vorigen Jahrhunderts der Prager Universitäts-Dozent ALTSCHUL in seinem »Systematischen Lehrbuch der theoretischen und praktischen Homöopathie« eingehend dargestellt. Das Kapitel ist uns in einem Nachdruck der Allgemeinen homöopath. Zeitung, Band 200, Seite 34–38 (1955) wieder zugänglich gemacht.

Während der Menses sollen die antipsorischen Arzneigaben ausgesetzt werden; schon kurz vor der zu erwartenden Regel hören wir damit auf. Wo nötig, kann man ab dem 4. Tag wieder damit fortfahren. Falls die Periode bisher zu zeitig eintrat oder zu stark war oder ihre Art nachteilige Folgen erwarten läßt, kann man »diesen vierten Tag erst eine kleine Gabe Krähenaugen« (= Nux vomica, 30. Potenz) geben und dann aber erst vier bis sechs Tage darauf mit dem Antipsoricum fortfahren.

Gravidität ist kein Hindernis für antipsorische Kuren. Im Gegenteil, die Empfindlichkeit ist während der Schwangerschaft besonders gut. Viele chronische Übel entwickeln sich während dieser Zeit, so daß eine Behandlung während der Gravidität sogar besonders nötig ist. Nicht zuletzt in Hinsicht auf den Fötus ist dieser Zeitraum sehr gut gelegen für eine gleichzeitige Einflußnahme auf Mutter und Kind. Léon VANNIER empfahl aus diesen Überlegungen eine »*eugenische Kur*« in der Gravidität, die unter den homöopathischen Ärzten großen Anklang gefunden hat, auch wenn bisher niemand mit Zahlenmaterial als Beweis für deren Vorzüge aufwarten kann.

Eugenische Kur:

VANNIER empfahl in seiner ersten Publikation über »Homéopathie et Grossesse« (1936) 200er Potenzen von Tuberculinum, Syphilitinum und Sulfur in Abständen von 14 Tagen an die Graviden zu verabreichen. In einer späteren Publikation zum gleichen Thema (1955) empfahl er Gaben von C7 oder C9. Diese Korrektur ist jedoch in die deutsche Literatur nicht mehr eingegangen. HAHNEMANN selbst hat, ohne den Ausdruck der »Eugenischen Kur« zu kennen, der dem Umkreis DARWINS entstammt, in § 284 seiner 6. Organon-Auflage ein viel behutsameres Vorgehen mit Q-Potenzen des Schwefels empfohlen. (Näheres dazu von H. FAUST-ALBRECHT: Die eugenische Kur in der homöop. Medizin. Allg. Homöop. Ztg. **235,** 1990, S. 11–18).

»Säugenden Kindern selbst wird nie Arznei eingegeben; bloß die Mutter oder Amme nimmt das Mittel an ihrer Stelle ein; durch die Milch wirkt es sehr schnell auf's Kind, mild und heilkräftig« (Chron. Krankheiten, Bd. 1, Seite 173).

Schwierigkeiten gibt es in den ersten Tagen einer antipsorischen Kur häufig *mit der Stuhlentleerung,* zumal wenn eine Obstipation vorher schon bestand und im Rahmen der noch zu besprechenden *Erstverschlimmerung* verstärkt wird. Hier hilft ein *Einlauf* »von reinem, lauen Wasser, ohne den mindesten Zusatz«, auch wohl ein zweiter, wenn binnen einer Viertelstunde kein Stuhlabgang erfolgt. Diese Maßnahme kann, falls nötig, nach 3–4 Tagen wiederholt werden, dann regelt sich die Darmtätigkeit, vorausgesetzt das Simile stimmt, von selbst.

Günstig zu beurteilen ist eine *anfängliche Erhöhung der vorhandenen Symptome* des Kranken, die in den ersten Tagen auftritt und dann wieder abklingt (vergleiche Kapitel »Die homöopathische Verschlimmerung ...«) Sie kann eine Zeitlang nach jeder Gabe in Erscheinung treten. Die Reaktionen sollten aber von Mal zu Mal geringer werden und schließlich in Besserung übergehen. Ist dies nicht der Fall, werden hingegen die Reaktionen sogar von Mal zu Mal stärker, dann ist entweder die Arznei zu stark oder die Grenze der Heilbarkeit beim Kranken bereits überschritten, d. h., die Zerstörungen sind so weit fortgeschritten, daß sich mit dieser Arznei und wahrscheinlich überhaupt eine Heilung nicht mehr erzielen läßt. Etwas anders ist das Problem der homöopathischen Verschlimmerung bei den Q-Potenzen gelagert (Organon § 282), was noch erläutert werden wird.

Anhaltend zu starke Reaktionen fordern eine Verminderung der Gabe oder gar ein Antidot. Die Verminderung kann geschehen, indem man das Mittel in einer höheren Potenz verabfolgt oder aber wir lassen die Arznei einfach mit Wasser höherpotenzieren:

Dynamisieren einer zu starken Arznei:
Ein Kügelchen, eine Tablette oder ein paar Tropfen der betreffenden Arznei werden durch Umrühren in einem Glas Wasser gelöst

(Brunnenwasser, abgekochtes Wasser, destilliertes Wasser, aber nicht Mineralwasser). Davon kann man dann einen Teelöffel voll in ein weiteres Glas Wasser geben und nochmals eine Weile umrühren (ca. 100mal). Davon soll der Kranke einen Teelöffel voll erhalten.

Damit wird man im allgemeinen zum Ziel kommen. In ganz seltenen Fällen erreicht man durch keinerlei Verdünnen das Ausbleiben unliebsamer Verschlimmerungen. Jeder homöopathische Arzneireiz verschlimmert. Hier verbietet sich jede weitere Gabe, die Kranken verweigern sie zurecht ohnehin meist. Suggestiv-Reaktionen solcher Art sind denkbar, lassen sich jedoch leicht durch augenfälliges »Dynamisieren« einer entsprechenden unarzneilichen Gabe unterscheiden.

Dieses *Dynamisieren von hohen und mittleren Potenzen* kommt in der Besuchspraxis immer wieder einmal vor. Meist allerdings bei sehr akuten Krankheiten, wo die Arznei alle paar Stunden verabreicht werden soll. Fast jeder homöopathische Arzt führt eine kleine Taschenapotheke für dringende Fälle mit sich. Die darin enthaltenen gebräuchlichsten Mittel sind bei mir in der 30. Potenz enthalten, die man normalerweise nicht so bald wiederholen wird. Wohl kann man in ganz akuten Fällen, wie wir schon wissen, auch eine hohe Potenz mehrmals täglich geben; man fährt aber doch gut dabei, wenn man sie nicht immer in der genau gleichen Form verabreicht und sie dynamisieren läßt. Man kann vor jeder Verabreichung umrühren lassen oder auch die nächst höhere Verdünnungsstufe des 2. Glases oder 3. Glases (siehe oben!) reichen. Das sind bereits uralte Erfahrungen, auf die schon HAHNEMANN auf Seite 171 des 1. Bandes seiner chronischen Krankheiten verweist. Man kann sie nachprüfen oder man kann sie ungeprüft belächeln. Allein mit dem Rechenstift in der Hand wird man diesen Dingen nicht gerecht!

Kommt es nach der Arznei zu neuen, beschwerlichen *Symptomen,* die *bisher nicht bekannt* waren, vor allem zu Gemütsverstimmung, dann paßt das Mittel nicht und ist abzusetzen.

Ratschläge Hahnemanns zur Behandlung von »morbi intercurrentes«

Zu vorübergehenden Störungen durch Zwischenkrankheiten kommt es bei den meist länger dauernden antipsorischen Kuren fast immer. HAHNEMANN nennt Beispiele, und seine Ratschläge zu ihrer Behebung sind regelrechte Goldkörner. Es handelt sich meist um *vollständige Symptome hochwertiger Art* mit bekannter Ätiologie. Sie verdienen wegen ihrer praktischen Bedeutung als bewährte Indikationen unsere Beachtung:

Magen-Überlastung:	Hungern lassen mit Schleimsuppe und etwas Bohnenkaffee(!)
Magen-Verderbnis nach fettem, besonders Schweinefleisch:	Hungern und *Pulsatilla* (von D30 oder C30 genügt meist eine Gabe – natürlich können Zweifler auch die D6 geben)
Magen-Verderbnis mit Aufstoßen nach dem Genossenen, Übelkeit, Erbrechen:	*Antimonium crudum* (C30 oder D30)
Magen-Verkältung mit Obst:	*Arsenicum album* (HAHNEMANN empfiehlt hier das Riechenlassen – ich habe es noch nie versucht und gebe das Mittel peroral in irgendeiner Potenz ab D6)
Beschwerden von geistigen Getränken:	*Nux vomica*
Magen-Verderbnis mit gastrischem Fieber, Frost und Kälte:	*Bryonia*
Folgen von Schreck, wenn man gleich mit dem Mittel zur Hand ist und der Schreck Furcht zur Folge hat:	*Opium*
wenn man erst später kommt und der Schreck mit Ärger verbunden ist:	*Aconit*
Schreck mit Betrübnis, Trauer:	*Ignatia*
Folgen von Ärgernis mit stillem Kummer, Beschämung, Schande:	*Ignatia*
mit Zorn:	*Chamomilla*
mit Zorn, Frost und Kälte des Körpers:	*Bryonia*
mit Entrüstung (Indignation), tiefer innerer Kränkung und Fortwerfen dessen, was man eben in der Hand hielt:	*Staphisagria*
(Folgen von Ärgernis) mit Entrüstung und stiller innerer Kränkung:	*Colocynthis*
Folgen von unglücklicher Liebe mit stillem Gram:	*Ignatia*

mit Eifersucht:	*Hyoscyamus* (möglicherweise auch *Lachesis* – der Verfasser)
Erkältung:	zunächst *Nux vomica*, dabei Bettruhe oder doch Verbleib zuhause
Erkältung mit Durchfall:	*Dulcamara*
Erkältung mit Schmerzen (vor allem mit Kopfschmerzen):	*Coffea*
Erkältung mit Fieber und trockener Hitze:	*Aconitum*
Erkältung mit Erstickungsanfällen (asthmatischer Natur):	*Ipecacuanha* (kann auch *Spongia* sein, wenn Struma vorhanden und von Art eines Pseudo-Krupp – der Verf.)
Erkältung mit Schmerzen und Weinerlichkeit:	*Coffea*
Erkältung mit Schnupfen und Verlust von Geschmacks- und Geruchsempfindung:	*Pulsatilla*
Verheben und Verrenken:	in einigen Fällen durch *Arnica*, am gewissesten aber durch *Rhus toxicodendron*
Quetschungen und Verwundungen durch stumpfe Gewalt:	*Arnica*
Haut-Verbrennungen:	durch Umschläge von Wasser mit hoch potenzierter *Arsen*-Auflösung vermischt oder ununterbrochenes Auflegen von im Wasserbad recht heiß gemachtem Weingeist.
Schwäche nach Blut- oder Säfteverlust:	*China.*

Auch *seuchenartige Zwischenkrankheiten*, zum Beispiel grippale Infekte, Influenza-Epidemien können die antipsorische Kur längere Zeit unterbrechen. Wir sind dann gezwungen, diese »morbi intercurrentes« nach den bereits erörterten Regeln homöopathisch zu behandeln. Ihre Symptome stehen jetzt im Vordergrund und verlangen ganz von selbst ein anderes Simile. Wenn sich die Symptome der chronischen Krankheit wieder zeigen, ist die Zeit zur Fortführung der antipsorischen Kur wieder angebrochen. Möglicherweise hat sich durch die intercurrente Erkrankung das Bild geändert und wir werden dazu ein anderes antipsorisches Mittel benötigen.

Die *beste Zeit für die Einnahme* der antipsorischen Arznei ist nach HAHNEMANN gleich nach dem Aufstehen, früh nüchtern und vor dem Zähneputzen. Die Milchzuckerpulver- bzw. Tabletten und die Globuli läßt man einfach auf der Zunge zergehen, die Dilutionen kann man pur oder auf einem Teelöffel voll Wasser nehmen lassen. Wenn man die Globuli oder Pulver in kleine Faltbriefchen verpackt und diese numeriert, können für den Kranken unkenntlich unarzneiliche Milchzucker- bzw. Globuli-Gaben mit verabreicht werden. Nach dem Einnehmen sollte der Kranke noch eine Stunde der Muße haben »ohne zu schlafen (der Schlaf verspätet die anfängliche Wirkung)«.

Drei Hauptfehler nennt HAHNEMANN für die Durchführung der Kur:

1. Mangelndes Vertrauen in die Kraft potenzierter Arzneigaben; »man kann sie fast nicht zu klein geben«
2. die unrichtige Wahl des Mittels
3. die Übereilung bei der Verabreichung der nachfolgenden Gabe; d. h. die Arznei nicht genügend lange wirken zu lassen. Einzig zulässige Ausnahme für die unmittelbare Wiederholung derselben Arznei: wenn die Gabe der wohlgewählten und in jeder Hinsicht passenden Arznei »zwar einigen Anfang von Besserung macht, aber allzu schnell auswirkt, ihre Kraft sich also allzu geschwind erschöpft und die Heilung von da an nicht weiterbringen kann – was in chronischen Krankheiten selten, in akuten Krankheiten aber und in den akuten Zustand sich erhebenden chronischen Krankheiten oft der Fall ist.«

Der *Heilungsvorgang* geht bei den chronischen Krankheiten in der Regel stufenweise vor sich. Die jüngsten Symptome verschwinden zuerst wieder, die ältesten sind am hartnäckigsten, die Lokal-Übel machen meist die größten Schwierigkeiten, zumal die Hautausschläge.

HERING hat diese Angaben HAHNEMANNS zusammengefaßt. Man hat die Formel auch als *»HERINGsche Regel«* bezeichnet. Danach heilen die Krankheiten:

> von oben nach unten
> von innen nach außen
> und in der umgekehrten Reihenfolge ihres Vordringens.

Mit Vorteil folgt man dem Rat HAHNEMANNS, den Kranken *»schriftliche Tagesberichte«* abgeben zu lassen. Dabei soll dieser die »Zufälle jeden Tages«, welche er seit längerer Zeit wieder spürte, *einmal unterstreichen,* jene Symptome, die ihm noch nie untergekommen sind, an dem Tag, an dem er sie erstmals beobachtete, *doppelt unterstreichen.* Erstere deuten an, daß das Antipsoricum das Übel an der Wurzel faßt, während die doppelt unterstrichenen, wenn sie häufiger erscheinen, aufdecken, daß unser Mittel mit dem Bild der Krankheit nicht völlig übereinstimmt und durch ein besser passendes zu ersetzen ist.

Gegen die Hälfte der Heilung hin fängt die verminderte Krankheit an, wieder »in den Zustand latenter Psora zurück zu gehen«. Zuletzt nimmt nur der aufmerksame Arzt noch Spuren von ihr wahr. Es muß aber auch der mindeste Keim ausgetilgt werden. Die Hoffnung »es wird sich nun wohl von selbst vollends geben«, wäre ein großer Irrtum, denn mit der Zeit, zumal im Gefolge großer widriger Ereignisse, entspinnt sich aus dem kleinen Überbleibsel eine neue chronische Krankheit.

»Die Heilung zehn-, zwanzig-, dreißig- und mehrjähriger großer chronischer Krankheiten (wenn sie nicht vorher durch ein Übermaß allopathischer Kuren verhudelt oder wohl gar, wie so oft, bis zur Unheilbarkeit verdorben worden) kann man *schnell* verrichtet nennen, wenn man sie in einem bis zwei Jahren zustande bringt.« Im höheren Alter nimmt die Behandlung erfahrungsgemäß längere Zeit in Anspruch als bei jungen Menschen.

Die Sycosis

Die *Feigwarzenkrankheit* nimmt im theoretischen Teil der »Chronischen Krankheiten« den geringsten Raum in Anspruch. § 79 des Organons weist uns aber ebenfalls darauf hin, daß die Sycosis als »innere chronisch-miasmatische Krankheit eigener Art« auch nach Zerstörung ihrer Auswüchse auf der Haut als fortwährendes Siechtum zurückbleibe, das von der Lebenskraft allein nicht ausgetilgt werden könne.

Als Heilmittel nennt HAHNEMANN *Thuja* (C30), den Lebensbaum, im Wechsel mit potenzierter *Salpetersäure* (C6) zu geben. Bei der Behandlung des Trippersiechtums ist uns heute *Medorrhinum,* eine Gonorrhö-Nosode eine wichtige Bereicherung geworden. Bei der *frischen Gonorrhö* wird heute kaum mehr ein Arzt auf die Verabreichung von *Penicillin* verzichten können. Für die Symptome der Sycosis, des chronischen Trippersiechtums, gelten aber die Anweisungen HAHNEMANNS heute noch.

Mit steigender *Therapieresistenz der Gonokokken* gewinnt die homöopathische Behandlung an Bedeutung, steigern sich die Restzustände und damit das chronische Trippersiechtum. Durch die zunehmenden Penicillinversager mehren sich *chronische Urethritis und Arthritis,* die häufigsten Folgen der nicht ausgeheilten Erkrankung. Man erklärt ihr Zustandekommen möglicherweise damit, daß das Penicillin nur die Gonokokken-Zellwand zerstört, in »stabilem Milieu« aber die Bakterien selbst nicht abzutöten vermag. Sie leben als sogenannte L-Formen ohne starre Zellwand weiter, sollen aber gegen andere Antibiotika empfindlicher als normale Gonokokken sein. Beispiele für ein stabiles Milieu im Körper sind Teile des Urogenitaltraktes und wahrscheinlich auch die Gelenksflüssigkeit.

Pierre SCHMIDT schreibt in seiner Übersetzung der KENTschen »Lectures«: »Die Sycosis ergreift vor allem das Mesoderm, die weichen Gewebe, die Syphilis die weichen Gewebe und die Knochen, die Psora alle Gewebe ohne Ausnahme. Aus homöopathischer Sicht spielt die Sycosis eine sehr wichtige Rolle. Wir wissen, wie lange ihre Behandlung geht und wie schwierig sie oft ist. Ganz im Gegensatz zur allgemein verbreiteten Annahme ist sie *eine so schwere Krankheit wie die Syphilis.* Nicht so spektakulär in ihren Manifestationen wie jene, verdirbt sie doch ganz im geheimen die Rasse, greift Blut und die reproduktiven Zellen an, ist wie die Syphilis Ursache von Sterilität und Aborten. Man kann wirklich sagen, sie ziehe den ganzen Körper in Mitleidenschaft, vom Gehirn bis zur Fußsohle.«

KENT unterscheidet *2 Arten von Gonorrhö, eine primär chronische und eine rein akute.*

Die chronischen Formen kann man danach auch als konstitutionelle Blennorrhagien bezeichnen, mit HAHNEMANN als Sycosis. In unserer Zeit werden sie gestellt durch die primär Antibiotika-resistenten, nicht zu wenig auch durch die verschleppten, nachlässig behandelten Fälle mit sekundärer Antibiotika-Resistenz.

Homöopathische Arzneien für die Sycosis

Neben *Thuja* und *Acidum nitricum,* den beiden HAHNEMANNschen Mitteln, kennen wir als Hauptmittel *Medorrhinum* und *Sepia.*

In KENT's »Theorie der Homöopathie« finden wir darüber hinaus eine ganze Liste homöopathischer Mittel beigefügt:

Homöosykotische Mittel:
Für akute Fälle:

Cannabis sativum	Pulsatilla
Cantharis	Petroselinum
Mercurius	Naphthalinum
Sulfur	Sarsaparilla
Cubeba	Petroleum
Copaiva	Matiko (KAFKA)
Argentum nitricum	Arsenicum iodatum
Hepar sulfuris calc. (intus et extra)	

158

Für chronische Fälle:

Thuja
Natrium sulfuricum
Sulfur
Calcarea carb. H.
Graphites
Lycopodium
Sepia

Nitri acidum
Selenum
Cinnabaris
Staphisagria
Kalium sulfuricum
Medorrhinum
etc. . . .

Die Syphilis

»Beim unreinen Beischlafe entsteht wahrscheinlich in einem Augen-
blicke an der Stelle der Berührung und Einreibung die spezifische
Ansteckung.« (Chronische Krankheiten, Band 1, Seite 46)
Heute kennen wir eine ganze Reihe extragenitaler Ansteckungsmöglich-
keiten, darunter die konnatale Syphilis und die Übertragung durch
Bluttransfusion.
HAHNEMANNS Behauptung der leichten Heilbarkeit der Syphilis mit »nur
einer einzigen, kleinen Gabe des besten Merkurialmittels, um binnen 14
Tagen die ganze Syphilis samt dem Schanker gründlich und auf immer zu
heilen« müssen wir wohl seiner Unkenntnis der metaluetischen Formen
der Krankheit zuschreiben. Vergegenwärtigen wir uns, daß noch 1898
selbst VIRCHOW an der luetischen Genese der Paralyse zweifelte und erst
1906 mit der Veröffentlichung der Komplementbindungsreaktion durch
WASSERMANN die Möglichkeit der serologischen Lues-Diagnostik eröffnet wurde.
Seit Einführung des *Penicillins* in die Therapie der Syphilis, das auch die
Blut-Liquor-Schranke durchdringt, ist die Paralyse absolut selten geworden. Wie weit das Verschwinden der neuroluetischen Erkrankungen
allerdings auch mit der Einstellung der *Quecksilberschmierkuren* seit
Beginn der Penicillin-Behandlung verknüpft ist, soll hier nicht unter-
sucht werden.
Dessen ungeachtet bleiben mehr als reichlich Gelegenheiten, aus dem
Erfahrungsgut der alten homöopathischen Ärzte Nutzen für unsere
Kranken zu ziehen, weil die Folgen alter Syphilis mehrere Generationen
in Mitleidenschaft ziehen und die Antibiotika das Problem der Infektionskrankheiten, auch der Syphilis, nicht aus der Welt schaffen. Auch
bei der Spirochaeta pallida besteht die Wahrscheinlichkeit, daß sich
resistente Formen bilden, zumal die volle Behandlungsdauer allzuoft
nicht eingehalten wird.
Das Hauptmittel HAHNEMANNS gegen die Lustseuche war *Mercur solubilis.* Daneben kommen alle antipsorischen Mittel, je nach Symptomen-

Ähnlichkeit in Betracht. Das KENT'sche Repertorium führt im 1. Band der deutschen Ausgabe auf Seite 451 an die 50 Mittel auf. HAHNEMANN geht auch auf die Komplikation der Syphilis durch andere chronische Krankheiten (Psora) ein. Für dieses Ungeheuer von Doppel-krankheit, »verlarvte Syphilis«, gibt er folgende Ratschläge: Nach Ein-richtung einer leicht und kräftig ernährenden *Diät,* so wie der übrigen *gesunden Lebensweise,* muß zuerst gegen die Psora die für den jetzigen Krankheitszustand homöopathisch passendste antipsorische Arznei an-gewendet werden. Wenn diese ausgewirkt hat, auch wohl noch eine zweite, den noch hervorragenden Psora-Symptomen möglichst angemes-sene.

»Nur gar zu oft, sage ich, wird die nach örtlicher Zerstörung des Schankers ungeheilt gebliebene Syphilis mit erwachter Psora verwickelt angetroffen.« Daran seien vor allem die schwächenden Quecksilberku-ren mit großen Gaben schuld und die anderweitig schwächenden Maß-nahmen »mit warmen Bädern und Purganzen, so daß die immer schlum-mernde Psora (deren Natur es ist, durch alle großen Erschütterungen und Schwächungen der allgemeinen Gesundheit auszubrechen) eher erwacht, als die Syphilis durch eine zweckwidrige Behandlung ausgetilgt werden konnte, und sich so mit dieser vergesellschaftet und kompli-ziert.«

Auch auf die Komplikation aller 3 chronischen Miasmen, Psora, Syphilis und Sycosis kommt HAHNEMANN zu sprechen. Dabei ist ebenfalls die Psora zuerst anzugehen, »worauf man erst für die Lustseuche die Queck-silber-Arznei reicht und sie 3, 5 bis 7 Wochen wirken läßt.« Er meint weiter, daß man in alten und schwierigen Fällen das Behandlungsziel in einem Aufwaschen nicht erreichen wird. Es bleiben dann immer noch Leiden übrig, die nicht bestimmt rein psorisch und andere, die nicht bestimmt rein syphilitisch erklärt werden könnten.

Fall (aus der Praxis des Verfassers)
30jähriger dunkelhaariger, athletisch gebauter Kranker mit Stirnglatze, 186 cm groß, 91 kg schwer. Vor 3 Jahren habe er sich in Tunesien während einer Urlaubsreise im Swimming-Pool des Hotels eine REITER'-sche Krankheit geholt und sei bis heute unter der Behandlung mit *Indocid* (bei uns als *Amuno* bekannt) und Kortikoiden immer mehr heruntergekommen. Er habe ein Jahr lang Schmerzen in allen Gelenken gehabt, jetzt nur noch an den Fußgelenken. Voriges Jahr mußte man wegen eines Rezidivs wieder vermehrt Kortikoide verabfolgen und natürlich auch viel *Indocid,* woraufhin er eine Magenblutung und Hä-morrhoidalblutungen bekommen habe, die Bluttransfusionen erforder-lich machten. Der Patient hat 1963, bereits im Alter von 19 Jahren(!),

160

eine Magenresektion durchgemacht wegen Ulcus ventriculi. Trotz dieser Vorgeschichte habe man das *Indocid* nicht zu entbehren vermocht. Er habe in den akuten Schüben seiner Krankheit täglich 100 mg bekommen; auch eine *Gold-Kur* habe man durchgeführt. Professor G. in Z. habe gesagt, er habe selten so einen REITER gesehen.

Der Kranke besitzt mit seiner Frau ein Speiselokal an einem bekannten Ort, kommt keinen Tag vor den Morgenstunden ins Bett und raucht täglich 30 Zigaretten pro Tag, dazu 5 kleine Bier, auch mal Wein.

Aus der Familienanamnese wird berichtet: Eltern leben beide noch. Der Vater sei 63 Jahre alt, habe »ein bißchen Zucker«, sei aber sonst »kerngesund«. Die Mutter 53 Jahre alt, auch gesund. Seine 3 Geschwister seien alle etwas magenempfindlich.

Die eingehende Erhebung der Vorgeschichte bringt schwerste Belastungen im Sinne einer Psora und Syphilis an den Tag. Seine Geburt sei normal gewesen, die frühkindliche Entwicklung in bezug auf Laufenlernen, Sprechenlernen auch. Die Impfungen habe er vertragen. Aber als Baby habe er so sehr an Furunkulose zu leiden gehabt, daß man »nicht wo ein und wo aus gewußt« habe. Das sei 1945, kurz nach Kriegsende, gewesen. Medikamente habe es damals kaum gegeben, und so habe man eine Blutübertragung gemacht. Der Spender, ein Soldat, sei aber geschlechtskrank gewesen. Im Alter von 6 Jahren sei er zuerst am linken, dann am rechten Auge nahezu erblindet. Man sei darauf gekommen, daß eine Syphilis-Infektion, von der Bluttransfusion her, dahinter stecke. Ein Jahr lang habe er *Penicillin*-Spritzen bekommen und sei dann als Kind ziemlich viel krank und erkältlich gewesen. Extrem habe er unter Nasenbluten zu leiden gehabt bis in die Pubertät; seine Mutter habe das auch gehabt.

Er habe dann den Kellnerberuf erlernt und eine strenge Lehrzeit gehabt. Da habe sich dann bald das Magenleiden bei ihm herausgestellt, was schließlich dann mit seiner Operation im Alter von 19 Jahren abging. Er habe seinem Arzt immer gesagt, er habe ein Gefühl, wie wenn er ein Feuer im Bauch habe. Der habe das jedoch zunächst als leichte Gastritis abgetan. Essen habe die Beschwerden stets gebessert.

Seine beste Tageszeit habe er immer ab Mittag. Morgens schlafe er immer noch gerne. Ein Frühaufsteher sei er nie gewesen; als Bub habe er bis mitten in die Nacht hinein gelesen (das konnte er nach der Penicillin-Behandlung wieder). Jetzt komme er von Berufs wegen keine Nacht ins Bett. Aufstehen sei ihm das schlimmste. Morgens habe er auch die meisten Schmerzen bis er sich eingelaufen habe, vor allem in der linken Ferse beim Draufstehen. Früher seien auch die Kniegelenke stark geschwollen gewesen; man habe sie mehrmals punktieren müssen.

Durst habe er sehr stark. Man habe aber nie Zucker nachweisen können.

Die trockene, schlechte Luft im Lokal erkläre das wohl. Auch sei er ein typischer Mundatmer, da die Nase meist verstopft sei. Sein Appetit ist gut; er müsse immer bremsen und könne jetzt wieder alles essen. Milch möge er nicht recht, früher habe er sie schon getrunken. Viel Luftaufstoßen, gelegentlich auch Beschwerden nach Art eines Dumping-Syndroms (sein Bruder ist Augenarzt – daher gebraucht er diesen Terminus).
Wenn er eine Aufregung gehabt habe, dann müsse er »noch was essen«, sonst werde er kribbelig. »Gfrörni«* sei er keines; nie sei er besonders kälteempfindlich gewesen. Eine Wolldecke und ein Leintuch genüge ihm Sommer wie Winter zum Schlafen. Da sei seine Frau schon stärker zugedeckt. Als Bub sei er empfindlich gegen Karussellfahren gewesen. Nach der Magenoperation 1 Jahr zur See gefahren und total unempfindlich gegen Seekrankheit gewesen, selbst Windstärke 12 habe ihm nichts gemacht.
Als Kind ängstlich gewesen, jetzt nicht mehr. Seit 1970 sei er verheiratet. Sexuell sei er »zu faul«. Einmal wöchentlich habe er Lust zum Verkehr, sonst nicht. Wenn es Meinungsverschiedenheiten gebe, könne er nicht gleich wieder gut sein, aber auch nicht länger »nachtragen«.
Sein Stuhlgang sei normal, er könne paarmal täglich »gehen«. Im Sommer, wenn er viel Obst esse, neige er zu Durchfällen. Man bekomme ja heutzutage kein ungespritztes Obst mehr. Luftaufstoßen habe er ziemlich oft. Nach dem Wasserlassen bestehe eine Neigung zum Nachträufeln. Wetterempfindlich sei er schon; wenn Föhn komme oder überhaupt ein Wetterumschlag, leide er unter verstärkter Müdigkeit und wenn der erste Schnee falle, kriege er jedes Jahr Lippen-Herpes. Zugluft vertrage er gar nicht, da sei er sehr empfindlich.
Bei der *Untersuchung* fällt ein leicht kupferfarbenes Hautkolorit auf, das an Stellen stärkerer Rötung deutlich hervortritt. Zehnpfenniggroßer Pigmentnävus links subklavicular. Starke virile Behaarung, reizlose Mediannarbe nach Magenresektion. Kieferwinkeldrüsen geschwollen.
Die Racheninspektion zeigt die Tonsillen geschwollen und beidseits mit Eiterstippchen besetzt. Reichlich Krypten in den Tonsillen. Er gibt auf Befragen an, daß er seit einer Woche Halsschmerzen beim Schlucken verspüre, die rechts begonnen haben und sich jetzt nach links hinziehen.
Cor: Töne rein, Aktion regelmäßig, 84 Schläge/min, Blutdruck RR 115/70. Patient hat leicht erhöhte Temperatur von der Tonsillitis.
Pulmo: etwas beschleunigte, kleine Atemexkursionen, keine Rasselgeräusche.

* Schweizerdeutsch: verfrorner, leicht frierender Mensch

Rechtes Nierenlager leicht klopfempfindlich. Leber leicht vergrößert, unterer Rand 3 Querfinger unter dem Rippenbogen tastbar, fühlt sich etwas geschwollen an. Genitale äußerlich o. B., kein Ausfluß aus der Harnröhre exprimierbar. Keine Varizen.

Reflexbild: Patellarsehnenreflexe seitengleich auslösbar, nicht gesteigert. Pupillen entrundet, mittelweit, reagieren auf Licht und Konvergenz ausreichend. Gesichtsfeldprüfung habe vor kurzem ergeben, daß keine Einschränkung vorliege. Das rechte Auge folgt den Augenbewegungen nicht koordiniert; leichtes Doppelsehen, das er aber gewöhnt sei und nicht realisiere. Leichtes Trübsehen, rechts stärker als links.

Urinbefund: Eiweiß und Zucker negativ, im Sediment ganz vereinzelt Ery und Leukos.

Rheumaserologie: REITER-Komplementbindungsreaktion vom 4. 12. 74 schwach positiv, Antistreptolysin-Titer negativ, Serolatex-Test negativ. Cardiolipin-Flockung negativ.

Diagnose:
1. Extragenitale Syphilis-Infektion im ersten Lebensjahr, Zustand nach Penicillin-Behandlung im Alter von 6 Jahren.
2. Restzustand nach REITER'scher Krankheit (Behandlung mit *Cortison, Gold, Antibiotika* und *Indocid (= Amuno)* in starken Dosen).
3. Akute eiterige Tonsillitis.
4. Zustand nach Billroth II.

Die Untersuchung mußte an zwei Terminen mit einem Tag Zwischenraum erfolgen. Nach der ersten Konsultation erhielt der Kranke sogleich *Nux vomica* Q6, das er 2 Tage lang einnehmen konnte. Dann mußte die Tonsillitis behandelt werden. Wie ging es weiter? Welche Mittel bieten sich in einem solchen Fall an?

Lösung:
Es handelt sich um einen ernsten chronischen Fall, bei dem sich zunächst einmal die Frage stellt, wie der Kranke überhaupt noch auf eine homöopathische Behandlung reagiert, nachdem er schon so viel Kortikoide und andere schwere Medikamente bekommen hat. Hinzu kommt die berufliche Belastung im Gastgewerbe von seiten Tabak und Alkohol. Zur »Psora« gesellt sich bereits im ersten Lebensjahr eine Transfusions-Syphilis, die sich über 5 Jahre unbehandelt entwickeln kann, bis eine Erblindung auf die Infektion aufmerksam macht. Eine korrekt durchgeführte, offenbar auch sehr wirksame Penicillin-Kur verhindert ein weiteres Fortschreiten der Seuche. Die hartnäckige Furunkulose nach der Geburt, die von der Mutter geerbte Neigung zum Nasenbluten und die ausgeprägte Zugempfindlichkeit verraten nach HAHNEMANN die psori-

sche Belastung. Auch das Magenleiden zählt hierher; es tritt bei unserem Patienten unter allen Familienmitgliedern am stärksten in Erscheinung. Die anderen Symptome lassen sich hinsichtlich ihrer Ätiologie nicht so leicht auseinanderhalten.

Im Alter von 27 Jahren zieht sich der Kranke eine REITERsche Infektion zu. Ihre Symptome sind bekannt: Konjunktivitis, Urethritis, Polyarthritis und Fieber. Seine Frau, die mit ihm den Urlaub verbrachte, erkrankte nicht. Sie ist offensichtlich abwehrtüchtiger. Es handelt sich um eine besonders schwer verlaufende Erkrankung dieser Art, bei der trotz Magenanamnese in großen Mengen Indocid verabreicht werden, auch nach einer Magenblutung noch. Man wird die erfolgreiche homöopathische Behandlung nicht gut als Placebo-Effekt abtun können, auch nicht als »unreinen Placebo-Effekt«. Und wenn, warum macht man dann von der »bequemen Placebo-Methode« nicht mehr Gebrauch an den Universitätskliniken und gibt in solchen Fällen jahrelang schwerste Medikamente trotz Kontraindikation? Für die Behandlung der REITER'schen Krankheit bot sich als erstes Mittel *Phytolacca* an. Es ist ein Hauptmittel für Entzündungen der vorderen Augenabschnitte in Verbindung mit den rheumatischen Symptomen (KENT III/12, Augenentzündung arthritisch), es wird in den Rubriken für »Harnröhrenabsonderung dünn schleimig« III/687 und »gonorrhoisch« III/688 im 2. Grad geführt. Die Rubrik gonorrhoisch kann man als verwandte Rubrik mit heranziehen, da das REITER-Syndrom und die Gonorrhö viele Parallelen aufweisen. Polyarthritis hat im KENT folgende Rubriken: II/411 »Entzündung Gelenke«: *Phytolacca* im 2. Grad, sodann »Synovitis«, wo *Phytolacca* ebenfalls unter den angezeigten Mitteln ist. Dazu kommen die Rubriken auf Seite 567 des 2. Bandes des Kapitels »Gliederschmerzen, Gelenke rheumatisch« und »rheumatisch, nach unterdrückter Gonorrhö«.

Normalerweise würde man eine Vorbehandlung mit Nux vomica von etwas längerer Dauer als in unserem Fall voranzuschicken haben, was wegen der Arzneibelastungen erforderlich ist. Die Potenzwahl ist dabei nicht entscheidend. Es geht mit der D6 genau so gut wie mit der Q6, die ich in diesem Fall wählte. Wichtig ist immer die richtige Wahl des Similes. Die Farbe des Ampelsignals muß stimmen, die Lichtstärke und der Durchmessser kann innerhalb bestimmter Grenzen ruhig variieren.

Phytolacca wurde in Q18 dem Kranken mit auf seine Heimreise gegeben. Die Behandlung konnte damit aber noch nicht begonnen werden, weil die vorliegende akute Tonsillitis behandelt werden mußte. Das Mittel dafür war Mercurius sublimatus corrosivus. Der Regel folgend, daß immer *zuerst die akuten Krankheiten* zu behandeln sind, drängte sich *Mercur,* das Mittel für die Syphilis zuerst auf. Es wurde in D30, ein

164

Kügelchen auf die Zunge, gegeben, Wiederholung nach 3 Tagen. Dann sollte der Kranke als Zwischen- und Reaktionsmittel *Sulfur* D30 folgen lassen und mit *Phytolacca* Q18 beginnen, womit gleichzeitig dem Rate HAHNEMANNS Genüge getan wurde, zuerst einmal die Psora zu behandeln. *Sulfur* ist das Mittel für die Psora des Patienten und leuchtet überall in der Anamnese hervor: die Furunkulose, die Überproduktion von Wärme, der Durst usw. Natürlich ist mit einer Dosis noch nichts gewonnen und wird das Mittel zu einem späteren Termin länger und als Zwischenmittel öfter zu verabreichen sein, aber mit dieser einen Gabe wird die Behandlung mit *Phytolacca* am besten eingeleitet.

Nach 3 Monaten, am 5. 2. 75, kam er wieder und berichtete mir, seine Angina sei sehr schnell vergangen. Seine Gelenkschmerzen seien wenige Tage nach Beginn der Behandlung mit *Phytolacca* nach und nach verschwunden. Er habe auch das Rauchen aufgegeben gehabt und kaum mehr getrunken, um die Arzneiwirkung nicht zu stören. Als dann aber mit dem Schneefall vor Weihnachten ein »wahnsinniger Streß« mit dem Kurbetrieb einsetzte, habe er wieder das Rauchen begonnen, aber weniger. Vor einer Woche habe er nach langer Zeit wieder einen Skilanglauf gemacht, sich dabei aber wohl doch übernommen und wieder Gelenkschmerzen bekommen. Ein bißchen habe er vorher schon verspürt davon. Aber alles sei nicht mehr so schlimm; er brauche keinerlei Schmerzmittel mehr. Über Weihnachten habe er an der großen Zeh links durch einen eingewachsenen Nagel Umlauf gehabt und ein Antibiotikum nehmen müssen, da er zuhause keinen homöopathischen Arzt konsultieren könne. Am 18. 1. habe er, meiner Weisung gemäß, *Medorrhinum* genommen, das ihm als D200 mitgegeben wurde (eine Gabe). Er habe eine stärkere Reaktion an den Gelenken verspürt, während ihm die *Syphilis-Nosode* einige Wochen vorher, ebenfalls D200, weniger Eindruck gemacht habe. *Medorrhinum* sollte man *bei arthritischen Beschwerden* verschiedenster Art immer einmal als Zwischenmittel verabreichen. Die Arthritis ist ein häufiges Symptom der Sykosis, latente sykotische Belastung oft der konstitutionelle Boden für das Angehen und Haften arthritischer Leiden.

Der Patient humpelt jetzt wieder leicht beim Auftreten, besonders gleich nach dem Aufstehen. Vorher sei das schon so gut gewesen, daß man fast nichts mehr gemerkt habe; so frei hat er sich wieder bewegen können. Vor allem Fersensporn-artige Beschwerden der linken Fußsohle seien es jetzt, die ihm zu schaffen machen. Wir verzeichnen also einen gewissen Wandel im Beschwerdebild. *Phytolacca* hilft außerdem nicht mehr so gut wie zu Anfang. Hängt es mit dem stärkeren Rauchen zusammen? Oder sind wir auf den harten Kern der Krankheit gestoßen; auch die Syphilis hat Knochenprozesse. In einer solchen Krankheit kommt man mit einem

Mittel allein nie zum Ziel, zumal Phytolacca nicht unter die antipsorischen Mittel zählt. Im KENT'schen Repertorium finden wir in der Rubrik »Gliederschmerzen, stechend, Ferse« auf Seite 686 des 2. Bandes u. a. die beiden Mittel *Mercur* und *Acidum nitricum.* Die Rubrik ist sehr umfangreich. Wir können unsere Auswahl daraus nur aufgrund der spezifischen Ätiologie unseres Falles treffen. Das Rezept für die nächsten Wochen lautete:

Mercurius sublimatus corrosivus Q18, *Acidum nitricum* Q6 und *Sulfur* Q18. Dazu bekam der Patient die schriftliche Anweisung, mit Mercur zu beginnen und dieses 14 Tage lang einzunehmen. Daraufhin solle er 14 Tage lang Acidum nitricum nehmen und dann wieder auf Mercur überwechseln. *Sulfur* solle er als Zwischenmittel immer dann gebrauchen, wenn er besonders unter Hitzeempfindungen zu leiden habe; 4–5 Tage lang nur Sulfur, kein anderes Mittel.

20. 3. 75: Zwischenbericht der Schwägerin: es gehe weiter besser, kein Vergleich zu früher.

Die Behandlung ist bei Drucklegung noch nicht abgeschlossen und wird sich noch auf 1–2 Jahre erstrecken. Schon jetzt kann man aber eine günstige Vorhersage stellen bezüglich der Ausheilung der REITER'schen Krankheit. Wie weit sich die Gesamtsituation bessern läßt, ist noch nicht sicher vorherzusagen.

Epikritischer Nachtrag zur 5. Auflage:

Seit der ersten Auflage sind an die 20 Jahre vergangen. In therapeutischer Hinsicht hat sich beim REITER-Syndrom kaum etwas geändert. In der Pharmakotherapie gibt es noch immer keine spezifische Therapie, die Antirheumatika sind als Dauertherapie zu gefährlich und gegen die Rezidivneigung nutzlos. Von einer stimulativen Methode wie der Homöopathie möchte man in beiderlei Hinsicht mehr erwarten.

Unser geschilderter Einzelfall sollte primär kein Beitrag zur Homöotherapie des M. REITER sein, sondern ein Lehrfall zum Kapitel komplizierter chronischer Krankheiten im Sinne von Hahnemanns Miasmenlehre.

Die Frage, ob sich mit einer kunstgerechten, genügend ausdauernden Homöotherapie die Rezidivfreudigkeit dieser Krankheit mindern läßt, vermag ich nicht zu beantworten. Unser Kranker fühlte sich von seiner Krankheit nach meiner Behandlung befreit, wobei schon wegen der Kürze der Behandlung nicht von einer Heilung gesprochen werden kann. Was nun die Wende zum Guten brachte, ist bei der Polypragmasie des Falles nicht sicher zu sagen. Der Kranke selbst meinte bei meiner epikritischen Befragung, am ehesten glaube er noch, die Homöopathie habe den Ausschlag gegeben.

Da der Patient von Auflage zu Auflage alle meine schriftlichen Anfragen nach seinem Befinden unbeantwortet ließ und mir jeweils nur die Auskünfte seiner in meiner Nähe wohnenden Schwägerin zu Gebote standen, entschloß ich mich, ihn Mitte Juli 1994, vor Erscheinen der 5. Auflage persönlich an seinem Wohnort in der Schweiz aufzusuchen.

Ich traf ihn an der Theke des Restaurants an. Er machte einen völlig gesunden Eindruck; es war ihm keinerlei Behinderung anzumerken. Er entschuldigte sich mehrfach für sein Verhalten, meine Briefe unbeantwortet gelassen zu haben und erklärte es damit, er habe seine damalige Leidenszeit aus seinem Leben verdrängen wollen. Es gehe ihm gut und er nehme zur Zeit keine Medikamente. Lediglich im Bereich der oberen Wirbelsäule (am Übergang von HWS zur BWS) sei er ziemlich steif. Das behindere ihn aber nur beim Ausparken, wenn er den Kopf nach hinten drehen müsse. Man könne das jedoch nicht ohne weiteres dem M. REITER zuschreiben, da er in seiner Jugend einen »Scheuermann« gehabt habe.

Vor 10 Jahren habe er einen »Rückfall am linken Auge« gehabt, der zunächst durch einen niedergelassenen Augenarzt behandelt wurde, dann aber eine Woche stationäre Behandlung erforderte. Nach fernmündlicher Auskunft des niedergelassenen Augenarztes vom 22. 7. 94 handelte es sich bei der Erkrankung von 1983 um eine Uveitis mit massiven Exsudaten, die eindeutig als Rezidiv eines REITER-Syndroms zu betrachten sei und Maculae corneae hinterließ. Diese wurden dann vom Bruder des Kranken, der Augenarzt ist, 1993 durch eine Keratoplastik korrigiert. Der Vollständigkeit halber ist anzufügen, daß der Patient an der Theke seines Lokals immer wieder dem Alkohol zu reichlich zuspricht, schon seit Jahren wie seine Frau beklagte. Wahrscheinlich war dies mit ein Grund, warum meine Anfragen unbeantwortet blieben.

*

Fragen:

64 Welches Werk HAHNEMANNS ist die wichtigste Quellenliteratur für die Behandlung der chronischen Krankheiten? Aus welchem Lebensabschnitt HAHNEMANNS stammt es?

65 HAHNEMANN führt die chronischen Krankheiten auf 3 Miasmen zurück. Wie nannte er die drei chronischen Siechtume?

66 Welches von den dreien spielt die Hauptrolle, ist das Ur-Übel?

67 HAHNEMANNS Psora-Lehre stellt nach LEESER den »kühnen Versuch dar, mit Ausnahme der venerischen Krankheiten, alle chronischen Leiden auf . . . . zurückzuführen«.

68 a) Wie nennt Hahnemann die besonders zur Behandlung der chronischen Krankheiten geeigneten Mittel?
   b) Nach welchen Kriterien sind diese auszuwählen?
69 Zu welchem Zweck benutzt Hahnemann Placebo-Gaben von Milchzucker?
70 Nenne ein unüberwindliches Hindernis für eine erfolgreiche antipsorische Kur!
71 Welche 3 Hauptfehler nennt Hahnemann in der Behandlung der chronischen Krankheiten?
72 Darf die antipsorische Kur während den Menses und der Gravidität weitergeführt werden?
73 Was verstehen wir unter Sycosis?
74 Welche Mittel gab Hahnemann dafür? Wie heißt die Trippernosode?
75 Welche Hauptmittel nannte Hahnemann für die Behandlung der Syphilis?
76 Was ist zu seiner Behauptung der raschen Heilbarkeit der Syphilis mit einer Gabe Mercur solubilis zu sagen?

Ortegas »Anmerkungen zu den Miasmen«

Ortega, Proceso Sanchez: Anmerkungen zu den Miasmen oder chronischen Krankheiten im Sinne Hahnemanns. Aus dem Spanischen übersetzt von Ulrich D. Fischer. Haug-Verlag: 1981.
Die Weiterführung der Miasmenlehre Hahnemanns war das eigentliche Hauptthema des 35. Kongresses der *Liga medicorum homoeopathica internationalis* im August 1980 in Mexiko. Der mexikanische homöopathische Arzt Proceso S. Ortega hat sich seit seiner Dissertation im Jahr 1944 in den Torso der Hahnemannschen Miasmenlehre verbissen und trug 1964 der »Homoeopatía de México« seine Vorstellungen darüber vor. Er fand so großen Anklang damit, daß sich um ihn eine regelrechte Schule bildete und die anstehenden Fragen einer breiten Diskussion und Bearbeitung zugeführt werden konnten. In seinem Buch ›Apuntes Sobre los Miasmas‹ (Anmerkungen zu den Miasmen) hat Ortega 1977 die bis dahin gewonnenen Erkenntnisse dargelegt.

Grundzüge der Miasmenlehre nach Ortega:

Hahnemann lehrte in seinen »Chronischen Krankheiten«, daß sich die Krankheiten, auch ihre akuten Aufloderungen, nur in dem Maß entwickeln können, wie dies das Terrain des Kranken erlaubt. Es muß eine *Prädisposition* zugrunde liegen, die der krankhaften Störung vorausbe-

168

steht und das eigentliche, die wahre Krankheit darstellt. Die Therapie muß diesen Kern der Krankheit angehen anstelle der bisher üblichen Palliation einzelner Symptome.

Apsorische Therapie: gegen die aktuelle Symptomatik,
antipsorische Therapie: gegen die Prädisposition.

In seiner Übersetzung der »Chronischen Krankheiten« HAHNEMANNS ins Spanische versteht ORTEGA den *Miasma-Begriff* als einen »konstitutionellen Krankheitszustand, der durch die willkürlichen und unnatürlichen Unterdrückungen der akuten Krankheiten entstand bzw. als einen *krankhaften Dynamismus,* der sich aus diesen Unterdrückungen entwickelte.«

Die *dynamische Auffassung* des Miasma-Begriffes erscheint wichtig für das Verständnis der ORTEGASchen Gedankengänge. Die homöopathische Konstitutionslehre beinhaltet von HAHNEMANN her diesen *Dynamismus. Psora, Sycosis* und *syphilitische Konstitution* bedeuten keine statischen Konstitutionen, sondern krankhafte Aktivitäten und Affinitäten in einem anderen und umfangreicheren Sinn als dies etwa in den Diathese-Begriffen anderer Autoren zum Ausdruck kommt.

ORTEGA unternimmt nun den Versuch, drei *Fundamentalphänomene der Zellularpathologie,* nämlich
Unterfunktion → Defekt,
Überfunktion → Exzeß, Proliferation
Entartung → Perversion, Destruktion

den drei HAHNEMANNschen Miasmen zuzuordnen. Trotz der Anleihe bei der Zellularpathologie verläßt ORTEGA nicht die phänomenologische Krankheitsbetrachtung und bleibt mit beiden Füßen auf dem Boden der dynamischen Auffassung des Krankheitsgeschehens. Er verliert nicht den Kranken aus den Augen, verfällt nicht der ontologisch-nosologischen Denkweise der naturwissenschaftlich orientierten Pathologie.
Aus der Hypothese ORTEGAS ergeben sich neue Perspektiven, die für die Praxis fruchtbar sind. Die Zukunft wird zeigen, wieweit sich Elemente aus der naturwissenschaftlichen Zellularpathologie in das homöopathische Gebäude einbringen lassen. Die drei von ORTEGA übernommenen *Fundamentalphänomene* der Zellularpathologie finden wir indes überall wieder; wir begegnen ihnen auch in der homöopathischen Krankheits- und Symptomenlehre in mannigfaltigen Ausprägungen.

Unterfunktion

Zur **Psora** rechnet ORTEGA alle Symptome, die Mangelzustände, organische Minderwertigkeit und Unterfunktionen ausdrücken: Pruritus (ein fundamentales Symptom der Psora), Angst, Nervenschwäche, depressive Verstimmung, Mangel an Eigenwärme, Entzündungen ohne Absonderungen, Verstopfung und vergeblicher Stuhldrang.

Überfunktion

Zur **Sycosis** zählt ORTEGA: Überheblichkeit, Größenwahnsinn, Überfunktion und Überproduktion jeglicher Art wie Unruhe, pathogene Schweiße und andere abnorme Absonderungen. Gelbgrünliche Exkrete, Steinbildungen, Warzen, Kondylome und die übrigen Zellproliferationen ohne Zerfallsneigung. Übersteigerte Eigenliebe (= Egoismus), Neigung zur Flucht vor sich selbst und vor den Mitmenschen, Veranlagung zum Räuber.

Entartung

Zur **syphilitischen Konstitution** gehören Destruktion und Perversion, sowohl des Charakters wie aller Körperfunktionen und Gewebe. Ulzerierende Zerfallsprozesse, blutige Ausscheidungen. Ausgeprägt cholerisches Temperament mit rücksichtslosem Benehmen. Völlige Gleichgültigkeit der eigenen Gesundheit gegenüber. Sinnlose Trunkenbolde. Zerstörungswut, Suizidneigung, Mörder.

Klassifizierung der Materia medica nach miasmatischen Gesichtspunkten

Die mexikanische Schule hat ihre Konzeption auf die Materia medica übertragen und die Arzneimittel auf ihren miasmatischen Charakter hin zu analysieren begonnen.

HAHNEMANN ordnete bekanntlich beim *Sulfur* alle Symptome der *Psora* zu; der potenzierte Schwefel war sein Antipsorikum Nummer 1. Die *Psora* ist das Ur-Übel, die »Mutter aller Krankheiten« und damit auch das Fundament für *Sycosis* und *Syphilis*. Damit hängt auch zusammen, daß es reine, nur von einem Miasma geprägte, Arzneien nicht geben kann. Das gleiche gilt auch für die Individuen, die aus ihrer biologischen Vergangenheit mehr oder weniger mit allen denkbaren Infektionen bzw. Toxinen belastet sind. Die *Psora* darf nicht nur als Folge von Krankheitsunterdrückungen verstanden werden, sie entwickelte sich auch aus anderen Umweltbelastungen und wird, von Generation zu Generation modifiziert, weitervererbt. Anhand der von ORTEGA gefundenen Kriterien für die 3 Miasmen lassen sich die Krankheits- bzw. Arzneimittelsymptome hinsichtlich ihrer miasmatischen Komponenten auseinanderdividieren, was für die therapeutische Praxis nicht ohne Nutzen sein kann.

Man hat in dieser Weise die Arzneimittel der Enzyklopädie von ALLEN, die ›Guiding Symptoms‹ von HERING und HAHNEMANNS Arzneiprüfungen durchgeforstet und bereits eine stattliche Zahl von großen Mitteln auf ihren miasmatischen Charakter hin qualifiziert. Die wichtigsten Symptome wurden auf ihre Zugehörigkeit zu den verschiedenen Miasmen abgeklärt. Bei einem Teil der Symptome ist dies noch nicht gelungen.

LYCOPODIUM stellt sich aus dieser Sicht als das *Dreimiasmatikum* par excellence dar. Seine psychische *Schwäche*, sein *lebhafter* Intellekt und seine *zehrenden* Tendenzen liefern Unterscheidungskriterien für die 3 Miasmen, so daß man das Mittel *graphisch* als Dreieck mit 3 gleich langen Seiten darstellen kann.

Für eine *chromatographische Darstellung* der miasmatischen Klassifizierung dienen die Farben *blau* für die *Psora, gelb* für die *Sycosis* und *rot* für die *Syphilis*. Die Farben werden als Sektoren eines Kreises nach dem quantitativen Anteil der jeweiligen miasmatischen Komponenten aufgetragen.

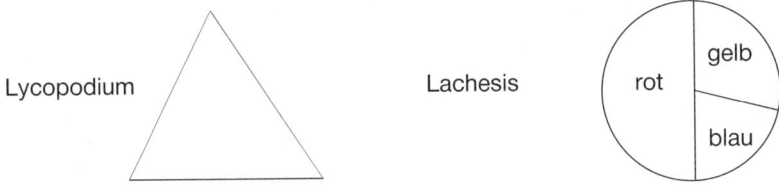

Phosphor ist ebenfalls ein dreimiasmatisches Mittel. Hier dominiert die *Syphilis*, während die beiden anderen Miasmen gleichstark vertreten sind. Das Dreieck hat beim *Phosphor* eine breite Basis syphilitischer Natur und zwei kürzere, gleichlange Schenkel, die die anderen Miasmen darstellen.

Auch bei *Lachesis* überwiegt der *syphilitische* Anteil, bei der restlichen Hälfte der Symptome tritt der *sykotische* vor den *psorischen* Anteil.

ORTEGA bezeichnet als eindeutigstes *Homöopsorikum Calcium carbonicum*,
als eindeutiges *Homöosykotikum Pulsatilla* und
als eindeutiges *Homöosyphilitikum Mercurius*.

HAHNEMANNS Homöopsorikum Nummer 1, *Sulfur,* ist lange nicht so einseitig psorisch geprägt wie *Calcium carbonicum Hahnemannii* und hat nach ORTEGA bedeutende Anteile der beiden anderen Miasmen (etwa

26 Punkte psorisch, 23 Punkte syphilitisch, 21 Punkte sykotisch). Angesichts dieser mangelnden Übereinstimmung mit der herkömmlichen Bewertung des *Sulfurs* melden sich Bedenken.

Die **Kritik** setzt vor allem am Punkt der Zurückstufung des *Sulfur* von seinem angestammten Platz als Homöopsorikum Nummer 1 an. Wenn die *Psora* vor allem Folge millionenfacher Krankheitsunterdrückungen sei, dann müsse aus essentiellen Gründen ein Homöopsorikum besonders wirksam sein bei Unterdückungssyndromen. An diesem Maßstab gemessen, bliebe der *Sulfur* das Homöopsorikum Nummer 1. Das KENTsche Repertorium enthält 160 Rubriken über Unterdrückung von Krankheitssyndromen, in denen sich bei weitem am häufigsten und hochwertigsten der *Sulfur* aufgezeichnet findet; *Calcium carbonicum Hahnemannii* folgt in weitem Abstand.

Demgegenüber antwortet ORTEGA, daß der *Sulfur* durch seine Klassifizierung nichts an seinem Wert einbüße. Er *bleibt* unser *Hauptmittel für Unterdrückungszustände, weil er sowohl psorische wie syphilitische und sykotische Unterdrückungszustände heile.* Im übrigen sei *Sulfur* natürlich nicht nur ein Heilmittel für Unterdrückungsfolgen.

Kritik an Ortegas ›Apuntes Sobre los Miasmas‹.

Will KLUNKER hat mit seiner Kritik an den neuzeitlichen Konservierungsversuchen der Miasmenlehre und ihren »phantastischen Weiterentwicklungen« recht und er hat seine Kritik gut begründet. Die Beharrung auf HAHNEMANNS längst widerlegter Miasmentheorie ist ein hoffnungsloses Unterfangen und diskrediert den Wissenschaftscharakter der Homöopathie. In der Tat ist die Psora-Lehre »zwar HAHNEMANNS Lehre, jedoch nicht Homöopathie, sondern war und bleibt Medizin des frühen 19. Jahrhunderts«. »HAHNEMANN war sich des hypothetischen Charakters seiner Psora-Lehre durchaus bewußt; er nennt sie ausdrücklich ›Psora-Theorie‹, ist auch von ihrer Richtigkeit überzeugt, läßt aber die Möglichkeit ihrer Falsifikation offen.« (KLUNKER). Und sie wurde bekanntlich **falsifiziert.**

Nun muß man sich darüber klar sein, daß HAHNEMANNS Miasmentheorie an keiner Stelle die Methodik der homöopathischen Arzneitherapie chronischer Krankheiten beeinflußt hat. »HAHNEMANN nimmt vielmehr eine klare, geradezu hygienische Isolierung von theoretischer Miasmenlehre und praktischen Heilungsbedingungen bei chronischen Krankheiten vor.« Insofern blieb auch die Falsifikation seiner Psora-Theorie ohne Einfluß auf die Homöotherapie der chronischen Krankheiten, die von vornherein als **Therapie des Terrains, nicht der Miasmen** angelegt ist. Daran ändert sich im Grunde auch bei ORTEGA nicht viel. Auch seine angeblich »miasmatische Therapie« bleibt eine Therapie des Terrains. Sie gibt sich aber leider durch die »Beharrung inzwischen superstitiös gewordener Standpunkte« (KLUNKER) der wissenschaftlichen Lächerlichkeit preis.

Literatur

KLUNKER, W.: Die Bedeutung der chronischen Krankheiten in der Praxis nach Hahnemann. Zschr. klass. Homöop. XXXII, 1988, S. 135–145.

Hahnemanns historische Begründung der Psoratheorie. Zschr. klass. Homöop. XXXIV, 1990, S. 3–13.

Die homöopathische Verschlimmerung und ihre prognostische Bedeutung

HAHNEMANN: Organon der Heilkunst, 6. Auflage, §§ 154–161, 280, 282.
HAHNEMANN: Die chronischen Krankheiten, Band 1, Seite 147, Band 4, Vorwort.
KENT, J. T.: Zur Theorie der Homöopathie, S. 295–318, Verlag Grundlagen und Praxis, Leer: 1973 (Übersetzung v. J. KÜNZLI von Fimelsberg).
BAYR, G.: Kybernetik und homöopathische Medizin. Österreichische Ärztezeitung, 22. Jg., 2331 ff., 1967.

Eine anfängliche Verstärkung der Symptome im Laufe der homöopathischen Behandlung ist ein unverkennbares Zeichen der Ähnlichkeitstherapie. Für den, in dieser schwierigen Behandlungsweise, noch Ungeübten bedeutet die *»Erstverschlimmerung«* eine verläßliche Hilfestellung, die ihm frühzeitig die richtige Arzneimittelwahl ankündigt. Der Erfahrene zieht aus der Art, wie der kranke Organismus seine Antwort auf das Simile in Gang setzt, aufschlußreiche *prognostische Schlüsse.*
Ich erinnere mich noch lebhaft an meinen ersten homöopathischen Erfolg mit Rhus toxicodendron bei einer Verwandten, die über 2 Jahre wegen einer sehr quälenden Ischialgia ambulatoria vergeblich von den verschiedensten Ärzten behandelt worden war. Nacht für Nacht mußte sie, kaum daß sie richtig eingeschlafen hatte, vor Schmerzen aus dem Bett und den Rest der Nacht umhergehend zubringen. Sitzen und Stehen konnte sie ebenfalls nur kurze Zeit. Ich hatte, zwei Jahre nach meinem Examen gerade einen Vierteljahreskurs bei LEESER hinter mich gebracht und die Homöopathie kennengelernt. Mit einiger Skepsis versuchte ich Rhus toxicodendron D6, 3mal täglich 5 Tropfen. Nach 3 Tagen meldete mir die Kranke ein Kribbeln und feines Zippern im Ileosakralbereich.

Nach einer kurzdauernden Verschlimmerung verschwand das Leiden und ist seit 20 Jahren geheilt.

Den Vorgang der Erstverschlimmerung erklärte HAHNEMANN lange Zeit mit der »ähnlichen, aber stärkeren Arzneikrankheit«. Weniger bekannt ist seine spätere, weit treffendere Erklärung in der Vorrede des 4. Bandes der »Chronischen Krankheiten«. In diesem »noch wahrscheinlichern Erklärungs-Versuch« meint er:

»Können wir Ärzte aber dieser instinktartigen Lebenskraft ihren Krankheits-Feind, durch Einwirkung homöopathischer Arzneien auf sie, gleichsam vergrößert – selbst nur um etwas jedesmal vergrößert vorhalten und entgegenstellen – und vergrößern wir auf diese Art für das Gefühl des Lebens-Prinzips, das Bild des Krankheits-Feindes durch täuschend ähnlich die ursprüngliche Krankheit nachbildende homöopathische Arzneien, so veranlassen und zwingen wir nach und nach diese instinktartige Lebens-Kraft, allmälig ihre Energie zu erhöhen und immer mehr und so weit zu erhöhen, daß sie endlich weit stärker, als die ursprüngliche Krankheit war . . .«

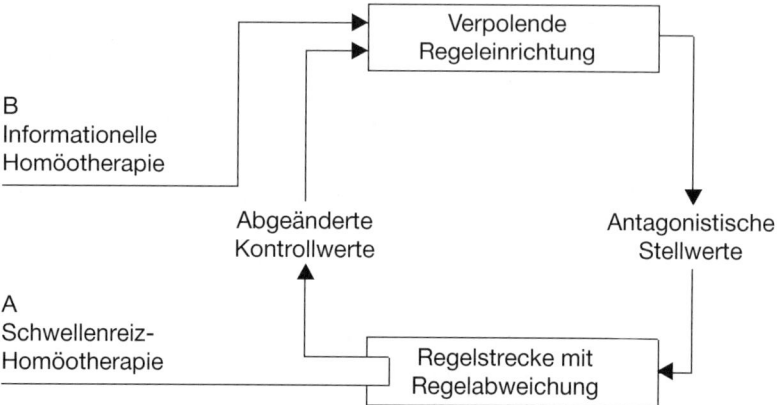

Kybernetische Interpretationen der homöotherapeutischen Pharmakodynamik:
A: Einwirkung eines Schwellenreizes auf die Regelstrecke bei niederen Potenzen
B: Informationelle Steuerung der Regeleinrichtung bei mittleren und hohen Potenzen (aus BAYR, G.: Kybernetik und homöopathische Medizin.)

Diese Deutung der homöopathischen Arzneiwirkung läßt uns auch die *Erstverschlimmerung* verstehen und paßt erstaunlich genau zu unserer modernen Erklärung am *hygiogenetischen Regelkreis*.

G. BAYR hat sich in den letzten Jahren um die kybernetische Analyse der homöopathischen Arzneiwirkung verdient gemacht. Am *Regelkreis* erfahren wir die anfängliche Verschlimmerung als *zusätzliche Regelabweichung.* Die so erhöhten Kontrollwerte wirken alarmierend und setzen damit die Verpolung zu antagonistischen Stellwerten in Gang.

Eine Krankheit, die erst seit ganz kurzer Zeit, Stunden oder einem Tag, besteht, wird im allgemeinen ohne erkennbare Verschlimmerung aufgehoben (Organon, § 154). Zur Reizumkehr bedarf es keines besonderen Alarmes.

Bestehen aber bereits Gewebsveränderungen, ist die Erkrankung nicht ausschließlich funktioneller Natur, dann kommt es zuweilen zu ganz erheblichen Erhöhungen der Symptomatik, die je nach Tiefe der Veränderungen und Länge des Bestehens der Krankheit, verschieden lange anhalten können.

Wenn die Erstverschlimmerung von selbst nicht mehr abklingt, ist dies auf jeden Fall sehr ernst zu nehmen. Der Kranke kann überempfindlich auf die Arznei ansprechen oder die Zerstörungen der Krankheit sind bereits so weit fortgeschritten, daß sie nicht mehr rückgängig zu machen sind. Jeder weitere Reiz bewirkt eine zusätzliche Verschlimmerung, kann sogar die Katastrophe auslösen. Eine Reizumkehr, eine Verpolung des Wirkflusses in Richtung Heilung, kann nicht mehr zustande gebracht werden. Die *prognostische Bedeutung dieser Art von Arzneiverschlimmerung ist offenkundig.*

Beim *Fortbestehen der Verschlimmerung* denken wir zunächst an das *Antidot* des verabreichten homöopathischen Mittels, manchmal paßt auch *Arsenicum album* auf solche Kranke, denen alles zum Schlechten gerät. Die Antidote finden wir in dem kleinen Büchlein von G. MILLER »Beziehungen der Arzneien unter sich« (Haug-Verlag).
Nach Abklingen der Reaktion ist die Überlegung angebracht, ob die Arzneigabe zu stark gewesen sein könnte. Auch dies ist zuweilen Grund genug für anhaltende Verschlimmerungen. STAUFFER hat solche Verschlimmerungen öfters nach *Rhus toxicodendron* in tiefen Potenzen erlebt und das Mittel später nur mehr in der 30. Potenz gereicht. Im Falle meiner Verwandten, bei der ich meinen ersten homöopathischen Erfolg mit eben diesem Mittel erlebt habe, kam es unter D6 zu einer ganz normalen Erstverschlimmerung.
Man wird sich nach einer besonders starken oder anhaltenden Arzneiverschlimmerung überlegen, ob man das verabreichte Mittel nicht noch einmal in einer höheren Potenz oder mit Wasser dynamisiert versuchen kann. Das hängt sehr vom Gesamtbild des Kranken ab. Bindende

Regeln lassen sich dafür schlecht aufstellen. In anderen Fällen ergibt sich aus solchem Arzneiverhalten die zwingende Indikation für einen chirurgischen Eingriff, meist bleiben für den Rest des Lebens nur mehr palliative Maßnahmen.

Bei der *Arzneiverschlimmerung* gerät häufig die ganze Krankheit in Bewegung. Die Symptome sind aber ausschließlich Symptome der Krankheit wie HAHNEMANN im § 155 des Organons auseinandersetzt:

> »Die oft sehr vielen übrigen Symptome der homöopathischen Arznei aber, welche in dem vorliegenden Krankheitsfalle keine Anwendung finden, schweigen dabei gänzlich. Es läßt sich in dem Befinden des sich stündlich bessernden Kranken fast nichts von ihnen bemerken, weil die, zum homöopathischen Gebrauche nur in so tiefer Verkleinerung nötige Arzneigabe ihre übrigen, nicht zu den homöopathischen gehörenden Symptome, in den von der Krankheit freien Teilen des Körpers zu äußern, viel zu schwach ist und folglich bloß die homöopathischen, auf die von den ähnlichen Krankheitssymptomen schon gereiztesten und aufgeregtesten Teile im Organismus wirken lassen kann . . .«

Die *homöopathische Arznei* berührt also nur die kranken Organe und Funktionsbereiche, sie wirkt *ohne Nebenwirkungen auf unbeteiligte Organe.* Im allgemeinen dauert es sehr lange und kommt nur bei chronischen Krankheiten vor, daß eine Arznei Symptome hervorbringt, die beim Kranken nicht schon einmal aufgetreten sind. Solche Arzneisymptome, die keine Krankheitssymptome sind, deuten an, daß das Mittel nicht gut paßt oder nicht mehr gut paßt.

§ 158 Organon:
»Diese kleine *homöopathische Verschlimmerung* in den ersten Stunden – eine sehr gute Vorbedeutung, daß die *acute* Krankheit meist von der ersten Gabe beendigt sein wird – ist nicht selten . . .«

Mit der »ersten Gabe« meint HAHNEMANN die C30, die in seinen Köthener Jahren meist gebrauchte Potenz. Mit tiefen Potenzen ist im allgemeinen durch eine einzige Gabe keine so anhaltende Körperreaktion in Gang zu setzen, daß man damit eine Krankheit, sei es auch nur eine akute, beheben könnte.

In den §§ 161 und 280 der 6. Auflage des Organons erfahren wir, daß die *Q-Potenzen* bei der Behandlung chronischer Übel beim Kranken keine neuen beschwerlichen Symptome hervorrufen. Erst gegen Ende der Behandlung treten dann »eine oder mehrere seiner alten, ursprünglichen Beschwerden auf's Neue in mäßigem Grade« auf. »Dies deutet bei einer so allmäligen Erhöhung der, jedesmal durch Schütteln modifizierten (§ 247), sehr gemäßigten Gaben, auf nahe Heilung ...« *(Homöopathische Spätverschlimmerung).*

Fast, aber nicht ganz frei bleiben die Kranken von Erhöhungen ihrer Symptome im Beginn der Behandlung mit Q-Potenzen. Die Reaktionen sind jedoch viel milder als mit anderen Potenzen und nicht so andauernd, mit Ausnahme jener Fälle, die bereits zu weit fortgeschritten und unheilbar sind.

Bei den im späteren Verlauf wiederauftretenden Beschwerden bei der Spätverschlimmerung unter Q-Potenzen empfiehlt HAHNEMANN probeweise über 8–15 Tage Placebo-Gaben von Milchzucker. Wenn sich in dieser Zeit bei fortgesetzter guter Lebensordnung nichts mehr von der ursprünglichen Krankheit zeigt, »so ist er sehr wahrscheinlich geheilt« (§ 281).

Die *Erstverschlimmerung von kurzer Dauer,* die wir uns so sehr wünschen, war zunächst für HAHNEMANN zugleich der Anlaß, die homöopathischen Arzneien immer mehr zu verdünnen. Dabei ist er schließlich auf das Potenzierungsverfahren gestoßen und auf die überraschende Erfahrungstatsache, daß die Gabe »für den Anfang der Cur einer wichtigen (vorzüglich chronischen) Krankheit, in der Regel nie so klein bereitet werden kann, daß sie nicht noch stärker als die natürliche Krankheit wäre ...« (§ 279).

HAHNEMANN war einer der ersten Ärzte, die das Experiment vor die Theorie setzten. Was er durch Erfahrung klären konnte, überließ er nicht der Spekulation. Voraussetzung für derartige Therapieversuche ist allerdings die Beherrschung der Versuchsbedingungen, der Methodik der Ähnlichkeitsbehandlung.

Fälle ohne jede Erstverschlimmerung

Entgegen der allgemeinen Erfahrung kommen uns auch Fälle unter, die ohne jegliche Erhöhung ihrer Symptome sofort in den Heilverlauf übergehen. Neben den bereits erwähnten, ganz frischen, erst kurze Zeit dauernde Krankheiten, sind dies funktionelle Krankheitszustände und Verhaltensstörungen. Gewebsläsionen sind noch nicht oder in einem so geringen Ausmaß vorhanden, daß ihre Beseitigung keiner besonderen Anstrengung bedarf.

Schwerwiegender sind jene Fälle, die nach Behandlung mit D- oder C-Potenzen nach anfänglicher Besserung in eine Verschlimmerung münden. KENT hat für diese Fälle in seiner »Theorie der Homöopathie«

2 Erklärungen. Q-Potenzen kannte KENT aus eigener Erfahrung noch nicht, da die 6. Auflage des Organons erst nach seinem Tod gedruckt wurde.

»Zuerst Besserung, dann Verschlimmerung heißt:

a) Entweder deckt das gewöhnliche Mittel nur die oberflächlichen Symptome, ist nicht das echte, tiefgreifende Heilmittel, und wirkt deshalb bloß palliativ, d. h. beschwichtigend, dämpfend, nicht heilend.

b) Oder das gewählte Mittel paßt recht gut auf den Fall, der Patient ist aber unheilbar, die Krankheit ist schon zu weit fortgeschritten.

Welcher der beiden Gründe in unserem Fall zutrifft, das kann nur durch eine erneute Vorladung und Untersuchung des Patienten abgeklärt werden, wobei man auch herausfinden muß, wie weit die Symptome und das gegebene Mittel zusammenpassen.«

Es gibt Kranke, bei denen man mit dem gut gewählten homöopathischen Mittel zwar *Besserung* erreicht, aber einfach *nicht über einen bestimmten Punkt hinausgelangt*. Sobald man das Mittel wieder absetzt, ist alles wieder beim alten. Hier wirkt unser Mittel nur palliativ. Irreversible, vernarbte Schäden an den Organen setzen unseren therapeutischen Bestrebungen häufig – nicht immer – eine Grenze. »Ein Patient mit nur einer Niere kann nur bis zu einem gewissen Grad gebessert werden« (KENT).

Fragen:

77 Wie nennen wir die anfängliche Erhöhung der Symptome im Verlauf der homöopathischen Behandlung?

78 Sie ist prognostisch gut – schlecht zu beurteilen.

79 Am hygiogenetischen Regelkreis fassen wir sie als zusätzliche . . . . auf. Sie setzt die Verpolung zu . . . . Stellwerten in Gang.

80 Woran denken wir beim Ausbleiben einer anfänglichen Arzneiverschlimmerung?

81 Was bedeutet es, wenn die Erhöhung der Symptome von selbst nicht mehr abklingt? Unter welchen 3 Möglichkeiten haben wir unser weiteres Verhalten zu wählen?

82 Handelt es sich bei der homöopathischen Verschlimmerung der ersten Tage um Symptome der Arznei oder solche der Krankheit?

83 Für die Q-Potenzen gilt, daß sie zu Anfang der Behandlung nur kaum merkliche Verschlimmerungen setzen, häufig auch keine.

178

Trotzdem kommt es im Behandlungsverlauf zum Wiederauftreten von Beschwerden, die der Kranke früher schon hatte. Zu welchem Zeitpunkt ist dies in der Regel und welche Bedeutung hat es?

84 Was bedeutet es, wenn
  a) sofort Besserung eintritt, ohne daß eine Verschlimmerung auftrat?
  b) zuerst Besserung, dann Verschlimmerung eintritt (2 Möglichkeiten).

Nosoden und Isopathie

HERING, C.: Nachträgliche Bemerkungen über das Schlangengift. Stapf's Archiv, X, H. 2, 24–32, 1831.

HERING, C.: Einige Bemerkungen über das *Psorin.* Stapf's Archiv, XIII, H. 3, 32–66, 1833.

HERING, C.: Das *Psorin* und seine chemische Rettung. Allgemeine homöopathische Zeitung *43*, 306–316, 321–324, 1852.

NEBEL: Beitrag zur Geschichte der Isopathie. Zeitschrift des Berliner Vereins homöopathischer Ärzte *19*, 309–323, 1900 und *20*, 36–48, 1901.

HÄNNI, A.: Nosoden. Zeitschrift für klassische Homöopathie IX, 202–207, 1965.

JULIAN, O.: Materia medica der Nosoden. Haug-Verlag, Ulm: 1960.

SCHADEWALDT, H.: Homöopathie und Schulmedizin. Allgemeine homöopathische Zeitung *217*, 98–107, 160–164, 213–216, 1972.

Die Bezeichnung »*Nosode*« (Krankheitsprodukt) geht auf Constantin HERING (1800–1880) zurück, der 1831 in Stapf's Archiv vorschlug, *Krankheiten mit ihren eigenen Krankheitsprodukten zu behandeln.* Im Herbst 1830 hatte er »aus Krätzeeiter von einem sonst kerngesunden jungen Neger« ein Präparat durch Potenzieren gewonnen, das er *Psorin* nannte. 1833 schlug er dann vor, »jedem Kranken, wo möglich, nur von seinem eigenen Krätzegifte zu geben. Man kann dies zur Unterscheidung nennen: *Autopsorin.*« Der Vergleich mit den erst in der bakteriologischen Ära aufkommenden Autovakzinen der Schulmedizin ist naheliegend. Der Unterschied besteht, was das Präparat betrifft, in der Potenzierung und der damit gegebenen Möglichkeit der peroralen Verabreichung (vergl. Seite 57).

Streng genommen verläßt HERING mit seinem Vorschlag, Krankheiten mit ihren eigenen Krankheitsprodukten zu behandeln, das Ähnlichkeitsprinzip HAHNEMANNS und behandelt »Gleiches mit Gleichem«, was man eigentlich als »Isopathie« bezeichnen könnte. Die Nosoden werden aber nicht nur nach »isopathischen« Anzeigen angewandt, also Krätze-Nosode gegen Skabies, potenziertes Influenza-Virus gegen Grippe usw., sondern auch nach der Ähnlichkeitsregel aufgrund ihrer Prüfungssymptome aus der Arzneiprüfung am gesunden Menschen. Die Anwendung nach der Simile-Regel stand HERING schon beim Entwurf der Nosoden-Therapie Pate. Mit der Prüfung am Gesunden gibt er ihr eine pathogenetische Grundlage, ermöglicht ihre Auswahl vom Arzneibild her.

Wir lesen 1831 in Stapf's Archiv: ». . . Am leichtesten ließe sich über diese Vermutungen entscheiden durch eine Probe mit dem Kuhpockengift. Man nehme einen Tropfen reifer Lymphe von der Kuh oder einem möglichst gesunden Rinde, potenziere ihn, erforsche die Wirkung der ersten Potenzen, gebe davon an Kinder, die noch nicht geimpft sind und impfe diese dann in verschiedenen Zeiträumen . . .«

HERING hat derartige Versuche auch mit Erfolg angestellt und fand sich ermutigt, auf dem begonnenen Weg weiter zu forschen. Dabei bestätigte sich seine Vermutung, daß diese Stoffe Bezug zur Krankheit haben, durch welche sie entstehen. Nach NEBEL finden wir den Begriff »Nosode« erstmals in HERINGS Arbeit über das »*Psorin*« und seine chemische Rettung« im Jahre 1852*:

> »Ich habe bis auf weiteres die Mittel dieses ganzen Gebietes *Nosoden* genannt und verstehe darunter nur Krankheitsprodukte und zwar insbesondere die darin enthaltenen wirksamen Salze.«

Auf der Suche nach dem wirksamen Prinzip blieben HERING bei den damaligen Methoden der anorganischen Chemie nur die »darin enthaltenen Salze« in der Hand. Heute haben wir dafür immunologische Erklärungen mit dem »Antigen-Begriff«.

Ausgangspunkt HERINGS für das Nosodenkapitel waren seine Forschungen mit den Schlangengiften, die er 28jährig mit der Entnahme von Gift bei einer Lachesis trigonocephalus auf Surinam begonnen hatte und mit denen sein Name für immer verknüpft sein wird. In den »Nachträglichen Bemerkungen über das Schlangengift« (1831) drängt sich ihm der Vergleich mit dem »Hundswutgift« auf. Schon bei dem Bestreben, Schlangengift zu erhalten, sei ihm der Gedanke entstanden, dadurch den Weg zu bahnen zu einem Verhütemittel der Hundswut. Beides sei Speichel und man dürfe schließen, daß der Speichel des tollen Hundes, gehörig verrieben und entwickelt, auch eine merkwürdige Wirkung äußern

---

* SCHADEWALDTS Angabe, HERING habe 1832 in der Allgemeinen homöopathischen Zeitung den Terminus »Nosode« geprägt, ist unrichtig. Der 1. Jahrband dieser ältesten heute noch bestehenden deutschsprachigen Zeitschrift trägt die Jahrzahl 1833 und enthält keine diesbezügliche Angabe.

werde. Die Einwendung, daß Schlangengift ein gesundes, der letztere ein krankhaftes Erzeugnis ist, läßt er nicht gelten. Beide seien in ihrer Wirkung ähnlich. Von Surinam aus fordert er zu entsprechenden Untersuchungen auf und bietet sich zu Selbstversuchen an.

Historisch gesehen ist also, wie HÄNNI in seinem Beitrag sehr richtig feststellt, *Hydrophobin* und nicht *Psorin* der Ausgangspunkt der Nosoden-Idee. In seiner Arbeit von 1852 schreibt HERING: »Dies konnte ich durch Versuche nicht bestimmen, weil es keine tollen Hunde in Surinam gibt . . . Erst im Jahre 1833, als ich in Philadelphia war, gelang es mir einen entschieden an der Tollwuth erkrankten Hund unter die Hände zu bekommen. Ich nahm diesem lebend, während er durch Konvulsionen hin und her geschüttelt wurde, den Speichel ab, verrieb und versuchte und überzeugte mich, daß die Wirkung eine sehr bedeutende sei. Ich habe an der Tollwut leidende Hunde im ersten Stadium damit geheilt und eben so Geschwüre nach Bissen bösartiger Hunde (Archiv XV, Heft 1, Seite 33). Alle von einem für toll gehaltenen Hunde Gebissenen, denen ich das Hydrophobin gab, erkrankten nicht. Ich weiß wohl, es erfolgt aus dergleichen nicht viel, denn es sind nur kaum ein Dutzend Fälle vorgekommen . . .«

Nach HERING ist noch der Leipziger Tierarzt und Privatdozent Joseph Wilhelm LUX zu nennen, der 1833 ein dünnes Büchlein »Die Isopathik der Kontagionen« veröffentlichte. LUX schlug zur Behandlung eines mit Rinderpest und Milzbrand verseuchten Tierbestandes vor, einen Tropfen Blut des erkrankten Rindes zu potenzieren:

»Mit einem Wort, man potenziere jedes Kontagium und brauche es wie die homöopathischen Arzneien und wir sind Herr über alle ansteckenden Krankheiten.«

»Sancta simplicitas« ist man versucht auszurufen, bei soviel Leichtgläubigkeit. Mit seiner Behauptung, durch das Büchlein eine neue Heilmethode begründet zu haben, zieht er sich nicht nur die scharfe Zurechtweisung HERINGS zu, der darin eine Verfälschung seiner eigenen Gedanken erblickt, auch HAHNEMANN nimmt Stellung gegen die »sogenannte Heilart, durch Gleiches und Idem« (Organon, 6. Aufl., Seite 55 und 106). Er weist daraufhin, daß allein schon die Potenzierung eine Veränderung bewirke und es sich bestenfalls um ein Simillimum handeln könne. Medizin ist Erfahrungswissenschaft und man sollte LUX nicht zu sehr an den Pranger stellen, weil er seine »Isopathik« dachte, sondern höchstens, weil er sie zu voreilig verkündete. 60 Jahre später hoffte auch Robert KOCH auf einen therapeutischen Erfolg bei der Tuberkulose mit seinem Tuberkulin.

Bekanntlich haben sich auch Kochs Erwartungen nicht erfüllt, da die *Tuberkulin-Reaktion* allergischer Natur ist. Tuberkulin-Verdünnungen beschleunigten daher bei floriden Tuberkulosen die Einschmelzung der lokalen Entzündungsherde, statt ihrer Heilung zu dienen. Dies zeigte sich besonders bei den Tuberkulosen der Lungen und der Gehirnhäute, am wenigsten bei den Knochentuberkulosen, wo die Tuberkulin-Therapie eine gewisse Bedeutung erlangte. Auch *potenzierte Tuberkuline* sind bei floriden Tuberkulosen kontraindiziert bzw. mit allergrößter Sorgfalt anzuwenden. In Fällen, wo das Vorliegen eines akuten spezifischen Prozesses nicht auszuschließen ist, bedient man sich daher in der Homöopathie der sehr viel *milderen Nosoden aviärer Tuberkelbakterien* (*Tuberculinum avis* D30 und höher), die wegen ihrer geringeren Antigen-Ähnlichkeit als ungefährlich gelten.

In Hahnemanns *Kritik an der Isopathie* steckt nicht nur Rechthaberei, sondern auch sein sicheres Gespür, das ihn überall auf dem Weg des Erfolges begleitete. Wer sich mit der Isotherapie befaßt, merkt sehr bald, daß sie nicht ganz hält, was sie verspricht. Das »Ison« trifft auf die gleiche schwache Stelle im Organismus wie der krankmachende Reiz. Seine Signalwirkung trifft auf taube oder vermindert empfindliche Rezeptoren. Anders das »Homoion«, unser Simile. Es stößt möglichst nahe neben den unempfindlichen Rezeptoren auf benachbarte Rezeptoren, setzt gewissermaßen über »Mitnehmerscheiben« die schlafenden Reglerfunktionen in Gang. Als *Erweiterung der Abwehr* verstand bereits 1860 Oskar Wislicenus die Similewirkung in seinem Buch über die »Entwicklung eines wahrhaft psychologischen Heilverfahrens« (E. Haynel, Leipzig: 1860): »Es werden dadurch ebenfalls die bereits tätigen, aber unzureichenden Naturheilbestrebungen nicht bloß *quantitativ erhöht,* sondern vielmehr *qualitativ erweitert;* es werden neue, aber verwandte organische Reaktionstätigkeiten in Bewegung gesetzt«.

Die *Desensibilisierung mit Allergenen* ist auch ein *isopathisches Verfahren,* bei dem zur Behandlung nicht Krankheitsprodukte, sondern die jeweils krankmachenden Stoffe, die Allergene, benutzt werden. Den Allergie-Begriff finden wir bei Hahnemann noch nicht. Er wurde erst 1906 von C. v. Pirquet geprägt. Im § 117 des Organons beschreibt Hahnemann unter den »*sogenannten Idiosyncrasien*« die Überempfindlichkeit »einiger weniger Personen« gegen den Geruch von Rosen, den Genuß der Miesmuscheln, Krebse oder des Rogens der Barben und weist auf die Sumachdermatitis hin. Schadewaldt würdigt in seiner Abhandlung das Verdienst des homöopathischen Arztes Ch. H. Blackley *als erster mit Pollenaufschwemmungen eine Desensibilisierung* beim Heufieber durchgeführt und empfohlen zu haben. Selbst heufieberkrank, experimentierte Blackley ab 1859 mit Pollen und gab 1873 seine Erfahrungen bekannt (»Experimental Researches on the Causes and Nature of Catarrhus Aestivus (Hay-Fever or Hay-Asthma). London 1873, Faksimiledruck London 1959).

Wenn die *Nosoden* trotz aller Kritik als sehr wirksame und *unentbehrliche Arzneistoffe* unserer Materia medica homoeopathica gelten dürfen, dann gerade deshalb, weil sie nicht allein nach isopathischen Gesichtspunkten Anwendung finden.

Auch HAHNEMANN hat unter der Bedingung der Prüfung der Nosoden am gesunden Menschen seinen anfänglichen schroff ablehnenden Standpunkt zurückgenommen und sich der Erfahrung gebeugt. Im letzten Absatz des 1. Bandes der »Chronischen Krankheiten«, 2. Auflage, lesen wir:

> »Die in folgenden Theilen abgehandelten antipsorischen Arzneien enthalten keine sogenannten *isopathischen,* da deren reine Wirkungen, selbst die vom potenzierten Krätze-Miasm *(Psorin)* noch lange nicht genug ausgeprüft sind, daß man sicheren homöopathischen Gebrauch von ihnen machen könnte . . .«

Unter den »reinen Wirkungen« versteht HAHNEMANN, wie wir bereits an früherer Stelle (S. 52) erfuhren, die Wirkungen am gesunden Menschen, da sich am Kranken Arznei- und Krankheitssymptome nicht auseinanderhalten lassen. Im Falle der Nosoden kann man nicht die Krankengeschichten von Seuchenfällen als Prüfungen gelten lassen, da die Nosode mit dem Kontagium nur den antigenen Charakter und die toxische Wirkung, aber nicht mehr die Infektiosität gemeinsam hat.

Die »klassischen« Nosoden der alten homöopathischen Ärzte leiden häufig unter einem Schönheitsfehler, der sich heute vermeiden läßt. Ihre *Ausgangsprodukte* sind für unsere heutigen Begriffe nicht klar genug definiert und lassen sich nicht einwandfrei wieder herstellen. Für den Pharmazeuten kann sich in einem solchen Fall die Frage auftun, ob das alte Arzneibild für seine »Neuauflage« des Präparates noch zutrifft. Es gab eben noch nicht immer Bakteriologen und Virologen. Bei Neuherstellung von Nosoden, sei es nur zu Versuchszwecken, sollte daher der *Ausgangsstoff in jedem Fall genau definiert* werden, wozu man sich der Mithilfe eines Fachmannes versichern sollte. Selbst bei Viren lassen sich Konzentrationsangaben für die Ausgangssuspensionen machen. Auch wenn für unsere potenzierten Präparate letztlich quantitativen Angaben nicht die gleiche Bedeutung zukommt wie bei den Vakzinen der Schulmedizin, sollten wir auf diese Äußerlichkeiten keinesfalls verzichten. Sie könnten doch einmal wichtig werden.

Einteilung der Nosoden:

1. Gruppe der biotherapeutischen Polychreste (JULIAN), das sind die *Tuberkuline* (z. B. Alt-Tuberkulin (KOCH) = Tuberculinum KOCH, Tuberculinum bovin, Bacillinum, Tuberculinum avis), *Luesinum (= Syphilitinum), Medorrhinum* und *Psorinum.* Wir sprechen bei diesen Mitteln auch von den *»Erbnosoden«.*
2. Gruppe mit spezifischer Richtung: Anthracinum, Diphtherinum, Grippe-Nosoden usw. (siehe »Kongreßbericht über die 123. Jahresversammlung des Deutschen Zentralvereins homöopathischer Ärzte 1971 (Thema: *Nosoden*), Allgemeine homöopathische Zeitung *217,* 30–40, 168–179, 1972.)
3. Autonosoden.

Die **Verordnung der Nosoden** geschieht unter 3 verschiedenen Gesichtspunkten:

1. als *ähnliche* Mittel nach Vergleich des Krankheitsbildes mit dem Arzneibild der Nosode (homöopathisch).

Fallbeispiel von J. ZINKE (Allgemeine homöopathische Zeitung *201,* 367, 1956):

»Eine 50jährige Hausfrau litt seit rund einem halben Jahr an sehr quälendem, juckenden Ekzem an den Unterschenkeln und Unterarmen. Hautfachärztliche Behandlung, unter anderem auch mit Scheroson F Salbe, brachte keinen bleibenden Erfolg. Die sehr dicke Patientin fror leicht, bezeichnete das Jucken als unerträglich und Blutigkratzen als lindernd und befriedigend. Auffallend und leitend war der üble Geruch der Haut. Ich gab ihr *Psorinum* D30, 5 Tropfen auf die Zunge. Schon in der gleichen Nacht prompte und wohltuende Besserung. Nach etwa 10 Tagen Rückfall. Nun erhielt sie Psorinum D200 ebenfalls 5 Tropfen auf die Zunge geträufelt. Seitdem kein Rezidiv mehr.«

2. nach dem aktuellen (»isopathischen«) Krankheitsbezug: z. B. Pertussinum bei Keuchhusten, Nosode Parotitis bei Mumps, Nosode Herpes zoster bei Gürtelrose usw.
3. nach ätiologischen (»isopathischen«) Bezügen, die sich aus der Vorgeschichte ergeben.

JULIAN bringt in der Einführung zu seinem Buch einen Fall, der sich als Beispiel dazu eignet:

»68jähriger Mann, Fußzehen weiß, wie »abgestorben«, verschlimmert durch feuchte Kälte. Augenlider schwer, geschwollen. Hatte um das 20. Lebensjahr herum 3mal Gonorrhö.

Behandlung: Medorrhinum D15 und D10 im Wechsel mit Secale cornutum D15 und D10. Heilung ein Monat später.«

4. zur Desensibilisierung bei allergischen Erkrankungen (z. B. Eigenblutnosode bei Heuschnupfen).

Die *Nosoden* können somit Simile einer regelrechten Homöotherapie sein oder die Abwehr bei infektiös bedingten Erkrankungen steigern, vor allem lockern sie das miasmatische Terrain für die antipsorische Behandlung chronischer Krankheiten auf. Eine weitere Anzeige ergibt sich auch noch aus ihrer *desensibilisierenden Wirkung bei Allergosen,* evtl. in Verbindung mit der isopathischen Anwendung potenzierter Allergene: z. B. Eigenblutnosode und zusätzlich Pollen Q18 bei Heufieber.

Die *Verschreibung der Nosoden* geschieht meist in höheren Potenzen. JULIAN gibt auch gerne eine Mischung von D10 und D15 und will schnellere, tiefere und beständigere Aktion mit geringeren Nebenwirkungen davon beobachtet haben.

Als Routine-Anzeigen der Nosodentherapie haben sich allgemein bewährt:

Eine Behandlungsanweisung für *Keuchhusten* aus dem Buch von JULIAN:

Die Vielzahl der Mittel genügt zwar nicht den Ansprüchen der klassischen Homöopathie, aber in Fällen, bei denen kein besonderes Mittel ausfindig zu machen ist, spart sie viele Mühe und wirkt prompt.

»Um 21 Uhr gibt man eine Gabe *Drosera* D15 am 1. Abend, *Pertussinum* D15 am 2. Abend, *Cuprum* D15 am 3. Abend, *Hyoscyamus* D15 am 4. Abend und *Pertussinum* D20 am 5. Abend.

Tagsüber gibt man dem jeweiligen Symptombild entsprechend eine Drainagebehandlung*, z. B. die folgende:

Stündlich im Wechsel je 8 Tropfen *Ipecacuanha* D8, *Drosera* D8, *Corallium rubrum* D3 und dann *Cuprum aceticum* D4.

Mit diesem Vorgehen kann man eine Heilung der Krankheit innerhalb 8–10 Tagen, zumindest innerhalb 14 Tagen erreichen. Ich kann das auf Grund meiner langjährigen Praxis nur bestätigen.

Es können natürlich besonders klinische Fälle oder ein besonderer Genius epidemicus auftreten und dann muß man das passende Simillimum zu finden trachten. Jedoch wird sich das oben angegebene Behandlungsschema kaum verändern. Gegen Ende eines Keuchhustens denken wir an *Aviaire*. Wenn sich jedoch der Keuchhusten in den ersten 3–4 Ta-

---

* Drainage (= Anregung der toxinausscheidenden Organe). Der Begriff geht auf den Schweizer homöop. Arzt NEBEL zurück und spielt eine besondere Rolle bei der Tuberkulin-Behandlung (vergl. A. NEBEL: Definition zur Drainage. Allg. homöop. Ztg. *200,* 47, 1955.)

gen nicht bessern will, dann muß man Pertussinum D15 geben, 1 Dosis täglich.« Da von den abendlichen Einzelgaben nur geringe Mengen gebraucht werden, gebe ich diese 5 Mittel in Form von Globuli ab, die ich in kleine Faltbriefchen nach Art der Apotheker verpacke. Die tagsüber in stündlichem Wechsel zu gebenden 4 Mittel rezeptiere ich. Zur Vermeidung unnötiger Wartezeiten, wie sie durch Postbezug der Mittel beim Apotheker entstehen, muß man diese 4 Mittel in einer Apotheke vorrätig halten lassen.

Die Eigenblutnosode und ihre Anzeigen in der Kinderheilkunde.

Die *Eigenblutinjektion* ist als Mittel der Reizkörpertherapie allgemein bekannt. Im Prodromalstadium akuter fieberhafter Erkrankungen verwende ich diese Methode unter Zugabe einer Ampulle Sulfur D12 zum Venenblut bei Kindern und Erwachsenen. Auch Myo-Echinacin eignet sich gut dazu. Man gibt eines der beiden Ampullenpräparate vor der Blutentnahme in die Spritze und zieht 5–10 ml Venenblut auf, das intramuskulär reinjiziert wird.

Die Aufschließung der im Blut enthaltenen Immunkörper durch das Potenzierungsverfahren bringt eine beträchtliche Erweiterung der Anzeigen mit sich. Der Zeitaufwand lohnt sich also in jedem Fall. Die homöopathische Kinderärztin H. IMHÄUSER befaßt sich in ihrem Buch »Homöopathie in der Kinderheilkunde« (Haug-Verlag, 1970) eingehend mit der *Eigenblutnosode und ihrer Anwendung in der Pädiatrie:*

Wichtigste Anzeigen:
1. *Akute Infektionskrankheiten,* wenn die Kinder nicht auf die Behandlung mit dem richtigen Simile ansprechen, geschwächt sind oder Komplikationen auftreten.
   IMHÄUSER empfiehlt bei hohem Fieber am 1. und 2. Tag 3mal täglich 2–3 Tropfen C5 unverdünnt auf die Zunge, am nächsten Tag eine Gabe C7, die dann bis zum Abklingen in 2–3tägigen Abständen noch einige Male zu verabreichen ist.
2. *Rezidivierende Infekte.* Kindern mit erhöhter Neigung zu katharrhalischen Infekten gibt man 3mal eine Gabe der C7 im Abstand von 14 Tagen, dann 3mal eine Gabe der C9 in 3wöchigem Abstand und zuletzt C12 in 4wöchigem Abstand.
3. *Allergische Erkrankungen.*
   In Betracht kommen die verschiedensten Allergosen des Kindesalters. Besonders geeignet ist die Eigenblutnosode beim Heuschnupfen, wo ich mit C7 bereits im ausgehenden Winter beginne, jeden 2. Tag 5 Tropfen. Wenn die 100 Tropfen der C7 eingenommen sind, folgt eine Pause von 10–14 Tagen. Dann beginnt man mit der C8 und so fort

bis C12. Kommt es noch zu Heufiebererscheinungen, sind sie viel milder und der homöopathischen Behandlung mit einem ähnlichen Mittel zugänglicher. Außerdem kann man »Pollen« Q6 oder 18 geben.

IMHÄUSER führt noch Obstipation, Furunkulose und Nabelkoliken als Anzeigen für die Eigenblutnosode an.

Beim *Erwachsenen* ist die Eigenblutnosode leider nicht mehr so heilsam wie bei Kindern. Mit Abschluß der Pubertät lassen ihre desensibilisierende und immunisierende Wirkung nach. In verzweifelten Fällen greife ich aber doch immer wieder zu dieser Methode und bin dann auch mit weniger schon zufrieden. M. STÜBLER hat unlängst die *Kombination von Eigenblut- und Eigenharn-Nosode bei der chronischen Pyelonephritis* zur Nachprüfung empfohlen (Allgemeine homöopathische Zeitung *219*, 237–238, 1974). Nach meinen bisherigen Beobachtungen scheint tatsächlich damit ein Weiterkommen bei solchen schwierigen Fällen möglich zu sein. Ich halte aber doch ein Antipsoricum als Basisbehandlung angezeigt. Ich beobachte zur Zeit zwei antibiotisch ausbehandelte Männer im Alter von 67 und 74 Jahren. Beide leiden an chronischen Harnwegsinfekten nach Prostata-Operationen. Die Behandlung muß man über Monate mit den beiden Nosoden führen, beginnend mit C6 oder 7, ansteigend bis zur C12, jeden 2. Tag morgens nüchtern 5 Tropfen mit mehrtägigen Pausen zwischen jeder Potenz.

Die **Herstellung der Autonosoden** aus flüssigen Körperbestandteilen ist einfach und nimmt bei einiger Übung nicht viel Zeit in Anspruch. Ich halte mir dazu 30%igen Alkohol und 10 ml Tropffläschchen vorrätig (nur einmal verwenden!). Mit einer 5 ml Auslaufpipette, die ausschließlich zu diesem Zweck verwendet wird, fülle ich eine entsprechende Zahl solcher Fläschchen mit 99 Tropfen Alkohol. Bei meiner Pipette entsprechen 99 Tropfen Alkohol genau 3,6 ml. Wenn man immer die gleiche Pipette benutzt und an ihr 99 Tropfen abgemessen hat, entfällt das zeitraubende und störanfällige Tropfenzählen. In ein vorbereitetes Fläschchen mit 99 Tropfen Alkohol gibt man einen Tropfen Patientenblut bzw. -harn. Nach 10 kräftigen Schüttelschlägen, die ich meist auf dem Münchner Telefonbuch ausführe, ist die C1 fertig. 1 Tropfen C1 + 99 Tropfen 30%igen Weingeist wird sodann durch weitere 10 Schüttelschläge zur C2 potenziert usw.

Man kann die unteren Potenzstufen einer Autonosode auch nach der Einglasmethode von KORSAKOF unter Verwendung von Wasser statt Weingeist herstellen, wie dies J. MEZGER für das *Autopsorin* im Band 2 seiner »Gesichteten Homöopathischen Arzneimittellehre« (Seite 1142) empfiehlt. Mindestens die letzte Potenz muß jedoch aus Gründen der Haltbarkeit mit 45% Alkohol hergestellt werden.

Wer sich eine *Nosode aus Eigenlymphe* herstellen will, kann diese nach Setzen einer Kanthariden-Blase gewinnen. Wenn man mit der Spritze die Blasenflüssigkeit entnimmt, kann man für die untersten Potenzen auch Glycerin als Verdünnungsmittel verwenden, das für die Enzyme der Lymphe schonender ist. Die Lymphe ist, wie wir annehmen, reicher an lokalen Krankheitsprodukten als peripheres Venenblut und eignet sich vielleicht besser für das Angehen eines pleuralen Prozesses o. ä. Freilich wird sie auch potenzierte Cantharis enthalten. Maßgebend ist jedoch der aktuelle Problemzusammenhang mit den Krankheitsprodukten oder dem jeweiligen Simile. Cantharis in C7 wird erst sehr viel später Nebenwirkungen hervorbringen; zuerst entfaltet das Mittel mit der Ähnlichkeitsbeziehung seine Wirkung.

Vergleichen wir zur Klärung dieser Frage die Situation mit einem Kraftfahrer vor einer, auf rot geschalteten Verkehrsampel. Nur das grüne Licht der Ampel nach vorausgehendem Rot und Gelb bringt ihn zum Anfahren, nicht ein ähnliches Grün einer nahen Wiese, nicht die gleiche Farbe des Kleides einer Passantin, noch viel weniger andere Farben, die überhaupt keinen *Problemzusammenhang* aufweisen (vergl. § 155, Organon). Diese Erläuterung gilt auch für den Einwand, daß Spuren von *Verunreinigungen im Alkohol* mit potenziert werden.

Die Herstellung von Autonosoden aus kompliziert zu verarbeitenden Materialien überlasse ich unseren homöopathischen Pharma-Betrieben. Meinem Praxissitz nächstgelegen war das Iso-Werk Ettlingen (früher Regensburg). Dort wurden alle meine bisherigen Wünsche gewissenhaft und entgegenkommend erfüllt.

Nochmal in Erinnerung bringen möchte ich als Routine-Anzeige der Nosodentherapie die »*eugenische Kur*« während der Schwangerschaft. Ihre Durchführung habe ich im Kapitel der chronischen Krankheiten angegeben (Seite 138).

Fragen:

85 Was sind »Nosoden«?
86 Von wem stammt der Begriff?
87 Wie stellen Sie eine Autonosode her?
88 Was versteht man unter »Isopathie«?
89 Mit welchem Namen ist dieser Begriff verknüpft?
90 Welcher homöopathische Arzt hat die erste Desensibilisierung durchgeführt?
91 Welche Haltung nahm HAHNEMANN
    a) zu den Nosoden
    b) zur Isopathie ein?

188

92) Wie heißen die 4 Polychreste unter den Nosoden (»Erbnosoden«)?
93 Nach welchen Gesichtspunkten geschieht die Verordnung der Nosoden?
94 Nennen Sie einige Tuberkulin-Nosoden!
Welches Präparat nimmt man, wenn man Aktivierungen spezifischer Prozesse vermeiden will?
Eignet sich das Tuberculin überhaupt zur Behandlung aktiver Organtuberkulosen?
95 In der Kinderpraxis hat sich beim Heuschnupfen und anderen allergischen Erkrankungen eine Nosode besonders bewährt, welche? Unter welchem Namen finden Sie Literatur darüber?

>Je zusammengesetzter unsere Rezepte sind, desto finsterer wird es in der Arzneikunde.« HAHNEMANN, 1797[1a])

Der Unizismus in der Homöopathie

1) HAHNEMANN, S.: a) »Sind die Hindernisse der Gewißheit und Einfachheit der praktischen Arzneikunde unüberwindlich?«
Aufsatz in HUFELANDS Journal 1797 – Nachdruck in den »Kleinen medicinischen Schriften v. Samuel HAHNEMANN« 1. Bd., 1. Abtlg. Seite 1–16, Arnold'sche Buchhandlung, Dresden und Leipzig: 1829 – Unveränderter Nachdruck durch K. F. HAUG-Verlag, Heidelberg: 1971.
b) »Heilkunde der Erfahrung«, Berlin 1805 – Nachdruck in den »Kleinen medic. Schriften«, 2. Bd., Seite 1–51. Unveränderter Nachdruck K. F. HAUG-Verlag, Heidelberg: 1971.
c) Organon der Heilkunst, 6. Auflage, §§ 221, 222, 273, 274.
d) Organon der Heilkunst – in der von Arthur LUTZE herausgegebenen, von ihm als 6. Auflage bezeichneten Ausgabe. Verlag d. LUTZE'schen Klinik, Coethen: 1865.
2) HANSTEN, PH., D.: Drug-Interactions. Deutsche Ausgabe: »Arzneimittel-Interaktionen«, übersetzt von R. GUGLER und J. H. HENGSTMANN, Hippokrates-Verlag, Stuttgart: 1974.
3) HAEHL, R.: Samuel Hahnemann, sein Leben und Schaffen. II. Bd., S. 259 und 260 (Über Doppelmittel). Verlag Dr. Willmar SCHWABE, Leipzig: 1922.
4) DONNER, F.: Einzelmittel, Doppelmittel, Arzneigemische und Komplexe. Deutsche Homöopathische Monatsschrift, 7. Jg., 513–528, 1956.

5) BÖNNINGHAUSEN, C. v.: Versuch üb. d. Verwandtschaften d. homöop. Mittel. Coppenrathsche Buchhandlung, Münster 1836.

Die Forderung HAHNEMANNS[1a, b, c,] nur immer ein *einziges, einfaches Arzneimittel* zu reichen, ergibt sich folgerichtig aus dem Grundriß seiner Lehre und wird als *»Unizismus«* der Homöopathie bezeichnet. Der Mensch ist Einer aus Milliarden Teilen. Aus diesem unumstößlichen Satz lassen sich zwei Zugänge im Heilen des kranken Menschen ableiten: eine Therapie des Einen, des »In-dividuum« und eine Therapie der Teile, des Multiplen. Erstere ist nur als Ähnlichkeitstherapie mit *einem* Simile denkbar. Der *Unizismus der Homöopathie* war in der Praxis zu allen Zeiten eine schwierige Hürde, besonders für den Anfänger. Aber er ist eine »conditio sine qua non«, ein echtes Wesensmerkmal der Homöopathie und in der ganzen Heilkunde sonst nirgends und zu keiner Zeit in so strenger Form wiederzufinden.

So folgerichtig wir auf seiten der Homöopathie den Unizismus antreffen, stoßen wir in der *naturwissenschaftlich orientierten Pharmakotherapie* (»Therapie der Teile«) auf den Kranken, der von mehreren Fachärzten mit mehreren Arzneien behandelt wird. Aus dieser unvermeidbaren Polypragmasie ergeben sich zwangsläufig Probleme, denen die Pharmakologie in den letzten Jahrzehnten, anfangs vor allem in den angelsächsischen Ländern, zunehmend Aufmerksamkeit schenkte. »Drug-interactions«[2], »Arzneimittel-Interaktionen« sind die Fachausdrücke für die betreffenden Erscheinungen.

Man versteht darunter nicht beabsichtigte Wirkungsänderungen, wie sie bei gleichzeitiger Verabreichung mehrerer Medikamente unvermeidlich werden. Es kann dabei zur Aufhebung und Verstärkung von Effekten kommen; neue, für Einzelsubstanzen nicht typische Nebenwirkungen können auftreten. Die pharmakologische Wirkung der Einzelsubstanzen kann in qualitativer wie quantitativer Weise verändert werden.

Angesichts dieser Probleme gewinnt die *ganzheitliche Therapie mit einem einfachen homöopathischen Arzneimittel* neue Anziehungspunkte, gerade auch für den kritischen Schulmediziner. Die alarmierend hohe iatrogene Morbidität der heutigen klinischen Therapie ist ganz überwiegend der ihr zugrunde liegenden Krankheitsbetrachtung zuzuschreiben. Ein halbes Dutzend verschiedener Krankheitsdiagnosen sind nach einer gründlichen klinischen Untersuchung keine Besonderheit. Die Zahl der im Therapievorschlag der Klinik empfohlenen Medikamente entspricht in etwa der Zahl der gefundenen Krankheitsnamen.

In der ambulanten Medizin wird der Kranke nicht selten von mehreren Fachärzten gleichzeitig behandelt. Sie diagnostizieren und therapieren getrennt voneinander. Wenn eine therapeutische Abstimmung versucht

190

wird, gibt es doch kaum je eine Möglichkeit, den *einen* Kranken unter *einen* gemeinsamen therapeutischen Hut zu bringen, es sei denn, man würde einem Befund die Priorität einräumen und dann aber die übrigen einfach unbehandelt lassen.

Es ist bezeichnend, daß die Ärzte in ihrem Interaktions-Dilemma die Apotheker um Hilfe angehen. Anhand eines Computers sollen im nachhinein an den Theken der Apotheken die Arzneimittel-Interaktionen eingedämmt werden. Ich versage mir jede weitere kritische Bemerkung zu dieser kostspieligen Maßnahme. Im Zusammenhang mit den Vorwürfen, die der »Therapie der Teile« nicht zu ersparen sind, ist festzustellen, daß es die Fakultätsmedizin nicht an *Untersuchung des ganzen Kranken* fehlen läßt. Der »überdiagnostizierte Patient« ist keine seltene Erscheinung in der klinischen Medizin unserer Zeit. Die Verheddung in den Arzneimittel-Interaktionen ist methodisch bedingt und wird besonders dem chronischen Kranken mit seinen vielen Lokalbefunden zum Verhängnis. Den Ausweg bietet nicht der Computer auf der Theke des Apothekers, sondern die ganzheitlich orientierte Homöopathie.

Die Forderung HAHNEMANNS *nach dem Einzelmittel* und die Begründungen, die er dafür gibt, sind vor diesem Hintergrund aktueller denn je. Sie finden sich bereits in den ersten homöopathischen Schriften des Meisters. Auf eben diesem Unizismus fußt letztlich der ganze arzneiliche Erfahrungsschatz HAHNEMANNS und der wissenschaftlichen Homöopathie.

HAHNEMANN im Jahr 1797[1a]:

> »Ich getraue mir zu behaupten, daß je zwei und zwei Arzneien zusammengesetzt fast nie, jedes seine eigne Wirkung in dem menschlichen Körper äußern, sondern fast stets eine von der Wirkung der beiden einzelnen verschiedene, – eine Mittelwirkung, eine Neutralwirkung, – wenn ich den Ausdruck von chemischen Verbindungen entlehnen darf. *Je zusammengesetzter unsere Rezepte sind, desto finstrer wird es in der Arzneikunde . . .* Ich dächte, das Rechte geben, wäre das Meisterstück, nicht das Vielgemischte! . . .«
>
> »Wer mich heute eine andre Arznei geben sieht, als ich gestern gab, und morgen wieder eine andre, der merke, daß ich im Heilverfahren wanke (denn auch ich bin ein schwacher Mensch); – sieht man mich aber zwei bis drei Dinge in Einem und demselben Recepte zusammenmischen, (es ist wohl auch bisweilen ehedem geschehen) – der sage dreist: »der Mann ist in Not, er weiß nicht recht, was er will« . . .

HAHNEMANN in seiner »Heilkunde der Erfahrung« 1805[1b]:
>>Die wohltätigsten Wirkungen hervorzubringen, ist stets ein einziges einfaches Mittel geeignet, ganz ohne Zusatz; wenn es nur das bestgewählte, das passendste, in der rechten Gabe ist. *Nie* ist es nötig, ihrer zwei zusammen zu setzen.

Wir geben eine Arznei, um wo möglich durch dieses einzelne Mittel die ganze Krankheit zu heben, oder wenn dies nicht völlig möglich ist, aus dem Erfolge der Arznei zu sehen, was noch an Hülfe gebricht. Eine, zwei, höchstens drei einfache Arzneien sind zur Hebung der größen Krankheit hinreichend und wenn dies nicht geschieht, so ist es unsere Schuld; nicht die Natur, nicht die Krankheit ist daran schuld.

Wenn wir klar sehen wollen, was das Heilmittel in einer Krankheit bewirkt und was noch zu tun sei, so können wir nur ein einziges einfaches Mittel auf einmal geben. Jeder Zusatz eines zweiten oder dritten verrückt uns den Gesichtspunkt und wir sehen nun, wenn wir die Effekte des Mittels subtrahieren wollen (da uns höchstens Falls wohl die Wirkungssymptome eines einfachen, nicht aber die teils kombinierten, teils unter sich zersetzten Kräfte eines Gemisches von Arzneimitteln bekannt sein, auch nie bekannt werden können) nicht mehr, was unter den geschehenen Veränderungen auf Rechnung der Krankheit zu setzen sei – wir sehen nicht, welche der erfolgten Veränderungen und Symptome von dem einen oder andern Ingredienz des zusammengesetzten Mittels herzuleiten, folglich auch nicht, welches unter ihnen bei der ferneren Kur beizubehalten oder wegzulassen sei – auch nicht, welches andere an die Stelle des einen oder des andern oder aller zu setzen sei. Keins der Phänomene bei einer solchen Kur ist auf seine wahre Ursache zu bringen. Wohin wir blicken, ist Ungewißheit und Dunkelheit um uns her.«

§ 273, Organon der Heilkunst, 6. Auflg.[1c]):
»In keinem Falle von Heilung ist es nötig und *deshalb allein schon unzulässig,* mehr als *eine einzige, einfache* Arzneisubstanz auf einmal beim Kranken anzuwenden. Es ist nicht einzusehen, wie es nur dem mindesten Zweifel unterworfen sein könne, ob es naturgemäßer und vernünftiger sei, nur einen *einzelnen, einfachen,* wohl gekannten Arzneistoff auf einmal in einer Krankheit zu verordnen, oder ein Gemisch von mehreren, verschiedenen. In der einzig wahren und einfachen, der einzig naturgemäßen Heilkunst, in der Homöopathie, ist es durchaus unerlaubt, dem Kranken zwei verschiedne Arzneisubstanzen auf *einmal* einzugeben.«

192

§ 274, Arzneimittel-Interaktions-Paragraph

Ohne den Begriff »Drug-interactions« in seiner heutigen Bedeutung zu kennen, begründet HAHNEMANN sein Gebot, nie mehr als *einen* einfachen Arzneistoff zu reichen, »schon deshalb« damit, weil »es doch unmöglich vorauszusehen ist, *wie zwei* und mehrere Arzneistoffe in der Zusammensetzung einander in ihren Wirkungen auf den menschlichen Körper hindern und abändern können . . .«

Die **biologische Ganzheit des kranken Organismus** ist wie in keiner anderen Arzneitherapie der Medizin Ausgangspunkt der Lehre HAHNEMANNS. Ganzheitliche Krankheitsbetrachtung und Gebot der Behandlung mit nur *einem* einfachen Arzneimittel gehören zusammen, bedingen einander wechselseitig. Wenn die Homöopathie nach ihrer kraftvollsten Entfaltung strebt, kann sie von der *Unitas remedii* nicht abgehen, muß sie *das* Simile in *einem* umfassenden Arzneistoff suchen.

Eine suppressive Therapie kann sich damit begnügen, nur immer *ein* besonders lästiges Symptom zu unterdrücken, ja sie bleibt sogar unangefochtener, solange sie sich damit begnügt: je vielseitiger die Unterdrückung, desto höher die Belastung aus den »Nebenwirkungen« und Arzneimittel-Interaktionen, desto höher die iatrogene Morbidität.

Bei der homöopathischen Therapie ist es genau umgekehrt: sie funktioniert erst richtig, wenn sie an möglichst vielen Punkten der Störung zugleich angreift, ohne dabei die intakten Abläufe durch »Nebenwirkungen« zu stören, zu bremsen. Das dem krankmachenden Agens *ähnliche,* nicht völlig identische, Simile bringt eine Verbreiterung des therapeutischen Angriffs mit sich. Über »*Mitnehmerscheiben*« werden die angerosteten »Getriebeteile« wieder in reibungslose Bewegung gesetzt.

Irreparable Schäden, alte Defekte aus früheren Krankheitsprozessen, können außerhalb des Wirkungsbereiches auch des umfassendsten Simile liegen. Die Symptome der vorliegenden Krankheit und jener des alten Defektes sind gelegentlich so heterogener Natur, daß sie sich nicht subsumieren lassen. Das widerspricht nicht dem Geist der Homöopathie. In solchen Fällen ergeben sich *methodisch begründete Ausnahmen vom Gebot des Unum remedium:*

> Zur Behandlung alter Defekte, die neben einem Krankheitsprozeß anzugehen sind, können auch nicht-homöopathische Medikamente angezeigt sein.

Beispiele:

> Vitamin B_{12} bei einem fortgeschrittenen Morbus BIERMER, Insulin bei einem Insulinmangel-Diabetes, Digitalis beim dekompensierten Herzkranken.

Man sollte nicht allzu rasch mit solchen Ausnahmen von der Regel bei der Hand sein. Die Erfahrung lehrt, daß unter dem gutgewählten Simile manch alter Schaden wieder im dispositionellen Untergrund verschwinden kann, durch zurückgewonnene Reglerfunktionen latent werden kann. So schnell sollte man die Chance nicht vergeben, das »Individuum« wieder heil zurück zu gewinnen.

Natürlich kommt man bei chronischen Krankheiten kaum jemals mit einer einzigen Arznei aus, sondern benötigt meist mehrere *nacheinander,* aber *nicht zugleich.* C. v. Bönninghausen[5]) betonte, als er dies einmal einräumte, daß er *vom aufeinander folgenden Einsatz verwandter Mittel* »jedes Mal den wesentlichsten Nutzen erfuhr«.

Das Simile ist nur als Singular denkbar und lehrbar. Beim Plural, bei den Gemischen homöopathischer Arzneien, hört die Ganzheitsbeziehung auf.

Die *Gemische aus mehreren potenzierten Arzneien* und die *vorgefertigten Komplexe* stehen eindeutig *außerhalb der Homöopathie.* Sie werden nicht nach dem Ähnlichkeitsvergleich, sondern nach nosologischen Gesichtspunkten, nach Krankheitsnamen gewählt. Ihre Wirkung wurde nicht am Gesunden geprüft. Arzneimittel-Interaktionen sind nicht auszuschließen. Der *Deutsche Zentralverein homöopathischer Ärzte* hat während seiner 99. Hauptversammlung in Bad Tölz im Mai 1938 die Komplexhomöopathie als »unhomöopathisch« abgelehnt. Die stille Duldung der Komplexhomöopathie, deren sie sich bisher immer sicher war, rührt zum Teil davon her, daß auch die Autoritäten der Homöopathie nicht als Meister vom Himmel gefallen sind. Es wäre jedoch ein Schaden für die Lehre, für die Lernenden und für die betroffenen Kranken, unter Hinweis auf diese Duldung und ihre Begründungen einen Dispens von der Förderung des Unizismus zu erwarten oder zu erteilen.

Nachteilige Folgen von Arzneigemischen:

1) Schäden aus *Arzneimittel-Interaktionen,*
2) zunehmende Reaktionsmüdigkeit des Organismus.
   Wer einen Kranken über lange Zeit mit Einzelmitteln behandelt hat, beobachtet eine steigende Arznei-Empfindlichkeit auf jeden einzelnen Arzneireiz. Viele und ungezielte Arzneireize hingegen stumpfen ab. Der Körper wird seine Reizschwelle zwangsläufig anheben, Sperren gegen die Giftwirkung aufbauen.
3) Der *Arzt* erfährt nicht, welches Mittel das wirksame war, kann also dessen Dosierung auch nicht variieren.

4) Der *Arzt* lernt die Arzneimittel nicht kennen und nicht unterscheiden. Sein Erfahrungsgewinn ist gering. Das ist das schwerwiegendste Argument gegen die Behandlung mit Gemischen. (Vergl. Anmerkung § 25 Organon, 6. Aufl.)

5) Die *homöopathische Medizin* macht keine Fortschritte durch die Behandlung mit Gemischen, die sich wissenschaftlich kaum auswerten lassen.

Die bedingte Zulässigkeit von Doppelmitteln.

Wer die Historie kennt, wird wissen, daß es zum Kapitel der Einzelhomöopathie auch so etwas wie einen Sündenfall HAHNEMANNS gegeben hat. Der Vorfall ist seiner Folgen wegen sehr aufschlußreich, darum wollen wir ihn uns nicht vorenthalten. Die Berichtigung der HAHNEMANNschen »Fehlleistung« war der vorher vorgetragene § 273 der 6. Auflage des Organons. Er wurde kurz vor der Drucklegung der 5. Auflage in diese endgültige Fassung gebracht und sechs Jahre später, in der druckreif bearbeiteten 6. Auflage von HAHNEMANN nicht mehr geändert.

Aus dem Briefwechsel HAHNEMANNS wissen wir, daß er im Jahr 1833 eine kurze Zeit für die Anerkennung von *Doppelmitteln* eintrat, diese sogar bereits im Manuskript der 5. Auflage des Organons stehen hatte, aber vor der Drucklegung wieder »alles in integrum herstellte«. Der Wortlaut des beabsichtigten, dann aber wieder zurückgezogenen »Doppelmittel-Paragraphen« wurde von Arthur LUTZE als § 274b in seine, von ihm als 6. Auflage bezeichnete, Organon-Ausgabe eingefügt[1d]).

HAHNEMANNS alter Gegenspieler HUFELAND hatte durch Indiskretion eines Lektors oder Druckers von dem beabsichtigten Doppelmittel-Paragraph erfahren, was dem Autor wiederum hinterbracht wurde. In einem Brief vom 15. September 1833 aus Köthen schreibt HAHNEMANN an von BÖNNINGHAUSEN[3]):

»Ganz vor kurzem ward mir berichtet, daß meine Aufnahme der Heilung mit einer Doppel-Arznei (etwa durch den Drucker) aus dem Manuskripte der fünften Ausgabe des Organons Hufelanden bekannt worden sei, der schon darüber jubele, daß die Homöopathie doch endlich wieder in den Schoß der allein seelig machenden Kirche zurück kommen müsse, und sich der alten Kunst wieder anschließe. Da es nun, wie bekannt, nicht unerläßlich und durchaus nie nothwenig, obgleich zuweilen vorteilhaft ist, eine Doppel-Arznei den Kranken zu reichen und der Vortheil von der Bekanntmachung dieser zuweilen dienlichen Verfahrensart unendlich von dem Nachtheile, wie ich sehe, überwogen wird, der aus der Mißdeutung von Allöopathen und Allöo-Homöopathen gewiß entstehen würde, so habe ich (gewiß mit Ihrem Beifalle!) mir das Mspt.

wieder schicken lassen und wieder alles in integrum hergestellt, auch wohl noch einen Tadel einer solchen Verfahrensart hinzugefügt, so daß der orthodoxe Pabst der alten Schule sich nicht wenig entsetzen wird, wenn er im erscheinenden Organon sein Gaudium zu Wasser zeronnen erblicken wird . . .«

HAHNEMANN hat, wie wir aus Briefen vom 15. Juni 1833 an AEGIDI[4]) und vom 17. Juni 1833 an von BÖNNINGHAUSEN wissen, selbst *Versuche mit Doppelmitteln* unternommen und verstand darunter das gleichzeitige Riechen an zwei Arzneien, die »beide gleich homöopathisch dem Fall angemessen scheinen, nur jede von einer anderen Seite«. Gleichzeitiges Einnehmen zweier Mittel, etwa in einem Glas Wasser vermischt oder durch den Apotheker in einer Flasche dispensiert (ein Arzneigemisch zweier Mittel), wäre etwas Ähnliches.

Auch unter den Begriff »Doppelmittel« fällt ein anderes Vorgehen, das man zuweilen in *akuten schweren Krankheiten* nicht umgehen können wird. Dabei gibt man in stündlichem *Wechsel* oder in noch kürzeren Zeitabständen wechselweise *zwei verschiedene Arzneien.* Für die weitere Behandlung wird man danach trachten, das wirksamere der beiden Mittel herauszubekommen, was meist gelingt, wenn man, ohne zu wechseln, ein Mittel mehrere Male hintereinander reicht.

> Die *Wechselmittel sind Notbehelfe.* Sie sind aber in der Praxis nicht ganz entbehrlich und stehen einer späteren Einzelhomöopathie beim Kranken nicht entgegen. Wer nach Höherem strebt, wird sich nicht zu sehr damit einlassen.

Völlig anders zu beurteilen sind jene **Ausnahmen vom Gebot der Einzelhomöopathie,** die bei bestimmten Krankheiten unumgänglich sind. Sie sind *methodisch begründet;* Lehrbeispiele dazu finden wir schon bei HAHNEMANN.

Das *Organon* bietet uns eine derartige klare Abweichung von der Einzelhomöopathie bei der Behandlung der *endogenen Psychosen.*

Im *§ 221* lesen wir, daß dazu *zwei verschiedene Arzneien* nötig sind, ein *antipsorisches Grundmittel* für die psorische Wurzel des Übels und ein zweites *apsorisches Mittel* für die akuten Aufloderungen der Psychose. Das apsorische Mittel hat die Rolle des Sedativums in Erregungszuständen, bei deren Abklingen dann die antipsorische Behandlung wieder aufgenommen werden muß.

Das *antipsorische Mittel* ist nicht nach den Geistes- und Gemütssymptomen zu wählen, weil diese irreführenderweise wie ein Lokalsymptom bis »zur auffallendsten Einseitigkeit« gesteigert sind unter Verminderung der Körpersymptome, wie es in dem wichtigen *§ 215* heißt. Im Kapitel über die »Geistes- und Gemütskrankheiten« haben wir ausführlich darüber gesprochen.

Auch bei akuten **seuchenartigen Erkrankungen** kommt man nicht immer mit einem Mittel aus, auch wenn die Wahl des Simile feststeht. Es gibt durchaus schwere Seuchenfälle, die man nicht im Krankenhaus unterbringen kann. HAHNEMANN berichtet uns im Vorwort seiner Arzneiprüfung des »Wurzelsumach« (Rhus toxicodendron) in Band 2 der 3. Auflage seiner »Reinen Arzneimittellehre« darüber, daß er während der *Typhus-Epidemie des Jahres 1813 Bryonia* und *Rhus toxicodendron* im Wechsel gegeben habe. Er bemerkt dazu in einer Anmerkung: »Mir starb nicht ein einziger von 183 Kranken in Leipzig, was bei der damals russischen Regierung in Dresden viel Aufsehen erregte, aber von den medicinischen Behörden in Vergessenheit gebracht ward.«

Ebenso reichte HAHNEMANN bei den anderen »sehr rapiden akuten Krankheiten« zwei oder drei der passendsten Mittel in Abwechslung, z. B. bei der *Cholera Cuprum* und *Veratrum,* oder bei der *häutigen Bräune* (Diphtherie) *Aconit, Hepar sulphuris* und *Spongia.**

Die **bösartigen Geschwulstleiden** gehören gleichfalls zu jenen Erkrankungen, bei denen man nicht mit einem Arzneimittel auskommen kann. Neben *Iscador*-Injektionen gebrauche ich am häufigsten Arsenicum album in D30 oder Q18, täglich oder jeden zweiten Tag eine Gabe, sowie Hydrastis canadensis D2 oder D3, 3mal täglich 5–10 Tropfen. Anstelle von Asenicum album kann auch Chininum arsenicosum treten, besonders wenn die Substanzverluste des Kranken ins Auge springen. Weitere Mittel für die Tumorkrankheiten wird man vorzüglich unter den Homöosykotika und Homöosyphilitika finden. Das KENTsche Repertorium verzeichnet unter den jeweiligen Lokalisationen die bewährtesten Arzneimittel.

Rückblickend läßt sich zusammenfassen:

> **Die Wissenschaftlichkeit und Wirksamkeit der Homöopathie hängen ebenso am Gebot des »Unum remedium« wie ihre Unschädlichkeit. Der Unizismus ist ein echtes Wesensmerkmal der HAHNEMANNischen Homöopathie. Es gibt methodisch begründete Ausnahmen zu diesem Gebot.**

---

* aus HAHNEMANNS »Doppelmittel-Paragraph« aus der Organon-Ausgabe von Arthur LUTZE, Coethen: 1865, Seite 266.

Fragen:

96 Was versteht man unter »Unizismus« in der Homöopathie?
97 Der Unizismus ist ein echtes Wesensmerkmal der Homöopathie; an
ihm hängen die . . . ., die . . . . und die
. . . . der Ähnlichkeitstherapie.
98 Auf welcher grundlegenden Krankheitsbetrachtung fußt das Gebot
der Behandlung mit nur einem einfachen Arzneimittel?
99 Welche nachteiligen Folgen der Polypragmasie vermeidet die Einzelhomöopathie:
a) beim Kranken? b) für den Arzt? c) für die Homöopathie?
100 Nennen Sie einige Ausnahmen, bei denen man mit der Einzelhomöopathie in der Regel nicht zurechtkommt:
a)
a)
b)
d)

Die Wahl des epidemischen Arzneimittels bei Seuchen

1) HAHNEMANN: a) Organon der Heilkunst, 6. Auflage §§ 73, 100, 101,
102.
b) Die chron. Krankheiten, 2. Auflage, Bd. 1, 164–165 (1935)
c) Reine Arzneimittellehre, 2. Auflage, Bd. 3, 50 (1825)
                     2. Auflage, Bd. 4, 151–152 (1825)
d) Belehrung üb. d. herrschende Fieber. Aus d. Allg. Anzeiger d.
Deutschen Nr. 261, Jg. 1809 (Nachdruck i. d. Kl. med. Schriften,
2. Bd. S. 76–88, neu herausgegeben bei HAUG, Heidelberg: 1971)
e) Monita üb. d. drei gangbaren Kurarten. Hufelands Journal,
Bd. 11, St. 4, 3–64 (1801), Nachdruck i. d. Kl. med. Schriften, Bd. 1,
91–125, HAUG, Heidelberg: 1971
2) BRAUN, A.: a) Das Fieber und seine sinnlose Bekämpfung in den
letzten hundert Jahren. Homöopathische Monatsblätter. 98. Jg.,
195–203, 1973.
b) Versuche z. serolog. Nachweisbarkeit d. Wirkung von Grippe-
Nosoden. Allg. homöopath. Zeitung *217*, 124–131, 1972.

Im Falle neuauftretender Seuchen stehen dem Arzt keine fertigen Thera-
piekonzepte zur Verfügung. Die Chemotherapie bringt bei Virusepide-
mien nichts Gutes. Antipyretika sind, abgesehen von ihren palliativen

Wirkungen, sinnlos und schädlich. Die Erregerdiagnose läßt häufig lange auf sich warten. Die Homöopathie bietet dem Kundigen mehr als Ausweg und Notbehelf; sie kann oft als Therapie der Wahl bezeichnet werden.

Die nosologische Unsicherheit im Fall neu auftretender Seuchen bedeutet für den homöopathischen Arzt kein Hindernis. Das Erfassen der wahlanzeigenden Zeichen und Symptome (= Symptomen-Inbegriff) ist wie in jeder anderen Krankheit möglich. Das genügt für eine *gezielte* homöopathische Therapie.

Die Methodik der Arzneiwahl weicht im Fall des epidemischen Heilmittels in einem wichtigen Prinzip ab: gesucht wird die Arznei für eine Krankheit, nicht für den Kranken. Voraussetzung dafür ist, daß ein »Genius epidemicus« uniforme Krankheitsbilder prägt, denen individuelle Zeichen und Symptome verloren gegangen sind.

Ein *feststehendes Arzneimittel für eine Krankheit* stellt ohne Zweifel eine Ausnahme von der Regel dar. HAHNEMANN beschränkt diese Ausnahme auf die von ihm so genannten *»festständigen Krankheiten«.* Erstmals in den »Monita über die drei gangbaren Kurarten« (1801) spricht er von »endemischen Übeln mit festständigem Gepräge«. In seiner »Beleuchtung der Quellen der gewöhnlichen Materia medica« (1825) führt er aus, es seien »sich immer gleichbleibende Übel, teils von *einem,* durch alle Generationen sich *gleichbleibenden Miasm* erzeugt, wie die venerische Schanker-Krankheit, teils sonst *von gleicher Entstehungsursache* hervorgebracht ... Nur für ein festständiges Bedürfnis ist eine festständige Befriedigung denkbar ...«

Nicht die Homöopathie wird ihrem Prinzip untreu, sondern das Individuum selbst ist es, das in großen Seuchen seine Individualität zuweilen preisgibt.

Organon § 100:

»Bei Erforschung des Symptomen-Inbegriffs der epidemischen Seuchen und sporadischen Krankheiten, ist es sehr gleichgültig, ob schon ehedem etwas Ähnliches unter diesem oder jenem Namen in der Welt vorgekommen sei. Die Neuheit oder Besonderheit einer solchen Seuche macht keinen Unterschied weder in ihrer Untersuchung noch Heilung, da der Arzt ohnehin das reine Bild jeder gegenwärtig herrschenden Krankheit als neu und unbekannt voraussetzen und es von Grund aus für sich erforschen muß, wenn er ein echter, gründlicher Heilkünstler sein will, der nie Vermutung an die Stelle der Wahrnehmung setzen, nie einen, ihm zur Behandlung aufgetragenen Krankheitsfall weder ganz, noch zum Teil für bekannt annehmen darf, ohne ihn sorgfältig nach allen seinen Äußerungen auszuspähen; und dies hier um so mehr, da jede herrschende Seuche in vieler Hinsicht eine Erscheinung eigner Art ist und bei genauer Untersuchung sehr abweichend von allem ehemaligen, fälschlich mit gewissen Namen belegten Seuchen befunden wird; – wenn man die Epidemien von sich gleich bleibendem Ansteckungszunder, die Menschenpocken, die Masern usw. ausnimmt.«

Organon § 102

»Bei Niederschreibung der Symptome mehrer Fälle dieser Art wird das entworfene Krankheitsbild immer vollständiger, nicht größer und wortreicher, aber bezeichnender (charakteristischer), die Eigentümlichkeit dieser Kollektivkrankheit umfassender; die allgemeinen Zeichen (z. B. Appetitlosigkeit, Mangel an Schlaf usw.) erhalten ihre eigenen und genauern Bestimmungen (= Modalitäten*) und auf der anderen Seite treten die mehr ausgezeichneten, besondern, wenigstens in dieser Verbindung seltnern, nur wenigen Krankheiten eignen Symptome hervor und bilden das Charakteristische dieser Seuche. Alle an der dermaligen Seuche Erkrankten haben zwar eine aus einer und derselben Quelle geflossene und daher *gleiche* Krankheit; aber der ganze Umfang einer solchen epidemischen Krankheit und die Gesamtheit ihrer Symptome (deren Kenntnis zur Übersicht des vollständigen Krankheitsbildes gehört, um das für diesen Symptomen-Inbegriff passendste homöopathische Heilmittel wählen zu können) kann nicht bei einem einzelnen Kranken wahrgenommen, sondern nur aus den Leiden mehrerer Kranker, von verschiedener Körperbeschaffenheit vollständig abgezogen (abstrahiert) und entnommen werden.«

Wohlgemerkt, der **Symptomen-Inbegriff der Seuche** wird »aus den Leiden mehrerer Kranker von verschiedener Körperbeschaffenheit abstrahiert«. Hier suchen wir das »**Commune«, nicht das Individuelle!**
Eine *Anmerkung* HAHNEMANNS zu diesem Paragraphen verrät uns noch, daß das gefundene Simile seine Bewährung durch weitere Krankheitsfälle erfahren muß und dann entweder die »Angemessenheit der gewählten Arznei« aufleuchtet oder aber diese Fälle weisen uns auf ein »noch passenderes, auf das passendste Heilmittel« hin.

---

* Modalitäten = vom Verfasser eingeschobenes Wort.

Mit dem endemischen bzw. epidemischen Arzneimittel ist man jeder anderen Behandlung überlegen. Die den ersten Fällen geopferte Zeit kommt mehrfach wieder herein.

Allerdings reicht nicht bei allen akuten Seuchen, nicht in jedem Krankheitsfall, ein einziges homöopathisches Heilmittel aus, wie es das *Gebot des Unum remedium* fordert.

Fieberhafte bez. grippale Infekte

Die »epidemisch herumgehenden Wechselfieber« wie sie »fast jedes Jahr in einer etwas abgeänderten Gestalt« auftreten, fand HAHNEMANN[1b] »daher auch fast jedes Jahr durch ein andres, verschiednes Arzneimittel specifisch heilbar, das eine Jahr mit Arsenik, ein andres, mit Belladonna, oder aber mit rohem Spießglanz, mit Spigelie, Akonit, mit Ipekakuanha abwechselnd Krähenaugen, Salmiak, Kochsalz, Mohnsaft, Chinasamen allein oder mit Kapsikum abwechselnd, oder mit Kapsikum allein, mit Bitterklee, Kalkerde, Pulsatille, einer der beiden Kohlen, Arnika allein, oder mit Ipekakuanha abwechselnd usw. in wenigen Tagen heilbar. Doch will ich auch keine der übrigen unantipsorischen Arzneien, wenn sie nur homöopathisch für den ganzen Complex der Symptome des herrschenden Fiebers, im Anfalle sowohl als in der Apyrexie (s. von BÖNNINGHAUSEN, Versuch e. hom. Therap. d. Wechselfieber, 1833. Münster), angezeigt sind, ausschließen, doch fast stets die Chinarinde; denn diese kann nur, in vielen großen Gaben, selbst in konzentrierter Gestalt (Chinin) gereicht, *ihren Typus unterdrücken* und sie in eine China-Kachexie umwandeln, die schwer wieder zu heilen ist. (China paßt bloß für die in Sumpf-Gegenden *endemischen* Wechselfieber, die von ihr, doch nur in Verbindung mit antipsorischen Mitteln, richtig geheilt werden.)

Initiale Schwefelgabe

Auch zu Anfang der Kur eines *epidemischen* Wechselfiebers gibt der homöopathische Arzt am sichersten zuerst *jedesmal* eine feine Gabe Schwefel oder in geeigneten Fällen, Schwefelleber in einem feinen Kügelchen oder mittels Riechens und wartet die Wirkung davon einige Tage ab, bis die Besserung davon still steht, und dann erst gibt er das für die diesjährige Epidemie passend homöopathisch befundene, unantipsorische Arzneimittel in einer oder zwei feinen Gaben (doch jedesmal nur nach Endigung des Anfalles). – *Weil bei allen Wechselfieber-Kranken jeder Epidemie Psora haupt-*

sächlich mit im Spiel ist, wird zu Anfang jeder Heilung eines epidemischen Wechselfiebers eine feine Gabe Schwefel oder Schwefelleber wesentlich notwendig und so die Herstellung des Kranken desto sichrer und leichter.«

Asiatische Grippe (= Influenza)

Grippe-Epidemien lassen sich in der Menschheitsgeschichte weit zurückverfolgen. Die erste verheerende Grippe-Pandemie unseres Jahrhunderts wütete in den Jahren 1918/19. HAHNEMANN berichtet in seiner *Reinen Arzneimittellehre*[1c] von der »in Sibirien einheimischen Influenza« und gibt bei ihr wie bei der Cholera in schweren Verläufen als »schätzbares Palliativ« den *Kampher* in kurzen Abständen, wenn ihm *Nux vomica* versagt.

Influenza-Seuchen gehen durchschnittlich alle 3–4 Jahre um die Welt und gefährden besonders alte und geschwächte Menschen. Meist sind es A-, seltener auch B-Viren, die mit immer neuen Varianten die Menschheit heimsuchen und die immunologischen Sicherungen durchbrechen.

Die Gefährlichkeit der Grippe-Viren, ihre Fähigkeiten, unsere biologische Eigenabwehr an verschiedenen Stellen zu blockieren, erschwert die Entwicklung beständiger immuntherapeutischer Konzepte.

Die Responsibilität gegenüber gut gewählten homöopathischen Arzneien läßt bei schweren Grippe-Epidemien zuweilen zu wünschen übrig. Kombination mit Nosoden des homologen Grippe-Virus ist zu empfehlen.

Die *ersten* **Influenza-Nosoden** stellte der Schweizer homöopathische Arzt NEBEL, Lausanne, im Jahr 1918 während der damaligen Influenza-Pandemie her. Er potenzierte Rachenspülwasser und das homöopathische Simile *Eupatorium perfoliatum* miteinander zur C30 und verlor von da an keinen einzigen Kranken mehr. Dieses »Influenzinum hispanicum NEBEL« wurde unter den Schweizer homöopathischen Ärzten schnell weitergereicht und zeitigte überall die gleichen Ergebnisse.

Aus den Schweizer Erfahrungen« ergibt sich für die *Influenza:*

Homöopathisches Simile im Wechsel mit dem potenzierten Grippe-Virus (C30).

Für die Realisierung dieser Idealforderung fehlen der Homöopathie derzeit noch die infrastrukturellen Möglichkeiten. Einstweilen hat uns das »Internationale homöopathische Forschungs-Komité« über die

Firma Nelson (London)* die »I.H.R.C. (= International Homoeopathic Research Comité) influenza preparation« in Tablettenform zur Verfügung gestellt. Diese Mischnosode aus einigen gängigen Influenzavirusstämmen und Streptococcus haemolyticus viridans, alle in C30, kann auch vorbeugend empfohlen werden im Sinne der Grippe-Schutzimpfung. Dazu läßt man wöchentlich einmal eine Tablette im Winterhalbjahr nehmen und kann in Zeiten erhöhter Exposition bis zu täglich einmal verabreichen, während grippefreie Wochen erlauben, die wöchentlichen Gaben noch weiter auseinander zu ziehen.

Die homöopathischen Grippe-Nosoden sind frei von Hühnereiweiß und können auch von allergischen Personen eingenommen werden. Ihre Wirksamkeit kann mittlerweile als erwiesen angesehen werden, wenn sich auch kein sogenannter »Impf-Titer« damit provozieren läßt, wie eigene Versuche zu zeigen scheinen[2b].

Influenza-Epidemien gehören zu den schwersten Bedrohungen unserer menschlichen Gesellschaft. Wir sollten uns bestmöglich dagegen rüsten. Komplexmittel, wie sie bei banalen grippalen Infekten hilfreich sein mögen, können nicht zur Waffenrüstung gegen die Influenza-Epidemien gezählt werden. Dem Deutschen Zentralverein homöopathischer Ärzte dürfte bei Epidemien die Aufgabe zufallen, in Zusammenarbeit mit den ortsansässigen praktizierenden homöopathischen Ärzten so rasch wie möglich das epidemische Arzneimittel zu erforschen und ein wirksames Therapiekonzept zu erarbeiten.

Wie geht die Erforschung des endemischen Mittels vor sich?

Bei der *Aufstellung* des *Symptomen-Inbegriffs einer Seuche* können wir so vorgehen, wie uns dies HAHNEMANN in seiner »Belehrung über das herrschende Fieber« vorexerziert hat. Man legt sich eine *Kladde* mit einer Strichliste an und weiß daraufhin nach wenigen typischen Fällen die Zeichen und Symptome, die das repräsentative Symptomenbild der Seuche vorstellen, d. h. die pathognomonischen Züge darbieten. Daneben finden wir Zeichen und Symptome, die sich in der Strichliste nur vereinzelt finden. Diese sind, je seltener sie vorkommen, umso individueller. Und nun kommt ein *wichtiger Unterschied zum sonstigen Vorgehen:* Während wir gewohnt sind, den individuellen, den singulären Symptomen die höchste Bedeutung zuzumessen und sie den pathognomonischen vorziehen, dürfen wir dies bei der Wahl des epidemischen Mittels nicht tun. Die *repräsentativen Symptome der Seuche müssen in den Symptomen-Inbegriff des zu wählenden Mittels*, weil wir sonst den Krankheitserreger aus dem Visier verlieren. Wir müssen mit unserer

* A. Nelson & Co. LTD, 73 Duke Street, Grosvenor Square, London, WIM 6 BY

Arznei dem Organismus seinen Feind deutlich machen. Wenn wir ein Arzneimittel finden, das auch noch zu allenfallsigen individuellen Symptomen des jeweiligen Kranken paßt, nicht nur zu den repräsentativen der Seuche, dann kann man von einem »Simillimum« sprechen. Ansonsten richten wir uns an den *repräsentativen Symptomen der Kollektivkrankheit* aus. Das birgt den Unterschied zum üblichen homöopathischen Vorgehen, bei dem wir die pathognomonischen Symptome gering schätzen, weil sie auf den pathologisch-anatomischen Defekt zielen. Der Defekt bietet einer Reiztherapie keinen optimalen Ansatzpunkt. Die Homöopathie behandelt den Kranken, nicht die Krankheit. Die repräsentativen Symptome der epidemischen Seuche rühren nicht von einem Defekt her, sondern von einem Virus, das virulent genug ist, eine Kollektiv-Krankheit hervorzurufen, die Individualität der Zeichen und Symptome auszulöschen. Das bedingt den Unterschied in unserer Methodik.

HAHNEMANN beginnt seine Schilderung des »herrschenden Fiebers« mit den Prodromi. In seinen Arzneiprüfungen hält er sich konsequent an das bekannte Kopf-zu-Fuß-Schema (Vorrede zu Band 1 der Reinen Arzneimittellehre). Dieses wird hier bei seiner *Kladde* weitgehend verlassen; man kann sich allenfalls für deren ersten Entwurf daran halten.

Die *Prodromi* sind zuweilen recht typische Vorboten mancher Influenza-Epidemien und können wahlanzeigend werden wie z. B. die manchmal sehr deutlichen »Gliederschmerzen vor Beginn des Froststadiums«. Im Kentschen Repertorium finden wir unter der entsprechenden Rubrik als Hauptmittel *Arnica* und *Eupatorium perfoliatum*. Nach der Erfassung der Prodromi beschreibt uns HAHNEMANN ganz genau den *Fieber-Typ* mit seinen Modalitäten. Die Beschreibung des Fieber-Typs nimmt den größten Raum seiner Publikation ein. Dabei gebraucht HAHNEMANN die Begriffe »Continua«, »remittierendes« und »intermittierendes« Fieber. Die damalige Seuche scheint überwiegend mit Continua, seltener mit einem remittierenden Fieber einhergegangen zu sein. Wenn man weiß, daß die Thermometrie seinerzeit noch nicht allgemein eingeführt war, überrascht die Sicherheit in der Unterscheidung. Bei der von HAHNEMANN beschriebenen Seuche war charakteristisch, daß Hitze mit Schaudern fast ununterbrochen abwechselten. Wir finden diese Sorte Fieber im Kent auf Seite 39 des 2. Bandes unter der Rubrik »Stadien« (und Band 2 Seite 37: »Fieber mit Kälteschauer«).

Nach dieser ins einzelne gehenden Beschreibung der Fiebermodalitäten folgt die Beschreibung der übrigen Symptomatik der Seuche, alles in der Reihenfolge der Häufigkeit. Diese Aufzählung nach Häufigkeit setzt die Auswertung einer Kladde bereits voraus. Bei deren erster Anlage wird man sich an der Organotropie des Virus orientieren und nach Prodromi und Fiebertyp zum vorwiegend befallenen Körperteil übergehen, etwa zu den Atemwegen. »Die häufigste Beschwerde ist der Kopfschmerz« heißt es bei HAHNEMANN. Die Beschreibung ist dementsprechend genau. Dann folgt etwas Wichtiges, die psychischen *Begleitsymptome* der Hitzeparoxysmen: Angst und depressive Verstimmung, die sich bis zum Selbstmord steigern können (Kent Bd. 1, S. 93 u. 94 »Selbstmord während Hitzestadium im Fieber« und »Selbstmord beim Wechselfieber«). Dieses Symptom hat höchsten Wert, differenzierende Bedeutung bei der Mittelwahl und ist auch realisierbar, weil wir es im Symptomenregister finden. Die Hitzeparoxysmen seien weiter begleitet gewesen von Übelkeit, zuweilen in Erbrechen ausartend. Während der Krankheit schmeckten die Speisen wie Stroh. Wir erfahren die Farbe des Urins und daß Hautausschläge vorgekommen seien sowie ein »zuweilen sehr oft ansetzender Husten«. Den Schluß der gemeinhin bei der Seuche vorhandenen Symptome bildet die Beschreibung ziemlich heftiger Stenokardien. »Alle Beschwerden mindern sich durch Liegen.« Und dann kommt noch etwas Wichtiges, der Hinweis, daß die Krankheit in ein *Unterdrückungssyndrom* ausgehen kann. Abwehrschwache, dis-ponierte, psorische Kranke neigen zu Unterdrückungssyndromen. »Dieses Fieber scheint zuweilen von selbst, öfter jedoch durch die bei dieser Krankheit unpassenden Arzneien, besonders durch die Chinarinde dazu gezwungen, plötzlich aufzuhören; aber dagegen treten zu gleicher Zeit vicariierende Übel, periodische Nervenschmerzen, Unterdrückung der Monatzeit, oder periodischer, höchst schmerzhafter Verlust geronnenen Bluts oder Schleims aus der Bärmutter oder den Harnwegen oder dem After und andere unerträglich schmerzhafte Localübel, auch wohl Geistesverirrungen ein. Zum Erweise ihrer ursprünglichen Quelle, und daß sie blos Ausartungen und Verlarvungen dieses Fiebers sind, bleiben noch mehrere der genannten, diesem Fieber charakteristisch eignen Beschwerden dabei übrig, und die vicariierenden Übel selbst verschlimmern sich auch zu gewissen Tageszeiten ... Auch gegen diese vicariierenden Übel (verlarvtes Fieber) helfen blos die Arzneien, die das ursprüngliche Fieber zu heilen im Stande sind.«

Die *letzten Reste der Krankheit* beseitigt dann meist der Sulfur. Pierre SCHMIDT hat angegeben, ihm habe am häufigsten *Tuberculinum bovinum,* eine Gabe in der XM-Potenz*, bei Kranken geholfen, die sich nicht recht von einer Influenza erholen konnten. Wenn Appetitlosigkeit, reizbare Schwäche mit Hitzewallungen bezeichnet waren, gab er *China,* bei stupuröser Schwäche und fortdauernden Temperaturen *Baptisia.*

---

* die zehntausendste Centesimalpotenz

Erschöpfte Rekonvaleszenten, die sich »am liebsten immer hinlegen« möchten, gab er *Psorinum* und für die Schlaflosigkeit nach Grippe fand er *Scutellaria* bewährt. Bei dieser letzten Indikation wird auch *Cypripedium* empfohlen.

Fragen:

101 Welche Organon-Paragraphen weisen uns in die Auffindung des epidemischen Mittels ein?

102 Für die Aufstellung des Symptomen-...... der Seuche legen wir uns eine ...... mit einer Strichliste an. Wahlanzeigend für das endemische Mittel sind ausnahmsweise die repräsentativen Symptome der Kollektiv-......

103 Geben Sie ein geeignetes Idealmodell für Influenza-Epidemien an, bei denen wir mit dem Simile allein nicht mehr auskommen!

104 Welche Arznei hat HAHNEMANN beim von ihm beschriebenen »herrschenden Fieber« verabreicht? Die Reihe der von ihm aufgezählten Symptome sind in dieser Pflanze nicht vollständig enthalten und können von ihr nicht vollständig gedeckt werden. »Dies betrifft vorzüglich die schlimmste Art dieser Fieber ...« wie er selbst schrieb. Welches Mineral verwandte HAHNEMANN gegen die »schlimmste Art dieser Fieber«?

Die homöopathische Antidotenlehre

BÖNNINGHAUSEN, C. v.: Versuch üb. d. Verwandtschaften d. homöop. Arzneien. Coppenrathsche Buchhandlung, Münster: 1836.

MILLER, G. u. W. KLUNKER: Beziehungen d. Arzneien unter sich. 3. Aufl. Haug-Verlag, Heidelberg: 1981.

HAHNEMANN, S.: a) Reine Arzneimittellehre. 2. Aufl. Bd. 4, S. 150. b) Vorwort üb. d. Wiederholung eines homöop. Arzneimittels (aus BÖNNINGHAUSENS Repertorium d. Antipsorischen Arzneien. Coppenrathsche Buchhdlg, Münster: 1833)

KELLER, G. v.: Causticum u. d. Reihenfolge d. Arzneimittel. Vortragsmanuskript d. Fortbildungstagung d. Landesverbands Baden-Württemberg v. 3. Okt. 1981.

KUNST, M.: Okoubaka, ein neues homöop. Arzneimittel. Allg. homöop. Ztg. *217,* 116–121 (1972)

Im § 250 des Organons (6. Aufl.) gebietet HAHNEMANN, im Falle einer »Mißwahl«, deren Folgen durch ein, dem gegenwärtigen Krankheitszustand angemessenes, **Antidot** wieder gut zu machen. Es soll ein »nicht bloß erträglich passendes, sondern dem gegenwärtigen Krankheits-Zustande möglichst angemessenes homöopathisches Heilmittel« den Mißgriff bereinigen.

Antidote (Gegenmittel)
benötigen wir zur Aufhebung zu starker oder unerwünschter Wirkungen homöopathischer Arzneien, sowie der Wirkungen falsch gewählter Mittel. Sie können ferner nötig werden zur Beseitigung zu starker Nachwirkungen von Arzneiprüfungen und zur Behandlung iatrogener Arzneisiechtume. Auch bei Übernahme allopathisch vorbehandelter Kranker können Antidote angezeigt sein.

Da die Wirkung potenzierter Arzneien nicht chemisch zu erklären ist, können auch Antidote gegen homöopathische Arzneiwirkungen nicht chemisch verstanden werden. HAHNEMANN umschrieb die homöopathische Arzneiwirkung mit dem seinerzeit gebräuchlichen Terminus »dynamisch«. Heute verstehen wir die Wirkung der Hochpotenzen mit G. BAYR als pharmakologische Informationen (S. 49). Homöopathische Antidote sind demnach nicht der Wirkung chemischer »Gegengifte« gleichzusetzen.

Die *erste zusammenhängende Darstellung des Antidoten-Problems* erschien 1836 aus der Feder von BÖNNINGHAUSENS. Sie erklärt *Wesen und Wirkweise der Antidote* und macht uns auf den wichtigen *Unterschied zwischen verwandtschaftlichem und bloß antidotarischem Verhältnis* aufmerksam:

»Wenn eine Arznei das Vermögen besitzt, die von einer anderen hervorgerufenen Arznei-Symptome nach Ähnlichkeit ihrer eigenen Wirkungen heilkräftig (also in der Nachwirkung) auszulöschen, so bezeichne ich das gegenseitige Verhältnis, welches zwischen diesen beiden Arzneien besteht, mit dem Worte *Verwandtschaft*. Aus dieser Definition geht hervor, daß ich einen wesentlichen Unterschied mache zwischen dem *verwandtschaftlichen* und dem bloß *antidotarischen* Verhältnisse der Arzneien zueinander, bei welchem letzteren auch die Beschaffenheit der Erstwirkung in Betracht kommen kann, wenn sie schnell wirkenden Arzneien entsprechend ist und bei jählingen Vergiftungen dadurch eine Entkräftung (Indifferenzierung, Neutralisierung) der giftigen Substanz zuwege gebracht wird . . .«

»Anders verhält es sich, wenn man ein Antidot reicht, welches durch seine *Nachwirkung* die Heilung hervorbringt. Hat man nämlich für den Leidenden eine Arznei ausgewählt, welche der vorhandenen Symptomen-Gruppe am vollständigsten homöopathisch entspricht, (mithin der früher genommenen Arznei *verwandt* ist), so wird man in der Regel finden, daß diese nicht nur die neuerdings erregten Arzneisymptome fortnimmt, sondern auch, wenn sonst noch Beschwerden da sind, welche im Bereiche derselben liegen, diese letzteren heilkräftig auslöscht. In dieser Erfahrung scheint hauptsächlich die Erklärung einer anderen Erfahrung gesucht zu werden müssen, welche ohne Zweifel jeder aufmerksame Homöopath nicht selten gemacht hat: daß einige Arzneien weit heilkräftiger wirken, wenn eine andere (verwandte) vorhergegangen ist.«

HAHNEMANN hat in dieser Absicht bei den »einseitigen Krankheiten« (S. 120) mehrere verwandte Mittel nacheinander eingesetzt. Damit gelingt es, die Symptomen-Armut, sprich den Reaktionsmangel, der »einseitig Kranken« zu beheben.

G. MILLER hat in einem kleinen, handlichen Büchlein für die Praxis die Antidote zu den gebräuchlichsten homöopathischen Mitteln zusammengestellt. Es enthält auch noch andere nützliche Hinweise und wurde von Will KLUNKER überarbeitet. Vom Angebot der Antidote ist im Bedarfsfalle nach Symptomen-Ähnlichkeit das bestpassende auszuwählen.

Wenn BÖNNINGHAUSEN zwischen dem »bloß antidotarischen« und dem verwandtschaftlichen Verhältnis unterscheidet, dann hat er dabei zweifellos auch an den Kampfer gedacht.

Der **Kampfer** nimmt eine Sonderstellung unter den Antidoten ein. Seine antidotäre Wirkung ist palliativer, suppressiver, nicht homöopathischer Natur. Er wirkt antidotär gegen fast alle pflanzlichen sowie einige tierische und mineralische Arzneien, »doch meistens in der Erstwirkung, als eine Art Gegensatz, als Palliativ« wie sich HAHNEMANN in seiner Arzneiprüfung ausdrückt.»Man muß ihn daher sehr oft, aber in kleinen Gaben geben ... wo dringende Not vorhanden ist, alle zwei, drei Minuten etwa einen Tropfen der gesättigten geistigen Auflösung ... oder mittels Riechens ...«

Camphora RUBINI entspricht etwa der »geistigen Auflösung« des Kampfers, wie sie HAHNEMANN angibt. Es ist eine Lösung zu gleichen Teilen Cognac (Weingeist) und Kampfer-Öl aus dem Kampferbaum. RUBINI (gest. 1888 in Neapel) wurde damit bei den Cholera-Epidemien Neapels berühmt.

Wichtiger Hinweis: Fast jedes Einreibmittel, ob bei Husten oder gegen Gelenkschmerzen, enthält Kampfer und kann eine homöopathische Kur unwirksam machen, wenn sie unkontrolliert von den Kranken angewandt wird. Auch Bohnenkaffee entfaltet gegenüber zahlreichen Arzneien antidotäre Wirkung, speziell gegen narkotische Substanzen. Gegebenenfalls ist auch er für die Dauer einer Kur zu untersagen.

Das Routine-Antidot der homöopathischen Praxis ist Nux vomica. Sein Arzneibild zeigt eine ähnliche Reizung des Nervensystems wie sie in der Folge von Genußmitteln und überdosierter Arzneien zu beobachten sind. Dies prädestiniert *Nux vomica* als Routine-Antidot. Darüber hinaus hat es zu einigen Arzneien verwandtschaftliche Beziehungen, beispielsweise zu *Sulfur*. HAHNEMANN waren die »Krähenaugen«, wie er *Nux vomica* auch nannte, ein unentbehrliches Zwischenmittel seiner antipsorischen Kuren mit *Sulfur*. Damit antidotierte er lästige Nebensymptome, wie sie bei längerer Einnahme unausbleiblich sind. *Nux* wirkt aber auch noch, je nach Verwandtschaft, d. h. in dem Maß, wie bei dem betreffenden Kranken Sulfur- und Nux-Symptome anzutreffen sind, als *Reaktionsmittel*. Das heißt, es steigert die Responsibilität für die weitere Behandlung mit *Sulfur*. Antidote wirken, wie wir bereits erfahren haben, um so reaktionssteigernder, je ähnlicher sie in ihren Symptomen dem Mittel sind, das antidotiert werden soll. Dies trifft für Nux vomica nicht immer zu, wenn es routinemäßig als Antidot eingesetzt wird. Das nachfolgende Zitat HAHNEMANNs deutet uns diesen Sachverhalt an, den BÖNNINGHAUSEN später als Unterschied zwischen dem ›bloß antidotarischen‹ und dem ›verwandtschaftlichen Verhältnis‹ herausgestellt hat.

HAHNEMANN (1833):»Nicht selten sträubt sich die Lebenskraft, mehrere Gaben Schwefel, so erforderlich sie auch für das chronische Übel wären, selbst in den angegebenen Zwischenräumen, ruhig auf sich wirken zu lassen und deutet dies Widerstreben durch einige, obschon mäßige Schwefelsymptome an, die sie in der Kur am Kranken laut werden läßt. Da ist es zuweilen ratsam, eine kleine Gabe Nux vomica X° auf 8 bis 12 Tage Wirkung zu reichen, um die Natur geneigt zu machen, den Schwefel in fortgesetzten Gaben wieder ruhig und mit gutem Erfolge wirken zu lassen. In geeigneten Fällen ist Pulsatilla X° vorzuziehen.«
(PS! X° bedeutet bei HAHNEMANN C30, davon 1 Kügelchen).

KENT erklärt uns das verwandtschaftliche Verhältnis von *Sulfur* und *Pulsatilla* in seinen »Arzneimittelbildern«: »Es gibt kein besseres Mittel als *Pulsatilla*, um unerwünschte Nachwirkungen von *Sulfur* auszugleichen ...« »Manche Menschen gebrauchen *Sulfur,* bis die Haut rot und heiß wird und sich so leicht entzündet, daß schon durch den Druck der Kleidung Verschlimmerung eintritt. *Pulsatilla* ist dann das richtige Antidot.« KENT schreibt über das Mittel: »Bei *Pulsatilla*-Patienten fühlt sich die Haut heiß und fiebrig an, obwohl die Körpertemperatur normal ist. Zu warme Bekleidung verschlimmert. Die Patientin möchte auch bei kühlem Wetter ein dünnes Kleid tragen; sie braucht sich nicht warm anzuziehen. Auch warmes Zudecken verschlimmert. Oft kann der Patient keine Flanell- oder Wollkleidung tragen, weil sie die Haut reizt und Jucken oder Ausschlag verursacht wie bei *Sulfur*. Das ist nicht überraschend, weil *Pulsatilla* und *Sulfur* Antidote sind.«
Nux vomica genießt aufgrund seiner allgemeinen antidotären Eigen-

schaften auch noch einen Ruf als homöopathisches ›Kater-Mittel‹; es wird gegen die Folgen von Medikamenten- und Genußmittel-Abusus verabreicht, auch bei Überempfindlichkeit gegenüber Medikamenten. Bei *Überempfindlichkeit speziell gegen homöopathische Hochpotenzen* gilt *Acidum nitricum* als Hauptmittel. (*Repertoriums-Rubriken* über *Medikamenten*-Mißbrauch, bzw. Überempfindlichkeit gegen Medikamente und Hochpotenzen siehe H. BARTHEL: Syn. Rep. Band II.) Eine einfache Möglichkeit, Arzneivergiftungen aufzuarbeiten, besteht darin, die betreffende Arznei in hoher Potenz (vergl. *»Isopathie«*) zu reichen. Man kann Okoubaka D2, 3mal tgl. 5 Tropfen, folgen lassen. Die Rinde des westafrikanischen Urwaldbaumes *Okoubaka Aubrevillei* gilt bei den Eingeborenen als Antidot gegen jegliche Art von Vergiftung. Wir verdanken diese Entdeckung Willmar SCHWABE (1907–83).

Zusammenfassend läßt sich zur Antidotenlehre sagen:

> **1) Verwandte Mittel sind gegenseitig Antidote und können nach Maßgabe ihrer Ähnlichkeit als Antidote eingesetzt werden.**
>
> **2) Verwandte Mittel, nacheinander gereicht, wirken heilkräftiger als nichtverwandte. Die Heilung einer Arzneikrankheit ist um so langwieriger, je länger Arzneien in großen Dosen gebraucht wurden, die zueinander in antidotarischer Beziehung stehen.**
>
> **3) Vorteilhafte Gelegenheit zur Ausnutzung der Arzneiverwandtschaft bieten die »einseitigen Krankheiten«.**

Neben der antidotären Beziehung gibt es noch *andere Beziehungen der Arzneien zueinander:*

»Komplementär« bezeichnet man Mittel, die sich in ihren Wirkungen gut ergänzen, z. B. *Natrium muriaticum* und *Sepia* oder *Ignatia* und *Natrium muriaticum* ec. Oft sind sie einander in den Wirkungen ähnlich.

»Konkordant« nennen wir Arzneien, die, obgleich weder nach Herkommen, noch chemisch miteinander verwandt, ähnliche Wirkungen hervorbringen. Sie folgen meist gut aufeinander. In der Geologie bezeichnet man Gesteinsschichten, die ungestört aufeinander liegen, als konkordant.

»Feindlich« zueinander verhalten sich Mittel, die im Ruf stehen, nicht gut aufeinander zu folgen: *Nux vomica* und *Ignatia*. Diese beiden Mittel stammen aus der gleichen Pflanzenfamilie und haben sehr ähnliche Inhaltsstoffe, folgen aber nicht gut aufeinander und sind auch keine Antidote zueinander. Ähnliches sagt man *Apis* und *Rhus toxicodendron* und einigen anderen Mittel-Paaren nach.

Zum *feindlichen Verhältnis* gibt es unterschiedliche Auffassungen. FAR-

RINGTON schreibt in seiner ›Klinischen Arzneimittellehre‹ (1913), die feindliche Verwandtschaft sei etwas, das er nicht zu erklären vermöge, aber es sei Tatsache, daß gewisse Mittel, obgleich scheinbar einander ähnlich, nicht mit Nutzen aufeinander folgen, sondern »den Fall verwirren«. NASH schreibt in seinen ›Leitsymptomen in der homöopathischen Therapie‹ auf Seite 146: »Ich glaube nicht an die sog. unverträglichen Mittel, wie es einige tun, und würde *Causticum* nach *Phosphorus, Silicea* nach *Mercurius* oder *Rhus toxicodendron* nach *Apis* verordnen, wenn ich es indiziert finde.« Die Auffassung von NASH überwiegt unter den heutigen Homöopathen. Bei v. KELLER finden wir sie mit vorsichtiger Zustimmung folgendermaßen bekräftigt: »In den 45 Causticum-Fällen, die ich in den vergangenen 7 Jahren auf Tonband aufgenommen habe, habe ich in der Tat zweimal *Causticum* und *Phosphor* unmittelbar nacheinander gegeben, ohne Zwischenmittel, allerdings im zeitlichen Abstand von einigen Monaten. In dem einen Fall haben beide Mittel gut gewirkt, im anderen blieb die *Phosporgabe* nach *Causticum* ohne Erfolg und der Patient schien tatsächlich etwa 2 Wochen lang eine auffallend große Zahl von schnell vorübergehenden neuen Symptomen zu entwickeln. Das war alles.« Nach VITHOULKAS kann man ein feindliches Mittel nicht folgen lassen, wenn das erste Mittel gewirkt hat. Wenn man aber ein Mittel gegeben hat, das nicht gewirkt hat, kann man das »feindliche« Mittel folgen lassen.

Fragen:

105 Gibt es einen Unterschied zwischen einem allopathischen und einem homöopathischen »Antidot«? Wenn ja, womit hängt dieser zusammen?

106 Clemens von BÖNNINGHAUSEN hat in seiner grundlegenden Darstellung des homöopathischen Antidotenproblems diesen Unterschied in zwei Begriffe gefaßt. Welche Begriffe benutzte er?

107 Nennen Sie eine Arznei, die etwa im allopathischen Sinn auch in der Homöopathie als Antidot wirken kann und dies wegen ihrer verbreiteten Verwendung in phytotherapeutischen Einreibmitteln auch unbeabsichtigt tun kann?

108 Homöopathische ›Antidote‹ (verwandte Arzneien) haben neben ihrer löschenden Wirkungen im Bereich ihrer Ähnlichkeiten noch einen weiteren Effekt, welchen?

109 Bei welcher Gruppe von Krankheiten hat HAHNEMANN diesen Effekt vorteilhaft ausgenutzt?

110 Was versteht man unter komplementären, konkordanten und feindlichen Arzneimitteln?

Hilfsmittel des homöopathischen Arztes

Das Erlernen der homöopathischen Medizin

Die Ausübung einer homöopathischen Arztpraxis erfordert wie jede andere Fachpraxis ihren besonderen Zubehör. Auf die diagnostische Grundausstattung einer Arztpraxis brauche ich nicht einzugehen. Die klinische Diagnostik ist für den homöopathischen Arzt ebenso erforderlich wie für jeden anderen Mediziner. Er braucht sie sogar für seine homöopathische Therapie. Woher sonst soll er wissen, welche Symptome als pathognomonisch zu bezeichnen sind? Er muß diese doch von jenen unterscheiden, die er zur homöopathischen Arzneiwahl heranzuziehen hat.

Nach der Fallaufnahme folgt der entscheidende Akt jeder homöopathischen Behandlung, die Auswahl der wahlanzeigenden Symptome zum *Symptomen-Inbegriff,* die Hierarchisierung, wie man es auch nennen kann. Die sich anschließende *Frage, welches Arzneimittel* dem Symptomen-Inbegriff des Kranken am ähnlichsten ist, läßt sich beim chronischen Fall *nicht ohne Nachschlagwerke* lösen.

> Die **Symptomen-Verzeichnisse,** welche die zu den Symptomen gehörenden homöopathischen Mittel verzeichnen, nennen wir mit dem Fachausdruck *»Repertorien«.* Als umfassendstes Werk dieser Gattung der homöopathischen Literatur gilt das KENT'*sche Repertorium,* das uns in deutscher Sprache in der Übersetzung von KELLER und KÜNZLI vorliegt (Haug-Verlag).

In den 70 Jahren des KENTschen Repertoriums hat sich eine *»Technik der Repertorisation«* herausgebildet, die heute mit zur Ausbildung des homöopathischen Arztes gehört.

Seit Bestehen des KENT wurden eine Reihe neuer Arzneimittel am gesunden Menschen geprüft und in die Materia medica aufgenommen. Sie stehen aber noch nicht im KENT. BARTHEL und KLUNKER haben in den letzten Jahren unter Mitarbeit von Pierre SCHMIDT diese Aufgabe bewältigt und als Weiterführung des KENT ihr neues *»Synthetisches Repertorium«* geschaffen. Es ist dreisprachig abgefaßt: englisch, französisch und deutsch und hat dem KENT noch einige weitere Besonderheiten voraus. Beispielsweise werden unter den Mitteln des 3. Grades jene durch Unterstreichung herausgehoben, die sich in der Erfahrung der homöopathischen Ärzte als die hervorragenden Hauptmittel bei diesem Symptom erwiesen haben. Leider wird das »Synthetische Repertorium« nur die Gemüts-, Allgemein-, Schlaf- und Sexualsymptome umfassen, nicht die Lokalsymptome. Der KENT bleibt uns also weiterhin unentbehrlich.

Zeitschriften

Die homöopathischen Ärzte unterhalten im deutschsprachigen Raum derzeit 3 Fachblätter.

Die *Allgemeine Homöopathische Zeitung* erscheint seit 1833 und ist damit die älteste deutschsprachige Zeitung überhaupt. Sie wurde ursprünglich als Sprachrohr der »freien« homöopathischen Ärzte ins Leben gerufen, die sich noch zu Lebzeiten HAHNEMANNS aus der »Bevormundung des Meisters« gelöst hatten und als »naturwissenschaftlichkritische Richtung« der Homöopathie auftraten.

Die seit 1957 bestehende *Zeitschrift für klassische Homöopathie* sorgt für eine gewisse Polarität. Die Unterschiede zwischen den beiden Richtungen sind, wie schon früher bemerkt, nicht mehr augenfällig, zumal die Hochpotenzfrage ihren Zündstoff weitgehend verloren hat seit sich die Physiker ernsthaft mit dem Problem befassen.

Seit 1982 erscheint vierteljährlich das »*Deutsche Journal für Homöopathie*«. Die neue Zeitschrift steht ganz auf dem Boden der klassischen Homöopathie und »sieht ihre Aufgabe darin, dem Praktiker in der Schulung und Weiterbildung hilfreich zur Seite zu stehen«.

Veranstaltungen und Kongresse

Ohne Erfahrungsaustausch und befruchtende Begegnungen kommen auch die homöopathischen Ärzte nicht aus. Das Forum dazu bietet der *Deutsche Zentralverein homöopathischer Ärzte e. V.,* der seit HAHNEMANNS 50jährigem Doktorjubiläum im Jahre 1829 besteht und 1979 sein 150jähriges Bestehen feiern konnte. Alljährlich um Christi Himmelfahrt findet die traditionelle Jahresversammlung mit anschließender wissenschaftlicher Sitzung statt. Der Sitz des Vereins ist Frankfurt am Main. Seine Hauptaufgabe ist die »Weiterarbeit an den wissenschaftlichen Grundlagen der Homöopathie mit dem Ziel, dieser in Forschung, Lehre und Praxis die ihr zustehende Beachtung zu verschaffen«.

Ärztekurse

Schon HAHNEMANN mußte die Erfahrung machen, daß auch genaueste Unterweisung durch das geschriebene Wort allein den Lernenden nicht in die Lage versetzt, die Homöopathie so sicher zu beherrschen, wie dies zur Ausübung in der Praxis erforderlich ist. Wer nicht das Glück hat, in einer homöopathischen Praxis hospitieren zu können oder gar als Sohn eines homöopathischen Arztes aufzuwachsen, wird um den Besuch mehrerer *Ärztekurse zur Weiterbildung in homöopathischer Medizin* nicht herumkommen. Bei uns in Deutschland werden sie in Vereinbarung mit der Bundesärztekammer vom Deutschen Zentralverein homöopathischer Ärzte e. V. durchgeführt. Das jeweilige **Jahresprogramm** der ›Weiter- und Fortbildung in homöopathischer Medizin‹ des DZVhÄ versendet dessen Geschäftsstelle (Pressesprecher Ch. TRAPP), Am Hofgarten 5, 53113 Bonn oder auch die Deutsche Homöopathie-Union (DHU), Postfach 41 02 80, 76202 Karlsruhe.

Die Veranstaltungen der Österr. Gesellschaft für Homöopathische Medizin erfährt man von deren Geschäftsstelle (Dr. KÖNIG), 1070 Wien, Mariahilferstr. 110. Auch Buchhandlungen einschlägiger medizinischer Verlage sind zuweilen ausgezeichnet orientiert über die Homöopathie-Kurse.

Die Vermittlung der Anfangskenntnisse in der homöopathischen Methodik und Materia medica ist keine einfache didaktische Aufgabe und war in den letzten Jahrzehnten mehrfach Gegenstand ernsthafter Überlegungen unter den homöopathischen Lehrern. An einigen Universitäten gibt es auch Vorlesungen über homöopathische Medizin, zumal diese seit einigen Jahren in die Studienordnung aufgenommen wurde. Die Qualität des Lehrangebotes wird allerdings sehr davon abhängen, inwieweit der jeweilige Dozent auch eine entsprechende Qualifikation für dieses therapeutische Fach mitbringt, d. h. die Homöopathie auch wirklich auszuüben vermag. Unsere naturwissenschaftlich orientierten Fakultäten der Medizin haben bisher wenig Interesse erkennen lassen, der Homöopathie gerecht zu werden.

Das **Krankenhaus für Naturheilweisen** (Chefarzt Dr. Benno OSTERMAYR), getragen von einer mehr als 100jährigen Stiftung, verfügt nicht nur über gut 100 Betten, sondern auch über einen modernen klinischen Hörsal. Die dortigen Kurse erfährt man im Sekretariat (81545 München, Sanatoriumsplatz 2). Das Haus ist vom Stiftungszweck her der homöopathischen Medizin verpflichtet und die größte und namhafteste klinische Ausbildungsstätte der Homöopathie in Deutschland.

Zum wissenschaftlichen Arbeiten gehört Fachliteratur, die in unserem Fall nicht überall zu haben ist. Ältere und neuere Literatur wird lückenlos registriert und vermittelt von der *Bibliothek des Deutschen Zentralvereins homöopathischer Ärzte,* D-20146 Hamburg, von-Melle-Park 3. Ich empfehle jedem Kollegen, von Anfang an, sich tief und gründlich mit ihn interessierenden Fragen zu befassen. Damit lernt man am allerbesten. Wir brauchen außerdem nicht nur ärztlichen Nachwuchs, wir brauchen auch zukünftige Lehrer der Homöopathie. Was ein Häkchen werden will, krümmt sich beizeiten!

Gemäß der Berufsordnung der Deutschen Ärzte gibt es auch eine *Zusatzbezeichnung »Homöopathie«,* die auf dem Arztschild ausgewiesen

216

werden kann. Über die Bedingung dazu setzt ein Merkblatt in Kenntnis, das vom Deutschen Zentralverein homöopathischer Ärzte bzw. seinen Landesverbänden zu erhalten ist.

Fragen:

111 Wie heißen die Nachschlagwerke, in denen wir die zu den Symptomen der Kranken passenden Mittel auffinden können?

112 Welches ist das umfassendste und zuverlässigste Werk dieser Literatur?

113 Wie heißt das neue Werk, welches das unter 111) genannte fortsetzt?

114 Es gibt noch ein Hilfsmittel, welches auf dem unter 111) bezeichneten Werk aufbaut. Es eignet sich besonders für Fälle ohne besonders wertvolle Symptome. Wie heißt es?

115 Es wurden einige Titel aus der Literatur der Arzneimittelkunde genannt, die zur Einführung und Weiterbildung geeignet sind. Welche waren es?

116 Was gewährt uns den leichtesten Zugewinn an Arzneiwissen?

117 Wer führt die Ärztekurse zur Weiterbildung in homöopathischer Medizin bei uns durch?

118 In der Bundesrepublik gibt es eine Stiftung, deren Zweck die bevorzugte Anwendung der natürlichen Heilweise und der Homöopathie ist. Wie heißt deren Krankenhaus und wo liegt es?

119 Wie heißen die drei erscheinenden homöopathischen Zeitschriften?

120 Woher erhält man homöopathische Literatur für wissenschaftliche Arbeiten und zum Nachlesen?

»Sancti non Contrariis, sed similia similium usu curare solent«
Acta sanctorum, Antwerpae 1643
Januar, Bd. 2, S. 1091

»Similia similibus curentur«

Regel oder Gesetz? – Nachwort des Autors. –

HAHNEMANN, S.: Organon der Heilkunst, 6. Auflage, Einleitung, Seite 52. Verlag Dr. Willmar Schwabe, Leipzig: 1921.

LEESER, O.: Lehrbuch der Homöopathie. Grundlagen der Heilkunde, 3. Auflage, Seite 513, Haug-Verlag, Ulm: 1963.

BLÜHER, H.: Traktat über die Heilkunde. 3. Auflage, Klett-Verlag, Stuttgart: 1950.

Risch, G.: Homöopathie – die göttliche Heilkunst. Zeitschrift für klassische Homöopathie XVI, 241–245, 1972.

Klunker, W.: Das Selbstverständnis der Naturwissenschaftlichen Arzneimedizin und der Homöopathie. Homöopathie in der Diskussion. Verlag Grundlagen und Praxis, Leer: 1979.

Wir kehren am Ende unserer Einführung in die Homöopathie nochmals zum Ähnlichkeits-Satz zurück. Dabei unterstellen wir, daß der Leser bereits auf das eine oder andere Erfolgserlebnis in der Homöopathie zurückblicken kann.

In der jüngeren homöopathischen Literatur gab es eine Auseinandersetzung über die Frage, ob man beim Ähnlichkeitsprinzip von einem Gesetz wie Hahnemann oder nur von einer Regel sprechen könne.

Leeser entzieht sich in seinen »Grundlagen der Heilkunde«, dem allgemeinen Teil seines Lehrbuchs, dieser Auseinandersetzung, obwohl er sie meines Wissens zunächst in Gang gebracht hat, indem er von der Ähnlichkeitsregel nicht im Sinne eines milderen Gesetzes, das auch Ausnahmen zuläßt, spricht, sondern damit »Regel« im ursprünglichen Sinn als eine Anweisung versteht, die unser ärztliches Handeln regeln soll.

W. Klunker hat sich in jüngster Zeit mit erkenntnistheoretischen Fragen der Homöopathie auseinandergesetzt und stellt fest: »Ärztliche Heilkunst muß sich als *praktische Wissenschaft* entwerfen. Die Heilkunst hat es mit der Notwendigkeit zu tun, Heilung vorauswissend sicherzustellen. Damit Heilung gesetzmäßig eintreten kann, muß im vorhinein ein Heilgesetz gegeben sein. Dieses hat sich auf das zu beziehen, was im Hinblick auf Heilung schon in den Blick gekommen ist: Das Zu-Heilende des Kranken und das Heilende an den Arzneien.

Von nun an kann in einer wissenschaftlichen Heilkunst das zu Heilende nicht mehr als chemisch-physikalischer Vorgang erscheinen, denn an einem solchen ist so etwas wie menschliches Kranksein und menschliche Heilung wesensmäßig nicht erblickbar. Kranksein als das Zu-Heilende ist daher als das ursprünglich dem Heilen Gegebene zu sehen, nämlich als die »Symptomatik«. Der Totalität des menschlichen Krankseins entspricht die Totalität der Symptome. Dieser als dem Zu-Heilenden entspricht die Totalität des Arzneikrankseins als das Heilende an den Arzneien, das sich bei der Einverleibung von Arzneien als Giften beim gesunden Menschen ergibt.

Das Heilende an den Arzneien kann wieder nicht theoretisch, spekulativ oder kausalistisch als Veränderung meßbarer Parameter erschlossen oder als krudes Ausprobieren am Kranken erfahren werden. Das Heilende an den Arzneien kann nur ihr den Gesunden verstimmendes

Krankmachen sein; denn nur ein Gesunder kann so krank werden, daß sich dabei dieses Kranksein rein zu zeigen vermag. Einen Kranken kann eine Arznei, ein Gift, wie die sog. Nebenwirkungen zeigen, nur noch zusätzlich krankhaft verstimmen, was gerade das Verfehlteste ist, was in dieser Situation geschehen dürfte. Das Krankenbett ist nicht der Ort für Arzneiprüfungen und Arzneierprobungen.* Das heißt, die Prüfung der Arzneien hat ihren Ort überhaupt nicht im Bereich des Kranken, des zu Heilenden, sondern hat schon jedem ärztlichen Handeln als Prüfung der Arznei am Gesunden a priori vorausgegangen zu sein. Diese apriorische Kenntnis der Arzneisymptomatik hat der Arzt schon mitzubringen, bevor er an die Heilung eines Patienten geht. Jeder Kranke ist als er selbst krank. Diese Individualität des Krankseins ist aber nicht, wie bei Martini zu lesen, eine lästige und nach Kräften auszuschaltende Behinderung der Forschung für eine rationale Therapie, sondern das immer schon im Blick stehende Wahre und Ganze für die ärztliche Situation; anders nämlich denn als Einzelner ist der Mensch für eine wissenschaftliche, d. h. gegenstandsadäquate Arzneitherapie nicht krank. Die Abschiebung des Kranken in Vergleichskollektive, unter dem Gesichtspunkt abstrakter Parameter, ist ein ärztlich-wissenschaftliches Unding. Die Möglichkeit einer Aufspaltung in eine therapierte und in eine experimentell sogar mit Nicht-Therapie »therapierte« Patientengruppe widerspricht jeder wissenschaftlichen Arzneikunst, weil ein solcher Widersinn überhaupt nicht in ihr Blickfeld treten kann. Denn der *Kranke* tritt im vorhinein schon als zu Heilender in das Blickfeld des Arztes und nicht als Experimentiergegenstand.

Da das für die wissenschaftliche Heilkunst im vorhinein Erschlossene *erstens* die gegebene Symptomatik des Patienten als das zu Heilende, *zweitens* die vom Arzt bereits gewußte Symptomatik der Arzneien als das Heilende sind, kann sich *drittens* die Gesetzlichkeit, die beide vereinigt, gar nicht anders denn als deren *Übereinstimmung* (Homoiosis) zeigen. Es ist auf dem Boden einer so wesenhaft gesehenen Symptomatik unmöglich, eine andere Beziehungsmöglichkeit zwischen Zu-Heilendem und Heilendem zu erblicken, als Übereinstimmung . . .«

»Im Unverständnis des apriorischen Wissenschaftscharakters der Homöopathie und in der Fixiertheit auf das Dogma der statistischen Erfahrungsheilkunde wird sowohl von Vertretern der naturwissenschaftlichen Arzneimedizin wie auch von eigenen Vertretern der Homöopathie der

---

* Klunker weist in einer Anmerkung an dieser Stelle auf die Untersuchung des Bielefelder Strafrechtlers Prof. M. Finke hin, die im Zusammenhang mit der Arzneimittelgesetzgebung eingeholt wurde: M. Finke, Arzneimittelprüfung/Strafbare Versuchsmethoden.

absurde Einwand laut, den MARTINI* folgendermaßen formuliert:»In ...
geistig primitiverer (nämlich als die spekulative Medizin der Romantik),
aber grundsätzlich verwandter Weise bedeutet HAHNEMANNS *Homöopathie* die Flucht aus der Verbindlichkeit des apriorischen Kausalnexus
in die logische Ungebundenheit des aposteriorischen Prinzips»similia
similibus curentur«, das nichts anderes als eine Arbeitshypothese sein
konnte und eine solche geblieben ist. Denn sie ist niemals wissenschaftlich bewiesen worden.«

Da, wie gezeigt wurde, in der Homöopathie primär als das Zu-Heilende
und Heilende»nur«Phänomene»vergegenständlicht werden«, mag dem
oberflächlichen Betrachter der homöopathische Ansatz wegen des Feh-
lens komplizierter spekulativer oder naturwissenschaftlicher Theorien
tatsächlich primitiv erscheinen. MARTINI stellt nun dem apriorischen
Kausalnexus der Naturwissenschaft das Similegesetz als aposteriorisches
Prinzip gegenüber, das bis heute nicht wissenschaftlich, d. h. für ihn
empirisch, bewiesen worden ist. Abgesehen davon, daß ein aposteriorisches Prinzip ein hölzernes Eisen ist, scheint MARTINI und mit ihm alle
seine Nachredner nicht zu ahnen, daß auch das Kausalitätsprinzip niemals wissenschaftlich bewiesen worden ist. Als Apriori ist das Similegesetz in der Homöopathie wie das Kausalitätsgesetz in der klassischen
Physik als Ermöglichung aller einschlägigen»Gegenständlichkeit« und
für jeden»Beweisansatz« *schon vorausgesetzt.* Weder das Kausalitätsprinzip noch das Simileprinzip sind als echte Apriori empirisch-aposte-
riori erst zu beweisen oder überhaupt beweisbar. Die Forderung eines
nachträglichen Beweises ist schlicht *sinnlos.* ** *(KLUNKER)*

Die Methode HAHNEMANNS ist nicht weniger wissenschaftlich als die des
Contrariums, und ihre Vorzüge sind bei einiger Sachkenntnis offenkundig. Durch die bloße Beschwichtigung der augenblicklichen Beschwerden mit unterdrückenden Maßnahmen werden zugleich auch die Ab-
wehrmaßnahmen des Körpers, seine»Lebenskraft« (um mit HAHNE-
MANN zu sprechen) beschwichtigt, ja behindert. Das Simile hingegen
stimuliert und beschleunigt die natürliche Heilung. Im Falle der chronischen Krankheit, wo die Reaktionen des Körpers unzulänglich sind,
werden diese verstärkt und zusätzliche auf den Plan gerufen oder auch
Korrekturen unrichtigen Verhaltens angeregt.

Geradezu als *Prüfstein* für die durchgängige Kompetenz der Ähnlichkeitsregel kann man die *Neurosen* anziehen, denen mit der Contraria-

---

* MARTINI, P.: Therapie. Fischer-Lexikon»Medizin«, Band 1, S. 315–338. Frankfurt 1968.
  ** vergl. Aristoteles, Met. 4, 1006a 6ff.:»Es ist nämlich eine apaideusia (Unerzogenheit des sich
  im Bereich der Philosophie bewegenden Denkens), nicht beurteilen zu können, wofür ein
  Nachweis (nachträglicher Beweis) gefordert werden muß und wofür nicht.«

Methode überhaupt nicht beizukommen ist. Man verschlimmert sie höchstens noch. Schon am einfachen *Tic convulsif* bewahrheitet sich diese Feststellung. Mit unterdrückenden Willensimpulsen erreicht man nur das Gegenteil; das gehört zum Wesen der Neurose. Läßt man den Tic hingegen am Spiegel üben, zeigt sich die auflösende Wirkung dieses Simile-Vorgehens. HAHNEMANN hat für die »durch die Seele zuerst angesponnenen Krankheiten« (§§ 226–227) Psychotherapie in Verbindung mit einer gründlichen antipsorischen Arzneibehandlung angeraten.

Den Großteil der neurotischen Krankheiten nannte die frühere Medizin in einem abwertenden Sinn »hysterische Krankheiten«. Sie wertete sie ab, weil sie nichts damit anfangen konnte. HIPPOKRATES hingegen hat diese »heiligen Krankheiten«, wie sie die Alten treffender bezeichneten, der wissenschaftlichen Medizin vorenthalten und wollte sie weiterhin in den Tempeln, den Asklepieien, behandelt sehen.

Sigmund FREUD hat die Natur dieser Erkrankungen wissenschaftlich aufgehellt und anstelle des Hysterie-Begriffes von »Neurosen« (nach CULLEN, 1776) gesprochen. Sein Vorgehen in der Psychoanalyse ist dem Prinzip nach dem Ähnlichkeitssatz zuzuweisen. Die Erfolge der Psychotherapie sind indessen etwas enttäuschend. Das mag zum Teil daran liegen, daß auch sie eingleisig bleibt, den kartesianischen Dualismus der naturwissenschaftlichen Medizin von Leib und Seele methodisch nicht überwinden kann. Im Bereich der theoretischen Forschung mußte der menschliche Geist wohl oder übel den Weg des Zergliederns gehen, aber das therapeutische Handeln darf nicht nur eine *Therapie der Teile* bleiben, wenn es nicht unterhalb der Effektivität schamanistisch-magischer Heiler bleiben soll, wie dies bei gewissen Krankheiten nachweislich der Fall ist. Selbstredend wird die abendländische Medizin nicht den Schritt zurück in die Irrationalität der Magie und Ethnomedizin tun, sondern muß ihre Krise rational bewältigen.

Diese »kopernikanische Wende« hat HAHNEMANN bereits vollzogen. Seine Methode ist rational-phänomenologisch; sie ist den multilokulären, zirkulären Abhängigkeiten des Krankseins angemessener als das lineare Denken der kausal-mechanistischen Ära. Innerhalb der organpathologisch orientierten, naturwissenschaftlichen Krankheitsbetrachtung gelingt eine ganzheitliche Therapie ebensowenig wie die Quadratur des Kreises.

Hans BLÜHER geht auf die Neurosenfrage in seinem bedeutsamen Kapitel »Der pathologische Ort« im »Traktat über die Heilkunde« ein: »Das Bereich des pathologischen Orts in uns ist angefüllt von der *Schuld,* so wie das Bereich des Newtonischen Weltraums angefüllt ist von der Schwerkraft und unter ihren Gesetzen steht. Doch mißverstehe man den

Begriff der Schuld nicht. Wir haben es hier nicht mit dem moralischen Phänomen zu tun, sondern mit dem kosmischen, oder, wie man in der klassischen Philosophie sagt, dem metaphysischen . . . In diesem Sinne also sage ich, wird der pathologische Ort bestimmt vom Gesetze der Schuld. Wenn SCHOPENHAUER in seiner bissigen Weise sagt: »warum sollte das Leben keine Schuld sein – es steht ja Todesstrafe darauf«, so ist das ungefähr das, was wir hier antreffen. Jeder Kranke, mag er leiden, woran er will, empfindet seine Krankheit in einer dumpfen Weise als Schuld; da er aber den irdisch-moralischen Begriff davon im Kopfe hat, wird ihm der metaphysische nicht klar, . . .«

Sühnemittel und Zaubersprüche der alten Priestermedizin und der Medizinmänner sind Riten, um das Schuldgefilde des pathologischen Orts zu zerstreuen, aufzubereiten.

Wir Ärzte des 20. Jahrhunderts können nicht mehr wie die alten Priesterärzte oder die Medizinmänner »vom Bann«, von der Sünde, lösen. Im Simile steckt aber etwas vom Vermächtnis der alten Priestermedizin. Seine Beziehungen zu ihr sind tieferer Natur als die des Contrariums. Damit mag die alte Befangenheit der Medizin gegen das Simile seit der Abtrennung von der Priestermedizin zusammenhängen. Irgendwie haftet seither der Tochter Äskulaps bei aller Rechtmäßigkeit doch das Mal der Abtrünnigen an.

Die Homöopathie erfordert Hingabe, ohne Liebe geht es nicht. Das homöopathische Heilmittel suchen, heißt Hinabsteigen in die Tiefen der Krankheit, Mitleiden mit dem kranken Bruder, der kranken Schwester bis ich die Idee ihres Krankseins »intus« habe. Dann erst kann ich sie analog setzen der Idee eines Arzneimittels und mich wieder vom Kranken lösen. *Im Simile erhält der Heilungsakt seinen wiederholbaren arzneilichen Ausdruck.*

Zuweilen sind wir regelrecht fasziniert von der Gewalt des Simile über die Krankheit. »Tun darfst du's, gewesen bist du's nicht« meinte ein befreundeter Priester einmal dazu.

> »So soll nun in allen Dingen das Herkommen gewußt werden und das selbige benannt, verstanden, von wem ein jegliches Wesen und Eigenschaft kommt, Kunst und Lehre. Denn im selbigen stehen viele auf, die sich selbst lehren, das ist: die da nit aus dem kommen, aus dem sie entspringen sollen, und ein jeglicher will, seine Weisheit sei gerecht, und so soll je eins das andere gerecht sein, und aber doch ist nichts bewährt.
>
> Nun werden aus solchem Selbstlernen viel Abgötter, die groß und hoch geachtet werden wie die in Purpur prangenden Ärzte, und sind nichts, – . . .« (PARACELSUS – Liber de fundamento)

G. RISCH, ein evangelischer Pfarrer hat uns Ärzten einmal in einem lesenswerten Beitrag »Homöopathie – die göttliche Heilkunst« die heilsgesetzliche Beziehung des Simile gedeutet. Er führt uns dabei auch zu jenem hochgeistigen Nachtgespräch, das Christus mit dem »Lehrer Israels«, mit NIKODEMUS führt (JOHANNES, 3,14): »Und wie Mose die Schlange in der Wüste erhöht hat, so muß der Menschensohn erhöht werden, damit jeder, der an ihn glaubt, ewiges Leben habe ...« Die Geschichte mit der ehernen Schlange spielte sich während der alttestamentarischen Wüstenwanderung des Judenvolkes ab. Als Strafe für das Murren der Israeliten gegen Gott und Moses ließ Jahwe Feuerschlangen los. Viele starben an den Schlangenbissen. Daraufhin kam das Volk zu Mose, und sie sprachen: »Wir haben gesündigt, daß wir gegen Jahwe und gegen dich redeten. Lege Fürsprache bei Jahwe ein, daß er die Schlangen von uns wende!« ... Und Jahwe antwortete dem Moses: »Fertige dir eine Feuerschlange an und befestige sie an einer Stange! Jeder aber, der gebissen ist und sie anschaut, soll am Leben bleiben.« Der Schlangenstab des Heilgottes erhält durch diesen Ähnlichkeitsbezug für uns homöopathische Ärzte einen besonderen Sinngehalt und erinnert uns an die heilsgesetzliche Bedeutung des Simile. Natürlich bedeutet dieser Bezug keinerlei Einschränkung für die »wertfreie« Ausübung der Homöopathie; ihr Schöpfer, Samuel HAHNEMANN, war nicht konfessionell gebunden, und gute Homöopathen gibt es in allen Teilen der Welt. Die Methode funktioniert in München so gut wie in Neu Delhi, in Wien so gut wie in Moskau, wenn man sie im Prinzip verstanden hat und kunstgerecht ausübt.

»Macht's nach, aber macht's genau nach!«

Antworten auf die Fragen

1 b
2 a: Potenzieren b: 1820–30 c: C30
3 a: 10./11. April 1755 zu Meißen
   b: 1843 zu Paris c: 1790 Stötteritz, evtl. auch Leipzig d: 1796 Hufelands Journal
4 Organon der Heilkunst, 1. Auflage 1810, 6. Auflage 1921
5 Die chronischen Krankheiten, 2. Auflage 1835–39
6 Der Mensch ist Einer aus Milliarden verschiedenen Teilen.
7 Vom Begriff des *Individuums.*
8 Der Homöopathie liegt ein *qualitatives* Denken zugrunde.
9 Nach dem Ähnlichkeitssatz Literaturstelle: Organ der Heilkunst, 6. Auflage, Einleitung Seite 50. Autor: Samuel HAHNEMANN

10 Im Falle des rezidivierenden Schnupfens leiten uns die Symptome wie sie beim Zwiebelschneiden in einem geschlossenen Raum auftreten. Typisch ist u. a. die Besserung des Schnupfens im Freien, scharfer Nasenfluß, milder Tränenfluß. Im 2. Fall waren es das Cheyne-Stokes-Atmen, die Reaktions- und Schmerzlosigkeit, der Sopor, das aufgeschwemmte, livide Gesicht, die an das Opium-Bild erinnerten.

11 anschaulich-vergleichendes Denken

12 krankhaft gestimmte Lebenskraft

13 eine metaphysische Ursache, siehe Anmerkung zu § 31 Organon

14 a) Mit den Denkmodellen der Kybernetik
   b) Systemeigenschaft von Regeleinrichtungen, Dynamik von Regelkreisen.

15 Die Prüfung am gesunden Menschen
   a) Ihre Symptome sind denen des Kranken vergleichbar.
   b) § 107 Organon
   c) Bestätigte Symptome sind solche, die in den Prüfungen am Gesunden bei mehr als einem Prüfer beobachtet wurden. Verifizierte Symptome stammen aus der Beobachtung ex usu in morbis: Symptome, die beim Kranken unter dem betreffenden Mittel verschwunden sind.

16 »Die chronischen Krankheiten«, »vergrößern«

17 Information, verbalen, *Signal*muster

18 a) Das Reiben und Schütteln der kleinsten Teile
   b) D-, C- und Q-Potenzen.
   c) Lycopodium, Natrium muriaticum, Carbo vegetabilis, Graphites, usw.
   d) Hochpotenzen von Phosphor können auch in *trockenem* Zustand aufbewahrt werden, ohne zu Phosphorsäure zu oxydieren.

19 die »auffallenden, sonderlichen, ungewöhnlichen und eigenheitlichen (charakteristischen) Zeichen und Symptome«

20 Mit dem § 7 (Gesamtheit der Zeichen und Symptome)

21 anschaulich-vergleichendes Denken

22 Art, Stärke, fehlt

23 nähere Bezeichnung

24 Die Angabe der Lokalisation (Ort), Sensation (Empfindung) und der Modalitäten (Verschlimmerung durch, Besserung durch ...)

25 nach der Auslösung der Erkrankung

26 die Gesamtheit der Symptome

27 Kos und Knidos

28 die ganzheitliche und die organpathologische Auffassung der Krankheiten.

29 homöopathischen Arzneimittels, Krankheits*erkenntnis*
1) Heilbare
2) Anlässen, Ursachen
3) Hindernisse.
30 § 153
31 die unlogischen, »komischen« Symptome; Verlust von Ordnung.
32 §§ 84–104
33 Suggestivfragen. Die Fragen sollen nicht mit einem bloßen Ja oder Nein beantwortet werden können, sondern zu einer Antwort mit eigenen Worten herausfordern.
34 Zuerst das akute Bild mit dem ähnlichen Mittel, dann erst die chronische Krankheit behandeln.
35 Siehe Seite 87 »Fehler bei der Befragung des Kranken«.
36 Die Hochschulpathologie ist die Lehre von den Krankheiten, die homöopathische Krankheitslehre geht vom kranken Menschen aus.
37 von letzterem
38 Mit dem »Inbegriff der Symptome«
39 Jene Handvoll hochwertiger Symptome, die den Fall wie das Arzneimittel charakterisieren
40 drei (»Drei Beine hat der Stuhl«)
41 a) die Schlüsselsymptome oder Keynotes
b) die Als-ob-Symptome oder As-if's.
42 a) ein auslösendes Symptom, auch »Causa« genannt
b) Wegen seiner ursächlichen Beziehung zur Krankheit kommt ihm höchste Bedeutung zu. Das gewählte Arzneimittel muß auf jeden Fall eine Beziehung zu dieser Verursachung haben.
43 Die Geistes- und Gemütssymptome sind höher zu bewerten als andere Körpersymptome, sofern letztere nicht durch Kriterien des § 153 aufgewertet werden.
a) um ein höchstwertiges Krankheitssymptom handelt es sich nur, wenn es zugleich mit der Krankheit begonnen hat
b) bei Vorliegen einer endogenen Psychose sinken die Geistes- und Gemütssymptome auf die Stufe einseitig erhöhter Lokalsymptome herab (§ 218, Organon).
44 eine geringe. Es gibt Ausnahmen
45 Begleitsymptom, engl. Concomitant
Typisch ist das zeitlich gemeinsame, aber örtlich getrennte Auftreten.
46 Ein *klinisches Symptom* ist ein an Kranken beobachtetes Symptom, das nicht in den Prüfungsprotokollen zu finden ist. Im Gegensatz dazu ist das *klinisch bestätigte Symptom* oder *verifizierte Symptom* bereits in der Prüfung des Arzneimittels am Gesunden

aufgetreten und es hat sich außerdem in der Behandlung am Kranken bewährt, d. h. es ist unter der Mittelwirkung beim Kranken verschwunden.

47 Nicht die Krankheit, sondern ein in der Krankheitsabwehr unersetzliches Symptom wird unterdrückt.

48 Ein Symptom, z. B. eine Ausscheidung, Fieber oder eine Entzündung verschwindet plötzlich; anstelle einer Erleichterung kommt es aber zu einer allgemeinen Verschlimmerung.

49 weil sie auslösend wirkt

50 um abwehrschwache, disponierte, »psorische« Individuen

51 wir unterscheiden das zufällige, medikamentöse und das chirurgische Unterdrückungsphänomen. Als Beispiele können die geschilderten Fälle oder eigene Beobachtungen angeführt werden.

52 Ihre Symptomen-Armut: ein paar Hauptsymptome stechen hervor und verdunkeln fast den ganzen Rest der übrigen Zufälle (HAHNEMANN).

53 Man wählt die auf die wenigen Symptome am besten passende Arznei.

54 Die Symptome kommen zwar von der Arznei, aber es sind doch nur solche, zu deren Erscheinung *diese* Krankheit in *diesem Körper* fähig ist.
Sie dienen uns zur Wahl eines besser passenden Simile aufgrund des jetzt sichtbar gewordenen ganzen Erscheinungsbildes der Krankheit.

55 richtig ist c)

56 Lokal-Übel, Organon § 201

57 Nach § 192
Lokalisation, Sensation, Modalitäten, Zeichen und Symptome.

58 Wegen der immunsuppressiven Wirkung der Strahlen (vgl. die Anwendung von Telekobalt-Strahlen bei Organtransplantation zur Verhinderung der Abstoßung des implantierten Organs).

59 es trifft c) zu.
d) Weil bei den endogenen Psychosen die Geistes- und Gemütssymptome wie bei anderen Lokal-Übeln einseitig erhöht sind (was in etwas geringerem Maße auch für die symptomatischen Psychosen zutrifft).

60 *endogenen* und *reaktiven,* meta*luetischen*

61 *anti*psorische und eine apsorische, *Gesamtheit,* akuten Exazerbationen

62 *unbemerkt*

63 *antipsorische* Nachbehandlung.

64 *Die chronischen Krankheiten,* ihre eigentümliche Natur und homöo-

pathische Heilung. Stammt aus dem letzten Lebensabschnitt des Autors. 1. Auflage 1830, als HAHNEMANN 75 Jahre alt war, 2. Auflage 1835, um einen Band erweitert.

65 Psora, Syphilis und Sycosis.
66 Die Psora
67 eine einzige Infektion
68 a) Die antipsorischen Mittel.
   b) Nach Symptomen-Ähnlichkeit wie die anderen homöopathischen Mittel, aber nicht aus den Symptomen der »eben vor Augen liegenden Krankheits-Erscheinung«, sondern aus der Gesamtheit aller Zeichen und Symptome der ganzen Krankheit.
69 Zur Überbrückung der Wartezeiten nach der Einnahme von Hochpotenzen bis diese ausgewirkt hatten.
70 Ununterbrochener Kummer und Ärgernis, schlechte Lebensordnung.
71 1) Mangelndes Vertrauen in die Kraft potenzierter Mittel,
   2) unrichtige Wahl des Mittels,
   3) Übereilung bei der Verabreichung der nachfolgenden Gabe.
72 Während den Menses soll sie unterbrochen, während der Gravidität soll sie weitergeführt werden.
73 Das Trippersiechtum
74 *Thuja* und *Acidum nitricum. Medorrhinum.*
75 *Mercur,* daneben alle antipsorischen Mittel je nach Ähnlichkeit (siehe KENT'sches Repertorium Band I/451)
76 Sie wurde in Unkenntnis der syphilitischen Natur der metaluetischen Erkrankungen aufgestellt und dürfte wohl nicht der Wirklichkeit entsprechen.
77 Homöopathische *Erstverschlimmerung.*
78 *gut* zu beurteilen
79 *Regelabweichung, antagonistischen* Stellwerten
80 an verschiedene Möglichkeiten:
   a) falsches Mittel
   b) rein funktionelles Geschehen
   c) das Mittel wirkt nur palliativ
   d) der Patient spricht nicht mehr an, sein Leiden zu fortgeschritten
   e) es wurde eine Q-Potenz abgegeben
   f) wenn es sich um einen *ganz* frischen Fall handelt, dann war keine Erstverschlimmerung zu erwarten.
81 Das ist sehr ernst zu nehmen. Der Kranke kann überempfindlich gegen die Arznei sein oder die Zerstörungen der Krankheit sind bereits zu weit fortgeschritten.
   a) Man kann das Antidot der homöopathischen Arznei geben,

b) man kann sie dynamisieren,
c) man muß sie absetzen.
82 Es handelt sich um Symptome der Krankheit (§ 155, Organon).
83 Gegen Ende der Behandlung, kündigt die nahe Heilung an und soll uns zum Absetzen der Q-Potenzen veranlassen. Evtl. Nachbeobachtung unter Placebo.
84 a) daß es sich wahrscheinlich um ein rein funktionelles Geschehen ohne tiefere Gewebsläsionen handeln dürfte,
b) entweder stimmt die Arznei nicht ganz und wirkte anfänglich nur palliativ oder die Krankheit ist doch schon zu weit fortgeschritten und ließ sich nur vorübergehend aufhalten.
85 Potenzierte Krankheitsprodukte
86 von Constantin HERING
87 Erklärung laut Angaben von Seite 186
88 Die Behandlung nach dem Grundsatz »Gleiches mit Gleichem«
89 Mit dem Namen des Tierarztes J. W. LUX
90 Ch. H. BLACKLEY
91 a) anfänglich eine ablehnende, später aufgeschlossen
b) eine ablehnende: durch die Potenzierung wird aus dem Gleichen ein Ähnliches.
92 Tuberkulin, Luesinum, Medorrhinum und Psorinum.
93 nach 3 verschiedenen Gesichtspunkten: als ähnliches Mittel nach Vergleich des Krankheitsbildes mit dem Arzneibild, nach dem aktuellen (»isopathischen«) Krankheitsbezug und nach ätiologischen Bezügen der Vorgeschichte.
94 Alt-Tuberkulin (KOCH), Tuberculinum bovinum, Bacillinum, Tuberculinum aviare (französisch »aviaire«). Letzteres ist geeignet, Aktivierungen zu vermeiden, da die Vogeltuberkelbakterien für den Menschen nahezu apathogen sind. Ihre antigene Wirkung ist weit geringer als die der Säugetier-Typen von Mycobacterium tuberculosis.
Tuberkulin bei aktiven Lungentuberkulosen ist gefährlich und auch in höheren Potenzen zu widerraten. Selbst mit Tuberculinum aviare ist Vorsicht am Platz. Zur Behandlung in Betracht kommen die fibrösen, veralteten Fälle, speziell ihre toxischen Folgen, auch extrapulmonale Tuberkulosen, soferne sie sich nicht im Zustand der Aktivität befinden. Besonders angezeigt ist Tuberkulin beim »Tuberkuliniker«. Léon VANNIER prägte den Begriff des »Tuberkulinikers«, des tuberkulotoxisch Belasteten ohne objektiven Befund. Auch prätuberkulöse Stadien verschiedenster Manifestationen gehören dazu (L. VANNIER: »Les Tuberkulinques et leur traitement homoeopathique« Editeurs: G. DION Cie., Paris: 1947). Vergl. auch

W. Pischel: Kongreßbericht über die 123. Jahresversammlung des DZVhÄ, 1971 – Thema: *Nosoden* Allgemeine Homöopathische Zeitung *217*, 30–37, 1972).

95 die Eigenblutnosode. Literatur: H. Imhäuser »Homöopathie in der Kinderheilkunde« Haug-Verlag: 1970

96 Das Gebot Hahnemanns, dem Kranken immer nur *ein einziges, einfaches* Arzneimittel zu reichen.

97 Wissenschaftlichkeit, Wirksamkeit, Unschädlichkeit.

98 Auf der ganzheitlichen Krankheitsbetrachtung.

99 beim *Kranken* Arzneimittel-Interaktionen und Reaktionsmüdigkeit, dem *Arzt* bleibt das wirksame Mittel nicht verborgen, er verliert sein Arzneiwissen nicht in den Jahren der Praxis, sondern gewinnt neues hinzu. Die Behandlungsfälle gehen der homöopathischen Kasuistik nicht verloren, sind auswertbar.

100 Ausnahmen, bei denen man mit *einem* Arzneimittel nicht auskommt:
a) die endogenen Psychosen,
b) einige akute Seuchen,
c) die malignen Tumorkrankheiten,
d) bei gleichzeitigem Bestehen alter Schäden aus früheren Krankheiten.

101 Die §§ 100, 101 und 102.

102 Symptomen-*Inbegriff*, Kladde, Kollektiv-*Krankheit*

103 Simile + potenziertes Grippe-Virus (C_{30})

104 *Nux vomica* und bei den schlimmsten Fällen *Arsenicum album*.

105 Ja. Er hängt mit dem unterschiedlichen Ansatz und der unterschiedlichen Wirkweise der potenzierten, homöopathischen Arzneien zusammen.

106 Bönninghausen sprach vom »verwandtschaftlichen und dem bloß antidotarischen Verhältnis der Arzneien zueinander«.

107 Camphora

108 einen reaktionssteigernden Effekt (Reaktionsmittel)

109 bei den »einseitigen Krankheiten« (siehe Seite 120)

110 komplementäre Mittel ergänzen sich, nacheinander gegeben, gegenseitig. Konkordante Mittel folgen gut aufeinander und feindliche folgen nicht gut aufeinander, d. h. sie sollen in der bezeichneten Aufeinanderfolge nachteilig für den Kranken sein.

111 Repertorien

112 das Kent'sche Repertorium

113 das »Synthetische Repertorium« von Barthel und Klunker

114 Die Lochkartei von Leers

115 Zimmermann: Homöopathische Arzneitherapie, Nash: Leitsym-

ptome in der Homöopathischen Therapie, KENT's Arzneimittelbilder, MEZGER: Gesichtete Homöopathische Arzneimittellehre und STAUFFER, Klinische Homöopathische Arzneimittellehre.

Sachverzeichnis